Läsionen des Plexus brachialis

Herausgegeben von
U. Hase und H.-J. Reulen

Walter de Gruyter
Berlin · New York 1985

Prof. Dr. med. U. Hase
Ev. Jung-Stilling-Krankenhaus
Neurochirurgische Abteilung
Wichernstraße 40
D-5900 Siegen

Prof. Dr. med. H.-J. Reulen
Inselspital
Neurochirurgische Abteilung
CH–3010 Bern

Dieses Buch enthält 106 Abbildungen und 23 Tabellen.

CIP-Kurztitelaufnahme der Deutschen Bibliothek

Läsionen des Plexus brachialis / [Arbeitstagung über Läsionen d. Plexus Brachialis in Lindau vom 9.–11. Juni 1983]. Hrsg. von U. Hase u. H.-J. Reulen. – Berlin ; New York : de Gruyter, 1984.
ISBN 3-11-010057-6
NE: Hase, U. [Hrsg.]; Arbeitstagung über Läsionen des Plexus Brachialis <1983, Lindau, Bodensee>

Satz und Druck: Wagner GmbH, Nördlingen. – Bindung: Dieter Mikolai, Berlin. – Umschlagentwurf: Rudolf Hübler, Berlin.

Vorwort

In der Beurteilung und Behandlung von Läsionen des Plexus brachialis stehen wir heute immer noch vor einer äußerst komplexen Problematik. Hier sollen nur einige der wichtigsten Probleme skizziert werden: Aufwendige neurologische, neurophysiologische und neuroradiologische Diagnostik, Indikation und Zeitpunkt eines Eingriffes, technisch äußerst aufwendige und langwierige Operationen, teilweise unbefriedigende Behandlungsergebnisse, Indikation zu orthopädischen Umstellungsoperationen und schließlich adäquate Schmerzbehandlung.

Verständlich war daher seit längerem der Wunsch, dieses Thema in einem Kreis profilierter Kollegen abzuhandeln und deren Überlegungen und Erfahrungen auszutauschen. Herr Hase hat diese Tagung vom 9. bis 11. Juni 1983 in Lindau am Bodensee organisiert und dazu erfahrene kompetente Kollegen aus den Fachgebieten wie Anatomie, Neurologie und Neurophysiologie, Neurochirurgie, plastische Chirurgie, Gefäßchirurgie sowie Orthopädie und Neuroradiologie gewonnen.

Mit dieser fachübergreifenden Bearbeitung des Themas gelang es, die spezifischen Aspekte der einzelnen Disziplinen kennenzulernen und so gemeinsam den Rahmen eines Diagnostik- und Behandlungsprogrammes zu erstellen. Es wurde offensichtlich, daß eine einseitige Behandlung solcher Läsionen des Plexus brachialis nicht möglich ist. Vielmehr sollte als Basis der Behandlung ein Stufenplan gesehen werden (Gefäße, Nerven, Muskelumstellungen, Gelenkversteifung, Schmerzbehandlung), wobei dann beim einzelnen Fall die Prävalenz und Reihenfolge der einen oder anderen Fachdisziplin berücksichtigt werden muß. In der Akutsituation ist die Versorgung der Gefäße von Bedeutung; ihr folgt dann, meist in zeitlichem Abstand, die Versorgung des Plexus brachialis. Erst wenn über dessen Verletzungsumfang und möglicher Funktionsrückkehr Klarheit herrscht, können Umstellungsoperationen von Muskeln oder eventuell eine Gelenkversteifung in Funktionsstellung diskutiert werden. Die Schmerzbehandlung, ein besonders wichtiger und vielfach von Chirurgen übersehener Aspekt, schließt den Kreis dieses Behandlungskonzeptes.

Neben den akuten traumatischen Läsionen kamen auch die chronischen kompressionsbedingten Schädigungen des Armnervengeflechtes an der oberen Thoraxappertur als TOS (Thoracic-outlet-Syndrom) zur Sprache. Die Schwierigkeiten beim TOS liegen vorrangig in der korrekten Diagnosestellung, dann aber auch in der Auswahl des Operationsverfahrens.

Erfreulicherweise konnte die Publikation der Referate durch die gute Kooperation der Autoren und des Verlages Walter de Gruyter rasch realisiert werden. Besonderer Dank soll auch den Sponsoren der Tagung und insbesondere der Firma von Heyden ausgesprochen werden, welche die Publikation dieses Bandes generös unterstützte.

Ravensburg, im Januar 1984 Hanns-J. Reulen

Inhalt

Anatomie, Pathologie und Diagnostik

Operative Behandlung der Armplexusläsionen

Schmerz und Schmerzbehandlung bei Armplexusläsionen

Thoracic-outlet-Syndrom

Anatomie, Pathologie und Diagnostik

Topographische Anatomie des Plexus brachialis und Thoracic-outlet-Syndrom*

J. Lang

Allgemeines

Abgesehen von supraspinalen oder spinalen intra- sowie extramedullären Beeinträchtigungen kann der Plexus brachialis geschädigt werden.

1. im Bereich der ins Rückenmark ein- bzw. austretenden Fila radicularia,
2. in der Wurzeltaschenstrecke im Bereich der Foramina bzw. Canales intervertebrales,
3. im Hiatus scalenorum,
4. an der kostoklavikulären Passagezone,
5. im Gebiet des Processus coracoideus,
6. distal dieser Zone durch Muskelvariationen in der Regio axillaris oder durch gegenseitige Beeinträchtigung von Nerv und Arterie (z. B. Medianusschlinge).

Abgesehen davon können natürlich Verletzungen an jeder Zone durch äußere Einflüsse auftreten. Die Schädigungen können mehr statische Ursachen haben (z. B. Halsrippen, Mißbildungen der ersten Rippe, beengende Bänder u. a.) oder mehr dynamisch verursacht sein, durch hypertrophierte Muskeln an Engstellen, verstärkten Muskeltonus im Gebiet der Foramina, verminderten Muskeltonus mit absinkender Schulter u. a. Auch arteriosklerotische Veränderungen von Arterien sowie Osteophytenbildungen und Tumoren können den Plexus oder Plexusanteile insbesondere innerhalb der Engzonen beeinträchtigen.

1. Rückenmark im Halsabschnitt

Der Halsteil des Rückenmarks ist nach Ziehen [140] bei Männern im Mittel 9,9 cm, bei Frauen 9,6 cm lang. Nach Lassek und Mitarbeitern [75] besitzt der Halsabschnitt eine mittlere Länge von 9,48 cm (die Gesamtlänge der Medulla spinalis ist 40,97 cm bei einer Körperlänge von 178 cm). Baldwin [6] ermittelte bei Männern eine mittlere Länge von 45,9 cm, bei Frauen von 41,5 cm.

An unserem Untersuchungsgut (vorwiegend alte Menschen, Formalinfixierung) wurden die sagittalen und frontalen Durchmesser des Rückenmarks zwischen C_1 und T_1 vermessen (s. Tab. 1). Außerdem bestimmten wir die Segmenthöhen und die Länge der Fila radicularia ventralia (s. Abb. 1).

Bekanntlich treten über die Hinterwurzel nicht nur sensible Fasern ins Rückenmark ein, sondern auch motorische Fasern aus. Jene Zone, an der die Hinterwurzeln die Pia mater

* Mit Unterstützung der Deutschen Forschungsgemeinschaft.

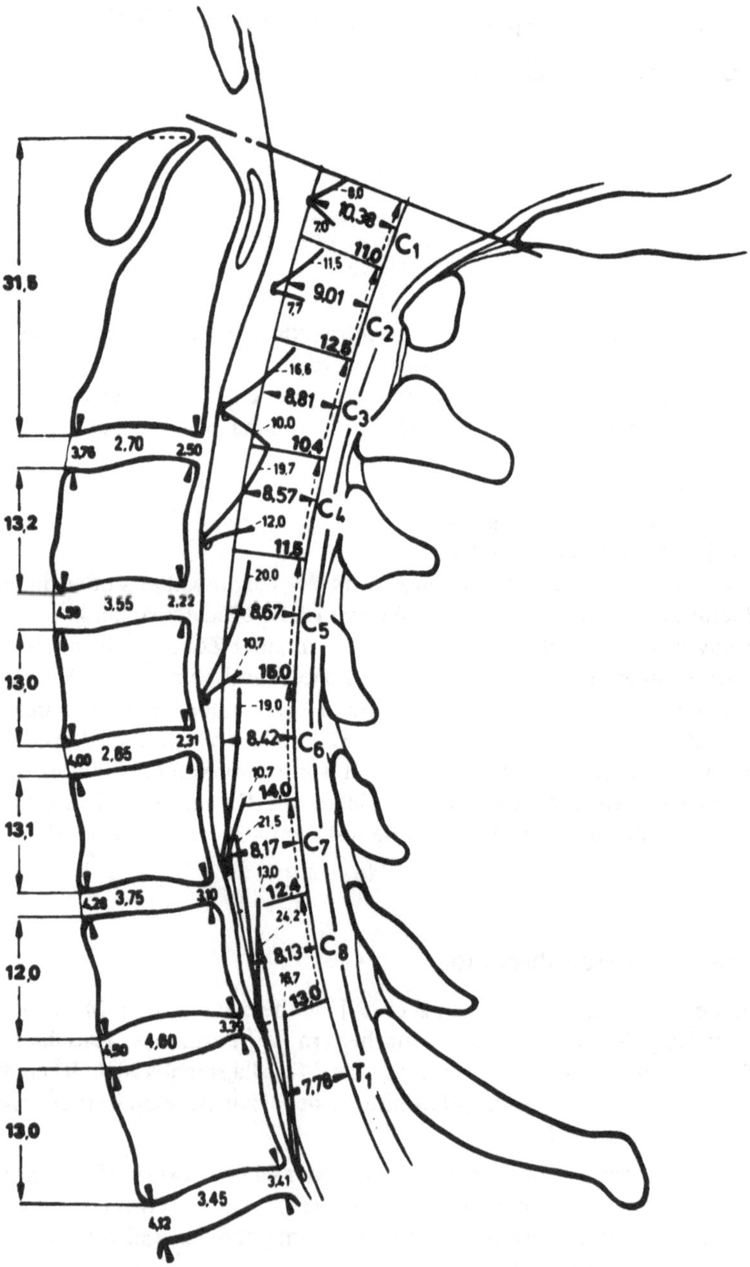

Abb. 1. Canalis spinalis der Halswirbelsäule, Maße und Inhalt. Angegeben sind von links nach rechts mittlere Wirbelkörperhöhen (bei Axis mit Dens), Höhe der Disci intervertebrales (vorne, Mitte und hinten), Länge des jeweils obersten und untersten ventralen Wurzelfadens der Segmente, sagittaler Durchmesser und Höhe der Segmente.

Tabelle 1 Rückenmark, Maße (mm)

	Sagittal Mittelwert	Grenzwerte oberer –	Grenzwerte unterer –	Frontal Mittelwert	Grenzwerte oberer –	Grenzwerte unterer –
C_1	10,38	11,0	7,0	–	–	–
C_2	9,01	10,0	7,0	10,25	10,5	10,0
C_3	8,81	11,0	7,0	11,00	12,0	10,0
C_4	8,57	9,5	7,5	12,67	13,0	12,0
C_5	8,67	9,0	7,5	12,88	13,0	12,5
C_6	8,42	9,0	7,0	12,17	14,0	10,0
C_7	8,17	9,0	6,0	11,83	13,0	9,5
C_8	8,13	9,0	7,0	10,00	12,0	9,0
T_1	7,78	9,0	6,0	9,67	11,0	8,0

Tabelle 2a Areae radiculares ventrales, Länge (mm)

	Rechts $\bar{x}$	min	max	s	%	n		Links $\bar{x}$	min	max	s	%	n
C 1	7,9	4,5	11,0	1,7	62	21	C 1	8,9	5,0	15,0	2,0	82	22
2	12,6	9,0	17,0	2,5	59	22	2	12,3	6,5	16,5	2,4	77	22
3	12,1	7,5	18,0	2,0	68	22	3	11,6	8,5	14,0	1,7	63	19
4	12,3	8,5	16,0	1,4	91	22	4	12,1	8,5	17,0	2,1	76	17
5	13,4	7,5	19,0	2,2	77	26	5	13,1	9,5	16,0	1,8	63	16
6	13,5	9,0	19,0	2,4	56	27	6	13,5	10,5	18,0	2,8	64	14
7	12,4	8,5	17,0	2,4	71	28	7	12,0	9,0	18,0	2,3	73	15
8	11,1	8,0	14,5	2,1	69	26	8	11,1	8,5	14,5	1,8	63	16
Th 1	11,0	7,0	15,0	2,1	76	29	Th 1	10,9	9,0	15,0	1,6	75	16
2	11,9	8,5	15,5	1,8	65	26	2	12,4	8,5	15,0	1,9	65	17

Tabelle 2b Areae radiculares ventrales, Breite (mm)

	Rechts $\bar{x}$	min	max	s	%	n		Links $\bar{x}$	min	max	s	%	n
C 1	1,6	1,0	2,4	0,39	57	21	C 1	1,7	1,0	2,2	0,37	73	22
2	1,8	0,9	3,1	0,57	68	22	2	1,6	1,0	2,5	0,42	64	22
3	1,7	0,8	3,0	0,55	77	22	3	1,7	0,9	2,6	0,38	79	19
4	1,8	1,0	2,8	0,50	56	22	4	1,7	1,0	3,2	0,57	76	17
5	1,9	0,9	3,0	0,61	69	26	5	2,0	1,3	2,9	0,52	69	16
6	1,9	0,7	3,0	0,65	52	27	6	1,9	1,0	2,8	0,61	79	14
7	2,0	1,0	3,4	0,62	64	28	7	1,9	1,0	3,1	0,61	73	15
8	1,9	1,0	3,0	0,59	69	26	8	1,9	1,3	2,9	0,50	62	16
Th 1	1,7	0,9	2,6	0,50	69	29	Th 1	1,8	1,0	3,2	0,54	75	16
2	1,7	0,7	2,5	0,59	62	26	2	1,8	1,0	2,6	0,47	53	17

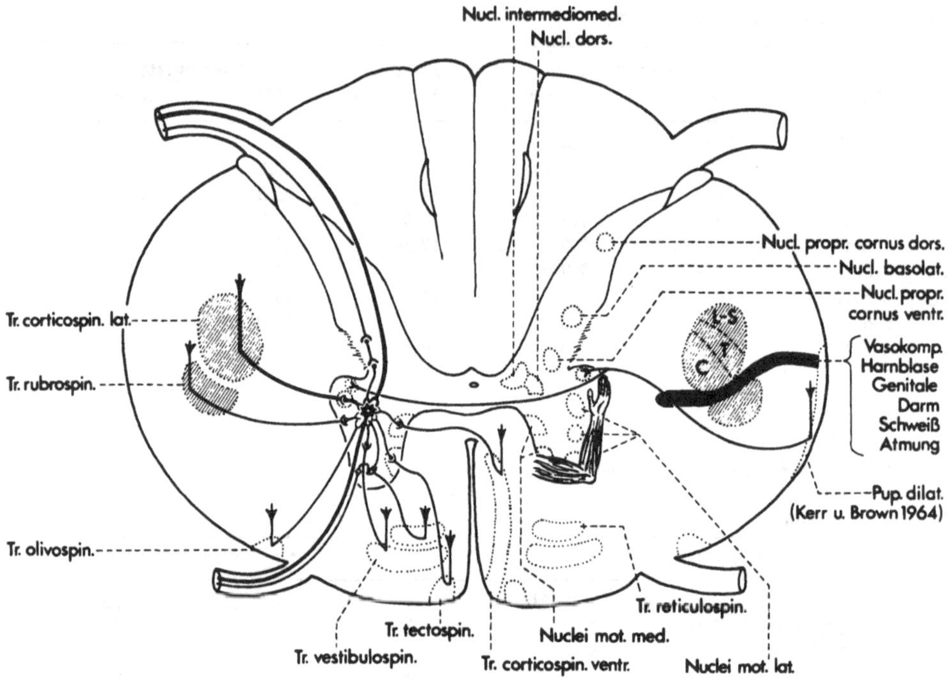

Abb. 2. Die wichtigsten motorischen Bahnen und Kerne des Halsmarkes sowie deren Versorgungszonen an der oberen Extremität.

durchsetzen, wird als Linea radicularis dorsalis bezeichnet. Wir bestimmten 1982 deren Länge, ebenso die der Areae radiculares ventrales, die im Halsbereich mittlere Breiten von 1,6–2,0 mm besitzen. Die Grenzwerte für die Areae radiculares ventrales liegen bei 0,7 und 3,4 mm (s. Tab. 2a u. 2b). Die Fila radicularia dorsalia sind dicker als die vorderen Wurzelfäden und besitzen ein ca. 1 mm langes zentrales Segment. Wahrscheinlich ist dieses im Bereich der sogenannten Piaringe bei Wurzelausriß betroffen (weiteres [70]). Außerdem wurden die Anzahl der Fila radicularia, deren Durchmesser und die Abstiegswinkel der Fila radicularia dorsalia gegenüber der Transversalebene im Halsabschnitt bestimmt (weiteres bei [71] und [73]).

Über den Verlauf der wichtigsten Bahnen im Rückenmark geben die Abbildungen 2 und 3 Auskunft.

2. Fila radicularia, intradurale Anastomosen

2.1 Anastomosen mit dem N. accessorius

Schon 1979 wurde auf die relativ häufigen Anastomosen zwischen den Fila radicularia dorsalia und der Pars spinalis n. accessorii hingewiesen [71]. Dieses Anastomosengebiet ist seit langer Zeit bekannt [4, 5, 57, 60, 89 u. a.]. Wir konnten an unserem Untersu-

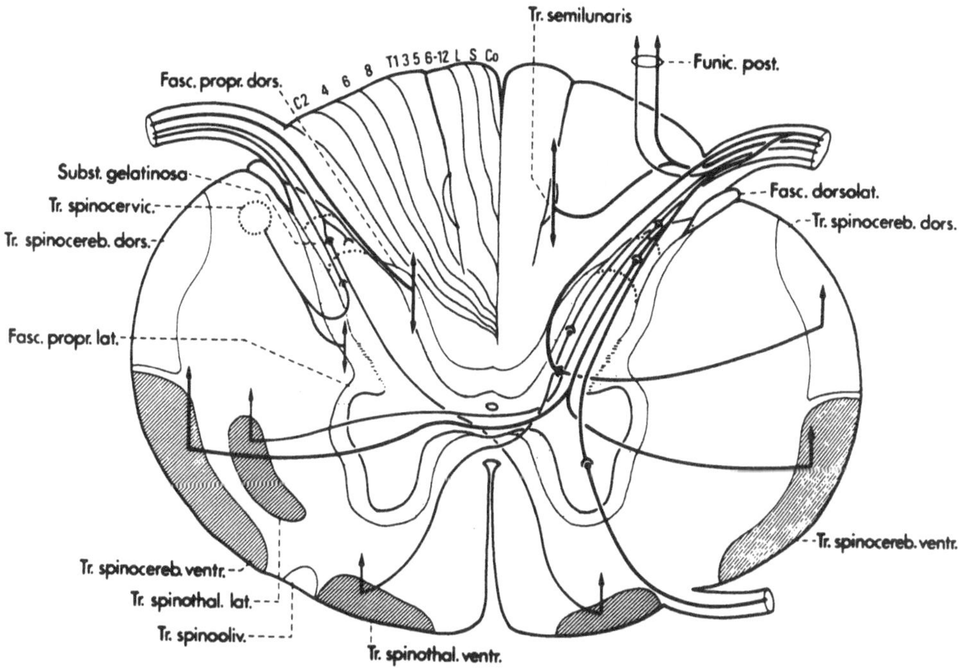

Abb. 3. Die wichtigsten sensiblen Bahnen im Bereich des oberen Halsmarkes (vorwiegend gekreuzte Fasersysteme, schraffiert).

Tabelle 3 Intersegmentale Anastomosen, dorsal

		Links							Rechts				
		K	*N+*	Vor-kommen [%]	Fasern	*M*			*N*	*N+*	Vor-kommen [%]	Fasern	*M*
C	1–2	21	5	24	1	330	C	1–2	21	6	29	1	275
	2–3	23	14	61	1 bis 2	237		2–3	23	12	51	1	321
	3–4	20	7	35	1	236		3–4	24	11	46	1	232
	4–5	19	9	47	1	297		4–5	23	13	56	1	204
	5–6	18	10	56	1 bis 2	315		5–6	26	14	54	1	268
	6–7	19	7	37	1	275		6–7	26	15	58	1	252
	7–8	19	10	53	1	223		7–8	27	13	48	1	279
	8–Th 1	20	4	20	1	288		8–Th 1	26	9	35	1 bis 2	273
Th	1–2	20	4	20	1	213	Th	1–2	28	6	21	1	201
	2–3	19	2	10	1 bis 2	200		2–3	28	4	14	1	238

chungsgut zahlreichere dieser Anastomosen als frühere Autoren feststellen und auch nachweisen, daß sie nicht nur bei C_1 sondern auch bei C_2 und C_3 (in abnehmender Häufigkeit) vorkommen (s. Tab. 3 u. 4 u. Abb. 4). Betont sei, daß sich im Anastomosengebiet von C_1 rechts in 40,9% , links in 42,9% ein Ganglion nachweisen ließ. Derar-

Tabelle 4 Intersegmentale Anastomosen ventral (µm)

Rechts						Links					
Seg		n	$n+$	VK%	Ø (µm)	Seg		n	$n+$	V%	Ø (µm)
C	1–2	21	2	10	125, 450	C	1–2	22	3	14	200, 150, 100
	2–3	22	2	9	3×150, 200		2–3	22	2	9	700, 150
	3–4	21	2	10	350, 150		3–4	15			
	4–5	22	4	18	250, 150, 150, 125		4–5	14	3	21	2×125, 200, 150
	5–6	24	4	17	2×200, 200, 150, 150		5–6	14	2	14	200, 400
	6–7	26	1	4	250		6–7	12			
	7–8	27	1	4	250		7–8	12			
	8–Th 1	25					8–Th 1	16	1	6	150
Th	1–2	29				Th	1–2	17			
	2–3	27					2–3	17			

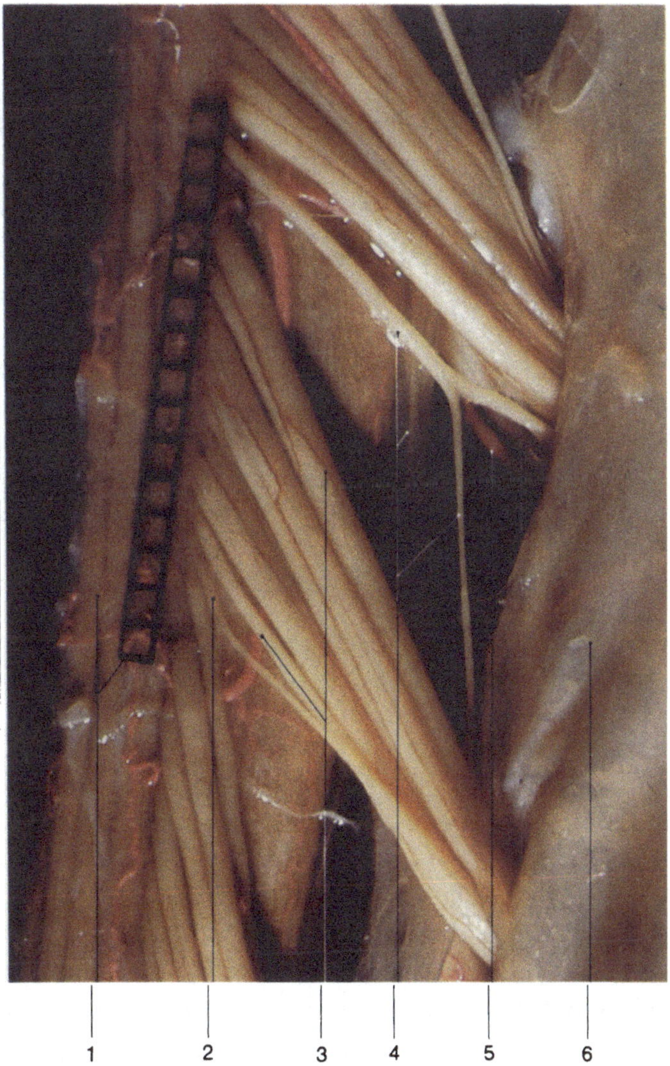

Abb. 4. Interradikuläre Anastomosen der Radices dorsales.
1. Sulcus med. dors. und Millimeterpapier; 2. Mediale interradic. Anastomose; 3. Fila radic. dors. C_8; 4. Laterale interradic. Anastomose und Lig. denticulatum; 5. A. radicularis C_7; 6. Dura mater.

tige Ganglia kommen auch – wenn auch seltener – bei C_2 vor. Bislang ist umstritten, ob es sich bei den Ganglienzellen um Pericaria für Spannungsrezeptoren aus den Mm. sternocleidomastoideus et trapezius handelt oder um ein nach medial in den Subarachnoidealraum verlagertes Ganglion C_1. Ich neige eher der erstgenannten Auffassung zu, da sich an Präparaten mit Ganglion am Anastomosenbezirk außerdem extradural Ganglien am 1. Halsnerv auffinden ließen (Abb. 5). Die Faserdicken der Anastomosen wurden meiner Kenntnis nach von uns erstmalig bestimmt.

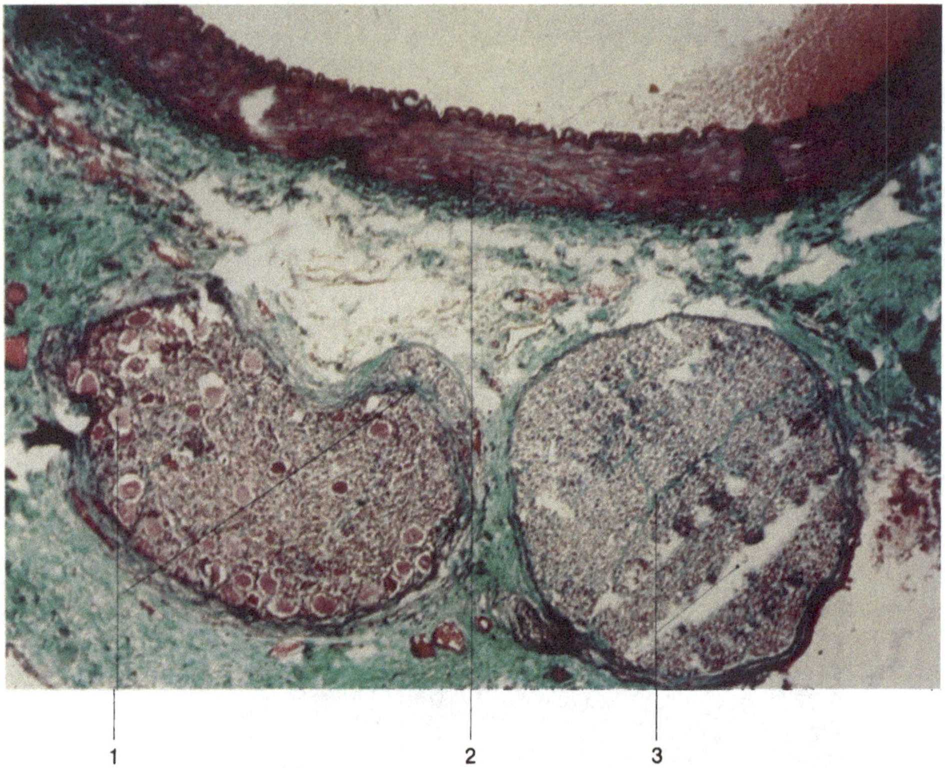

Abb. 5. A. vertebralis, Pars atlantis und Ganglion spinale C_1, Goldner-Elastica.
1. Ganglion spinale C_1; 2. A. vertebralis; 3. N. suboccipitalis, artefizieller Spalt.

2.2 Intradurale, intersegmentale Anastomosen der Fila radicularia dorsalia

Die intersegmentalen Anastomosen der Hinterwurzelfäden sind den Anatomen ebenfalls seit langer Zeit bekannt. So unterschied schon Hilbert [55] aufsteigende, absteigende, intermediäre, sich gabelnde und andere Anastomosen. Über das prozentuale Vorkommen und die Dicke der anastomosierenden Hinterwurzelfasern sind uns keine Untersuchungen bekannt geworden. Diese wurden an unserem Untersuchungsgut ermittelt. Die meisten dieser Anastomosen besitzen Durchmesser zwischen 140 und 330 μm, die Mittelwerte sind in Tabelle 3 (M) angegeben. Zwischen T_{12} und L_1 fanden sich z. B. an der linken Seite derartige Anastomosen in 7%, an der rechten Seite in 12%, zwischen L_1 und L_2 linksseitige Anastomosen in 3%, rechtsseitige in 15% und zwischen L_2 und L_3 fanden sich an 40 auswertbaren Präparaten derartige Anastomosen links in 15%, rechts in 3%. Die mittleren Durchmesser dieser Anastomosen liegen zwischen 192 und 275 μm. Betont sei, daß auch weiter abwärts (an geringerem Untersuchungsgut nachgewiesen) in ähnlichem Prozentsatz Anastomosen an unserem Untersuchungsgut vorliegen.

2.3 Intradurale, intersegmentale Anastomosen der Radices ventrales

Über die ventralen intersegmentalen Anastomosen lagen bislang meiner Kenntnis nach nur allgemeine Befunde vor. So gibt Henle [53] an, daß sie seltener als an den Hinterwurzeln vorkommen, Hilbert [55], daß auch Verbindungen zwischen Vorder- und Hinterwurzeln nachgewiesen werden können. Auch an unserem Untersuchungsgut konnten wir derartige Befunde erheben. Über Anzahl und Durchmesser der intersegmentalen Anastomosen der Vorderwurzeln gibt Tabelle 4 Auskunft. Wichtig erscheint mir der Hinweis, daß schon wegen der intersegmentalen Anastomosen eine streng segmentale Gliederung des Rückenmarks nicht vorliegen kann.

3. Vaginae radiculares

3.1 Ostien

Mein Lehrer von Lanz [74] stellte fest, daß zwischen T_2 und T_{11} getrennte Eingänge in die Durascheiden für die Radices dorsales et ventrales vorliegen können. Im Brustabschnitt kommen am häufigsten zwei Eingänge in zwei durale Wurzelscheiden vor. Frykholm [39] wies für die unteren Halsnerven darauf hin, daß jede Wurzeltasche zwei Öffnungen, eine ventrale und eine dorsale besitzt, die durch ein Duraseptum voneinander getrennt seien. Jedes Wurzeltaschenostium führe in eine individuelle Wurzeltasche für die Radix ventralis und die Radix dorsalis. Wir [73] spreizten den seitlichen Durabezirk voneinander ab und stellten fest, daß zwar zwischen C_1 und T_2 am häufigsten zwei Wurzeltascheneingänge pro Segment vorkommen, jedoch auch gemeinsame Eingänge bestehen können oder drei, gelegentlich auch vier Pori durales für die Nervenwurzeln nachgewiesen wurden (s. Tab. 5). Über den mittleren Abstand für zwei Durataschen pro Segment (bei aufgespreizter Dura mater) gibt Tabelle 6 Auskunft.

3.2 Verlauf und Inhalt

Die Vaginae radiculares bestehen außen aus einer sehr unterschiedlichen dicken Fortsetzung der Dura mater, die innen von einer Arachnoidealhülle um die Radices ventrales et dorsales begleitet ist. Im Bereich des Ganglion spinale setzt sich die Dura mater in das Stratum fibrosum perineurii, die Arachnoidea in das Stratum lamellare perineurii (Nomenklatur nach [70] fort. Innerhalb der Vaginae radiculares konnten wir an der Arachnoidea wie Frykholm [38] Corpora aranacea feststellen, die nur im Bereich der Spinngewebehaut vorkommen. Als Angulus arachnoidealis wurde ein arachnoideales Balkenwerk im Wurzeltaschenbereich bezeichnet, von dem auch Granulationes arachnoideales ausgehen, die wahrscheinlich den Liquor cerebrospinalis zu resorbieren imstande sind. Dieser Angulus arachnoidealis befindet sich am häufigsten in der distalen Zweidrittelzone der Wurzelscheiden. Seine Granulationen reichen nur gelegentlich an benachbarte Venen heran. An 10 Präparaten unseres Untersuchungsgutes wurde histologisch die Strecke zwischen Wurzeltascheneingang und Ganglion spinale vermessen. Bei C_2 beträgt diese Strecke z. B. zwischen 1,5 und 4 mm, bei C_3 zwischen 2 und 8 mm, bei C_4 zwischen 6 und 8 mm, bei C_5 wurden Strecken zwischen 4 und 10 mm ermittelt, bei C_6 zwischen 8 und

Tabelle 5 Anzahl der Durataschen pro Segment (t = Anzahl der Durataschen – Eingänge)

		Links											Rechts								
		N	t_1	V %	t_2	V %	t_3	V %	t_4	V %			*N*	*t*	V %	t_2	V %	t_3	V %	t_4	V %
C	1	17	2	12	15	88					C	1	21	3	14	18	86				
	2	18			11	61	7	39				2	22	1	4	16	73	5	22		
	3	18	1	5,5	9	50	7	39	1	5,5		3	21	1	10	16	76	3	14		
	4	16	4	25	11	69	1	6				4	23			20	87	3	13		
	5	16	1	6	15	94						5	23	3	13	18	78	2	9		
	6	16	1	6	15	94						6	25	1	4	23	92	1	4		
	7	15	1	7	14	93						7	23			23	100				
	8	15			15	100						8	24	2	8	22	92				
Th	1	15	3	20	11	73	1	7			Th	1	26			26	100				
	2	18			17	94	1	6				2	25	1	4	24	96				

Tabelle 6 dt_t mittlerer Abstand für 2 Durataschen pro Segment (mm)

		Links								Rechts					
		M	min	max	*s*	%	*N*			*M*	min	max	*s*	%	*N*
C	1	1,31	0,1	3,6	1,2	89	15	C	1	0,95	0,1	3,0	0,9	83	18
	2	1,06	0,2	2,8	0,8	64	11		2	0,79	0,1	3,0	0,7	81	16
	3	0,46	0,1	1,0	0,3	67	9		3	0,78	0,1	2,0	0,6	78	18
	4	0,49	0,1	1,0	0,3	54	11		4	0,40	0,1	1,0	0,2	80	20
	5	0,35	0,1	1,5	0,3	93	15		5	0,32	0,1	0,8	0,2	72	18
	6	0,52	0,1	2,0	0,5	87	15		6	0,50	0,2	1,5	0,4	78	23
	7	0,59	0,2	2,0	0,5	86	14		7	0,48	0,2	1,2	0,3	78	23
	8	0,79	0,2	2,0	0,4	80	15		8	0,59	0,1	1,8	0,4	77	22
Th	1	0,89	0,2	2,0	0,5	64	11	Th	1	0,71	0,2	1,3	0,3	61	26
	2	1,13	0,4	2,5	0,5	71	17		2	0,86	0,4	1,5	0,4	71	24

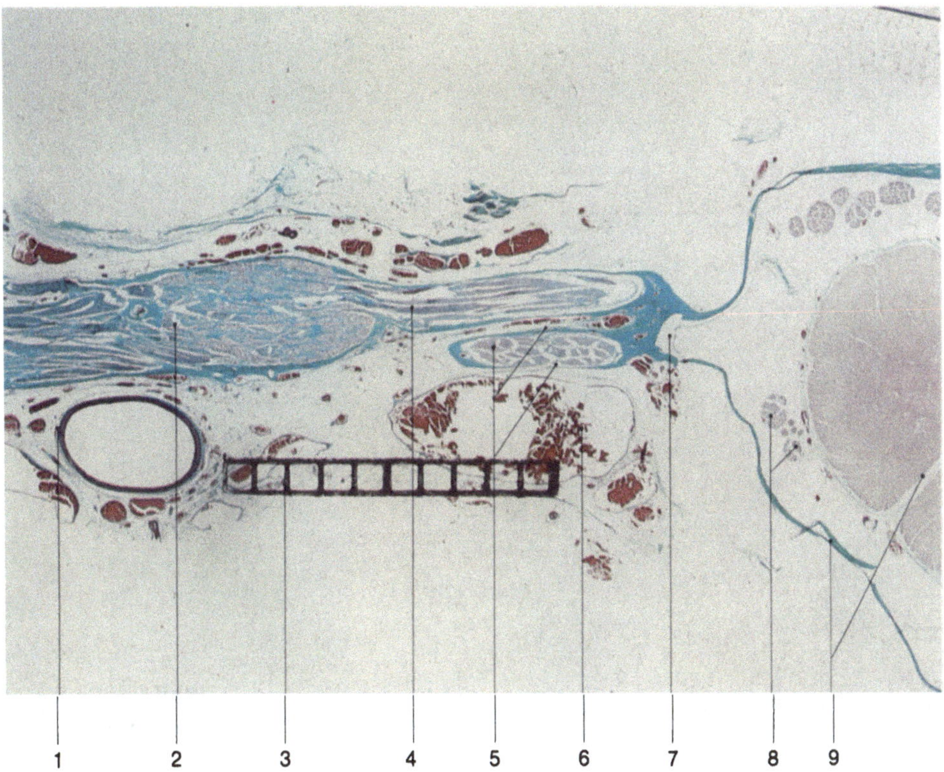

Abb. 6. Wurzeltasche bei C_6.
1. A. vertebralis; 2. Ganglion spinale; 3. mm Pap.; 4. Radix dorsalis; 5. Radix ventralis und Durascheide; 6. V. intervertebralis; 7. Wurzeltascheneingang; 8. Fila radic. ventr. C_7; 9. Dura mater und Fissura mediana ventralis.

10 mm, bei C_7 jeweils 10 mm, bei C_8 zwischen 7 und 8 mm und bei T_1 Abstände von im Mittel 10 mm. Die Distanz: Innere Öffnung der Wurzelscheide zu A. vertebralis machte z. B. bei C_3 12 mm, bei C_4 14 mm, bei C_5 8–16 mm aus. An einer der von uns untersuchten Leichen reichten sämtliche Arachnoidealscheiden in erweiterte Wurzeltaschen bis zum Ganglienabschnitt. Die Fasern der Hinter- (und Vorder-)wurzeln waren jeweils randständig verlagert. Möglicherweise handelt es sich hierbei um Vorstadien sogenannter Wurzeltaschenzysten (s. Abb. 7). Betont sei, daß die A. vertebralis in unmittelbarer Nachbarschaft der Wurzeltaschen verläuft und gelegentlich nicht nur an die Vorderwurzeln, sondern auch direkt an das Ganglion spinale grenzen kann. Es erscheint nicht ausgeschlossen, daß durch Arteriosklerose der Pars transversaria der A. vertebralis die Vorder- oder Hinterwurzeln direkt geschädigt werden können. Auf Kompressionen der A. vertebralis bei zervikaler Spondylose oder Veränderungen der Unkovertebralgelenke wiesen Hutchinson und Yates [59], Sheehan und Mitarbeiter [111] (insbesondere bei Rotations- und Dorsalflexionsbewegungen) besonders hin (Abb. 8 u. 9).

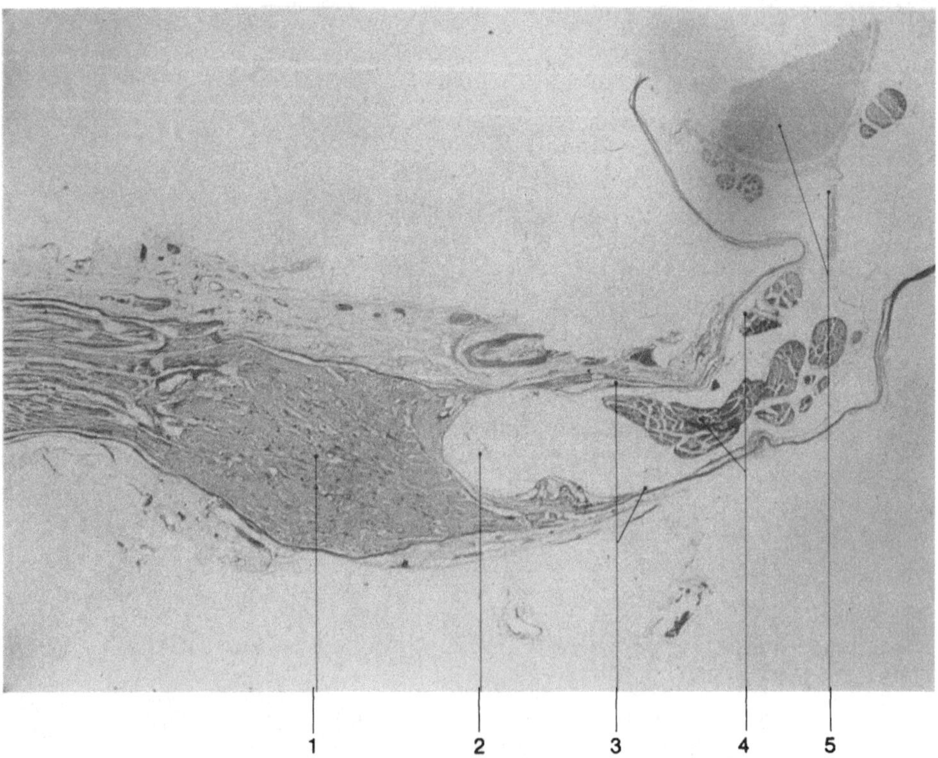

Abb. 7. Liquorraum der Wurzeltasche C_8 reicht bis zum Ganglion spinale, (PAS-Reaktion). 1. Ganglion spinale; 2. Liquorraum; 3. Durale Wurzeltasche; 4. Vorder- und Hinterwurzel; 5. Rückenmark und Ligamentum denticulatum.

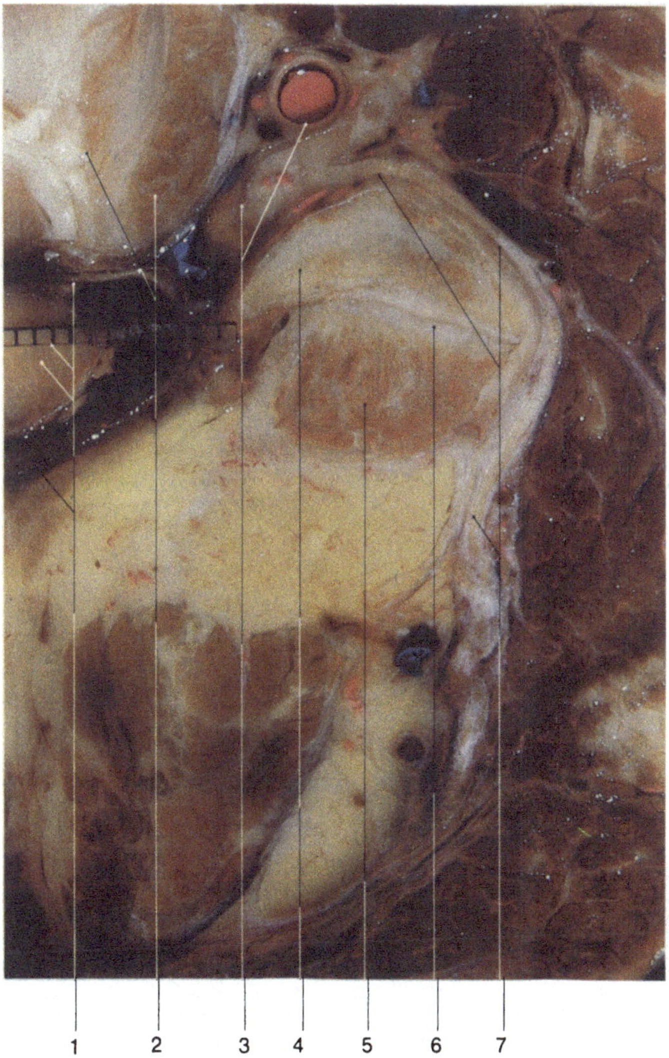

Abb. 8. Halsnerven im Canalis intervertebralis, benachbarte Strukturen, Transversalschnitt bei C_3, von oben.
1. Dura mater und Rückenmark, Millimeterpapier; 2. Symphysis intervertebralis C_2/C_3 und Processus uncinatus C_3; 3. Truncus n. spinalis C_3 und A. vertebralis; 4. Processus artic. sup. C_3; 5. Processus artic. inf. des Axis; 6. Articulatio zygapophysialis C_2/C_3; 7. Ramus dorsalis C_3.

Betont sei, daß an unserem Untersuchungsgut nicht selten Neurinome an den Radices dorsales der Halswirbelsäule vorkommen, die nach Pia [96] auch durch ein Foramen intervertebrale hindurchwachsen und eine Wurzelschädigung auslösen können (s. [73], Abb. 8 a).

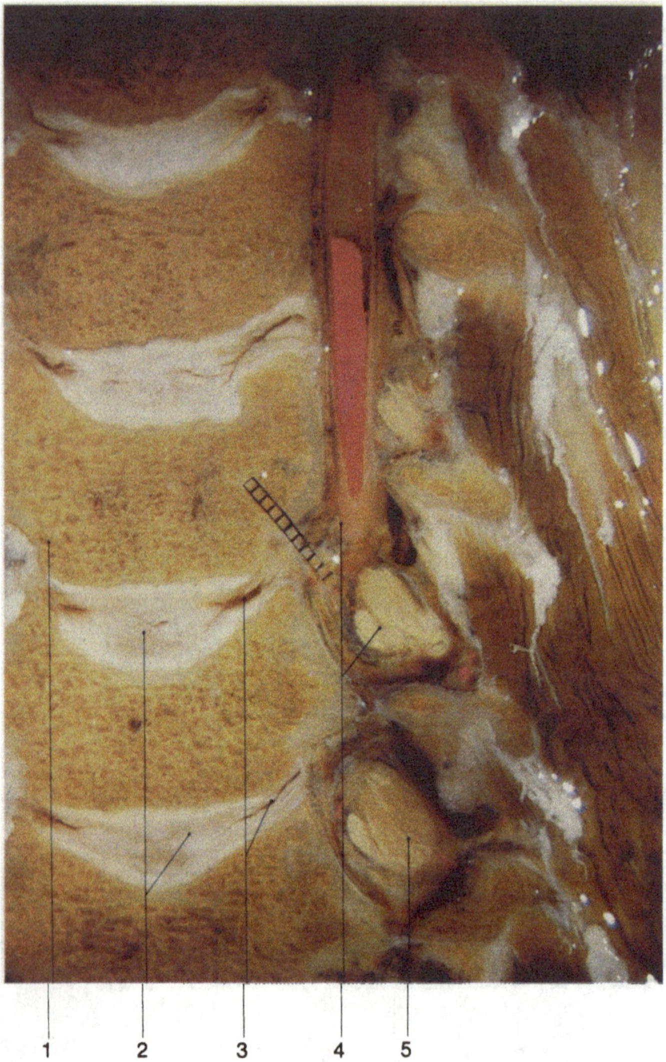

Abb. 9. A. vertebralis, Frontalschnitt, von dorsal.
1. Corpus vertebrae C_4; 2. Symphysis intervertebralis C_4/C_5 und C_5/C_6; 3. „Unkovertebralgelenke“; 4. A. vertebralis und Truncus spinalis C_5; 5. Ganglion spinale C_6.

4. Extradurale Anastomosen der Halsnerven im Spinalkanal

Von Bockhorn (1983) wurde darauf hingewiesen, daß innerhalb des Spinalkanals Anastomosen der Halsnerven vorliegen können. An unserem Untersuchungsgut wurden derartige extradurale intraspinale Anastomosen nicht aufgefunden. Ich vermute, daß es sich hierbei entweder um Nerven des Spinalkanals, die vom Truncus sympathicus bzw. vom N. vertebralis abgehen, handelt oder um Bindegewebestränge. Die Innervation der Dura

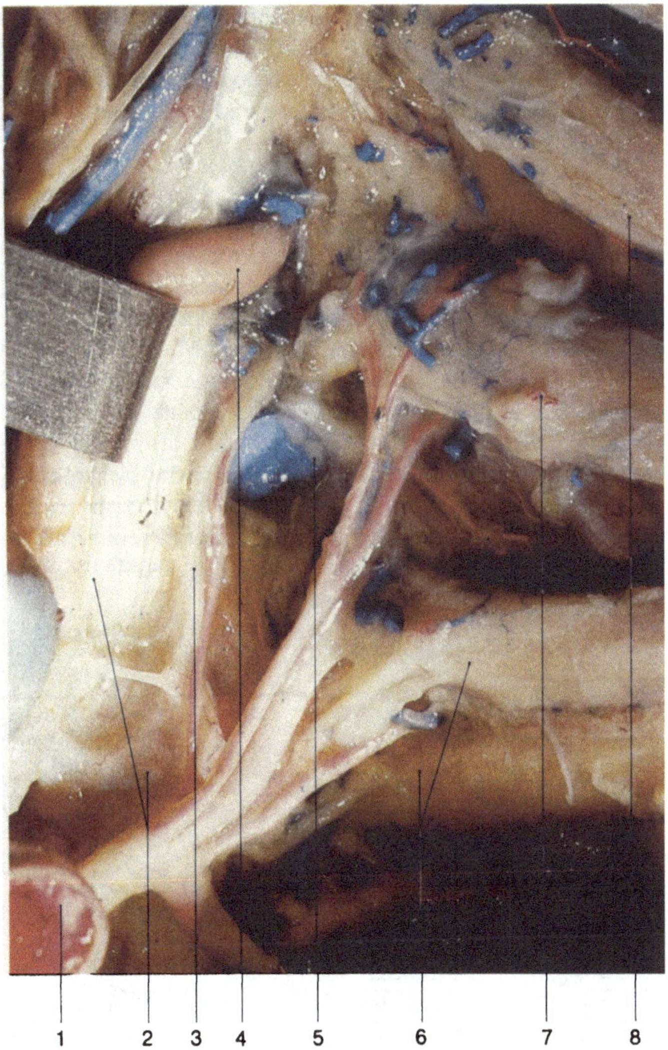

Abb. 10. A. vertebralis (medial verlagert) und N. vertebralis, Partes prevertebrales, (linke Seite von vorne).
1. A. subclavia, abgeschnitten; 2. M. longus colli und Ganglion cervicothoracicum; 3. N. vertebralis; 4. A. vertebralis, Eintritt ins Foramen intervertebrale C_6; 5. V. vertebralis, Austritt aus Foramen intervertebrale C_7 (abgeschnitten); 6. Rr. ventrales C_8 und T_1; 7. R. ventralis C_7; 8. R. ventralis C_6.

mater (und der Wände des Spinalkanals der Disci und Bänder) erfolgt durch den im Lendenbereich als N. sinuvertebralis bezeichneten N. vertebralis, der wohl vorzüglich sympathische Fasern, aber auch Schmerzfasern enthält. Nervenfasern dieser Art bilden extradurale Anastomosen im Spinalkanal, erreichen die Dura mater von außen und Periost und Bänder des Wirbelkanals von innen. Als intersegmentale Anastomosen können sie ihres Ausbreitungsgebietes wegen nicht angesprochen werden. Der N. vertebralis ist individuell unterschiedlich dick. Ein Beispiel für besonders stark entwickelte Nerven dieser Art gibt Abbildung 10. Von zahlreichen Autoren wurde darauf hingewiesen, daß der N. vertebralis Schmerzen aus Gelenken, Bändern und Diski überträgt.

5. Nn. spinales, Zählung (Abb. 11)

Im Anschluß an einen Vortrag im Frühjahr dieses Jahres entbrannte eine lebhafte Diskussion über die anatomische und chirurgische Zählungsweise der Segmentnerven. Unbefangenen Zuhörern könnte dies als ein Streitpunkt rein akademischer Natur vorkommen. Da jedoch die segmentale Innervation von Haut und Muskeln für die Diagnostik eine entscheidende Rolle spielt, stelle ich Ihnen unser Segmentschema im Halsmarkbereich vor. Der 7. Halswirbel ist die Zählgrenzmarke. Oberhalb von ihm verlassen die Segmentnerven kranial der Wirbel, unterhalb von ihm kaudal davon die Foramina intervertebralia, d. h. der Nervus spinalis C_8 verläuft im Foramen intervertebrale C_7/T_1 und der 1. Brustnerv im Foramen intervertebrale T_1/T_2. Tatsächlich existieren für die Dermatome der vom Plexus brachialis versorgten oberen Extremität eine Reihe – sich teilweise widersprechender – Schemata der Hautdermatome [28, 34, 47, 64, u. a.]. Unter-

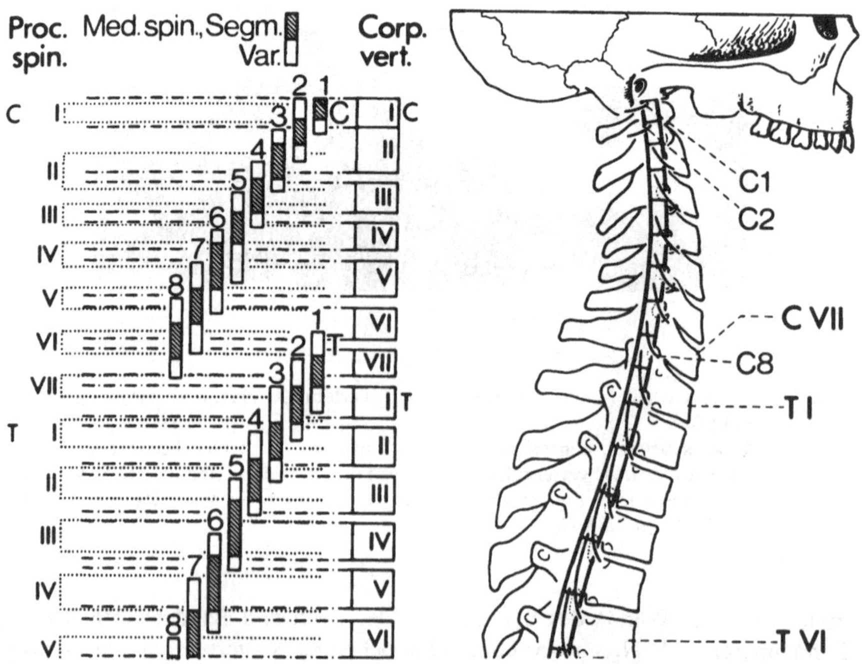

Abb. 11. Höhenlage der Hals- und oberen Brustsegmente in Bezug auf die Processus spinosi, Corpora vertebrae. Mittelwerte der Segmente geschrafft, Grenzwerte weiß umrandet. Beachte: C_7 ist Zählmarke der Nervi spinales.

schiedliche Untersuchungstechniken (anatomisch, Untersuchung von Schmerz-, Berührungs-, Temperatur- Empfindungen u. a.) könnten, wie auch möglicherweise eine unterschiedliche Zählmethode, die sich widersprechenden Befunde erklären. Eine strenge segmentale Gliederung gibt es auch nicht im Rückenmark.

6. Plexus brachialis, Bildung (Abb. 12)

Distal des Ganglion spinale entsteht in jedem Segment ein Truncus n. spinalis, der sich in einen Ramus ventralis und einen Ramus dorsalis zergliedert. Rami communicantes stellen Verbindungen zum Truncus sympathicus her, ein Ramus meningeus gelangt rückläufig in den Canalis spinalis (siehe bei N. vertebralis). Der Plexus brachialis entsteht aus Rami ventrales. In allen dünneren Anatomiebüchern (teilweise auch in dickeren), die derzeit im Zuge der neuen Approbationsordnung (Multiple-choice-Verfahren) bevorzugt werden, ist zu lesen, daß sich der Plexus brachialis aus den Segmentnerven C_5 bis T_1 aufbaut. Lehrbuchmäßig entstehen dann aus C_5 und C_6 ein Truncus superior, aus C_7 der

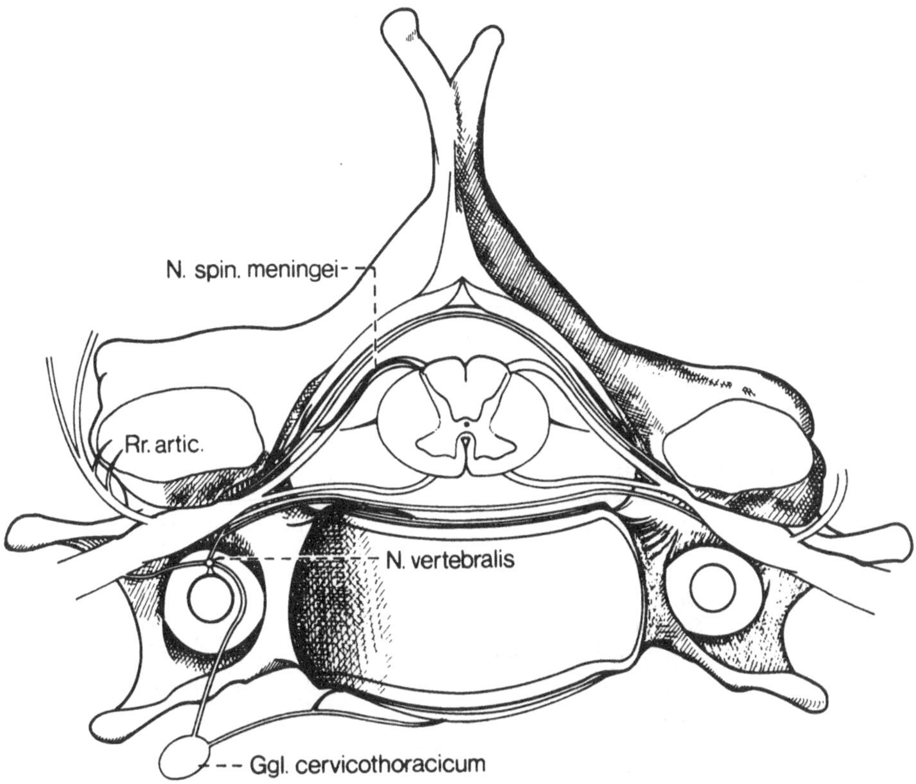

Abb. 12. Nervöse Versorgung des Wirbelkanals, der Bänder und Gelenkkapseln im Bereich der HWS.

Truncus medius und aus C_8 und T_1 der Truncus inferior. Die Trunci zergliedern sich dann in Divisiones ventrales (anteriores) und Divisiones dorsales (posteriores). Aus letzteren entsteht der Fasciculus posterior. Abgesehen davon wird eine Pars supraclavicularis mit den Nn. dorsalis scapulae, thoracicus longus, subclavius und suprascapularis von einer Pars infraclavicularis mit den Fasciculi lateralis, medialis et posterior sowie den Nn. pectoralis medialis, pectoralis lateralis, musculocutaneus, cutaneus antibrachii lateralis, cutaneus brachii medialis, cutaneus antibrachii medialis mit einem Ramus anterior und einem Ramus ulnaris sowie die Nn. medianus, ulnaris, radialis, subscapularis, thoracodorsalis et axillaris mit Ästen voneinander abgegrenzt.

6.1 Präfixierte Plexustypen (Tab. 7 u. Abb. 13)

Schon den alten Anatomen [112, 115, 130] war bekannt, daß nach aufwärts verlagerte Plexus, d. h. Zuschüsse von C_4 zum Plexus brachialis vorkommen. Aufgrund vergleichend anatomischer Studien wiesen sie darauf hin, daß bei Primaten und Menschen der nach oben verlagerte Plexus brachialis eher die Regel als die Ausnahme sei und als Adaption an die aufrechte Körperhaltung entstehe. Außerdem würden Drücke des dann schwächer werdenden Zuschusses von T_1 gegen die 1. Rippe dadurch vermieden [129]. Kerr [67] fand Zuschüsse zum Plexus brachialis aus C_4 bei Männern in 61,4%, bei Frauen in 65,6%. Jachimowicz [62] in 28%, Sènècail [110] in 35% und Bonnel und Rabischong [11] in 41%. Schon Kerr [67] betonte, daß, wenn ein Zuschuß aus C_4 vorliegt, dieser jeweils den dünnsten Ast zum Plexus darstellt. Er untersuchte die relativen Durchmesser der Rami ventrales bei aufwärts und abwärts verlagerten Plexus brachiales.

Hirasawa [56] konnte Zuschüsse von C_4 zum Plexus brachialis bei Männern und Frauen in etwas über 23% nachweisen. In der Regel war der Zuschuss von C_4 schwach, gelegentlich auch stärker ausgebildet und ging meist in den Ramus ventralis C_5 vor dessen Vereinigung mit C_6 über. In 1 ± 0,7% beteiligten sich am Aufbau des Plexus brachialis die Segmente C_3 bis T_1. Auch der Zuschuß von C_3 zog regelmäßig in C_5 ein. Betont sei, daß sich lehrbuchmäßiges Verhalten am Untersuchungsgut von Hirasawa [56] (C_5 bis T_1) bei Männern in 58,7%, bei Frauen in 61,4% fand.

Tabelle 7 Plexus brachialis „praefixed“

C_3	1±0,7%	Hirasawa	(1928)
C_4	63%	Kerr	(1918)
	23%	Hirasawa	(1924)
	28%	Jachimowicz	(1925)
	35%	Sènècail	(1975)
	41%	Bonnel und Rabischong	(1981)
T_1	13%	Haringham	(1897)
	82%	Harris	(1904)
	Plexus brachialis „postfixed“		
	10,5% C_5–T_2	Hirasawa	(1928)
	T_2 zu Daumenballenmuskeln		

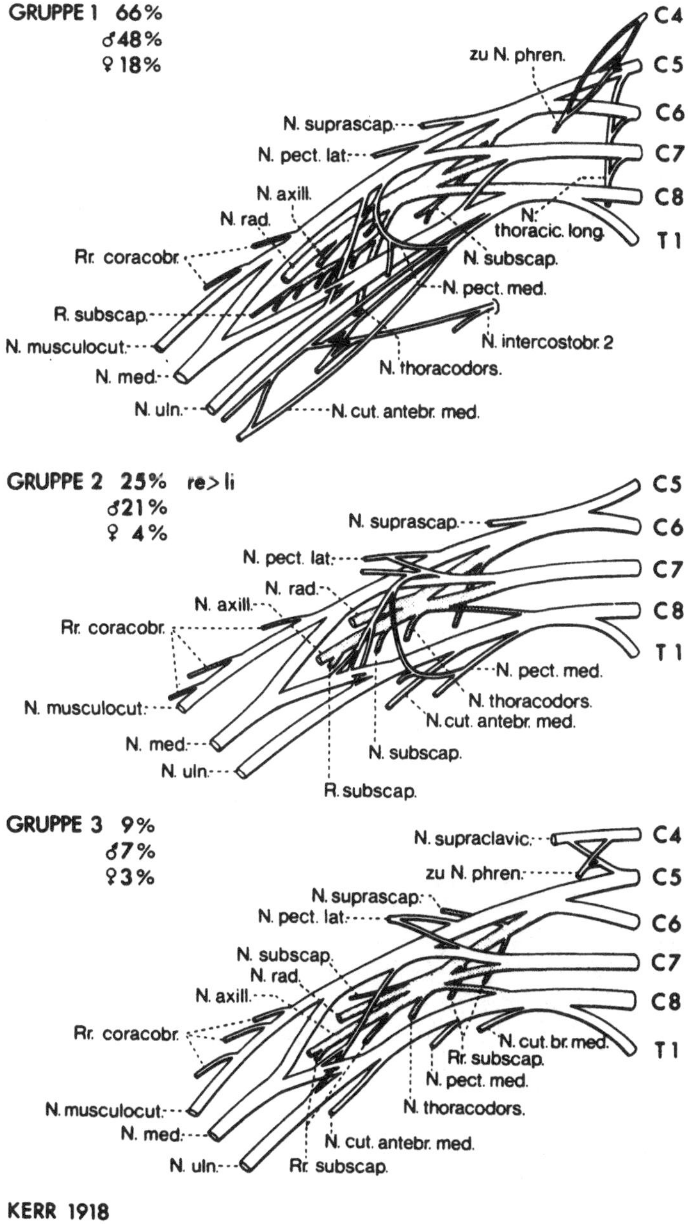

Abb. 13. Verschiedene Variationen der Bildung und Verzweigung des Plexus brachialis [67].

6.2 Postfixierte Plexustypen

Bei den abwärts verlagerten Plexus brachiales ist der Zweig von T_1 zum Plexus brachialis dicker und der Zuschuß von T_2 zum Plexus brachialis entwickelt. Der Zuschuß von C_4 fehlt. Harris [48] betonte, daß bei typisch postfixiertem Plexus keine Verbindung zwischen C_4 und C_5 vorliegt. Der N. supraclavicularis bezieht dann seine Fasern aus C_5 und C_6, der M. deltoideus und wohl auch der M. biceps brachii auch Fasern von C_6, das in diesen Fällen keine Axone zum N. ulnaris entläßt. Möglicherweise erhält der M. triceps brachii bei postfixiertem Plexus keine Fasern aus C_5. Der M. coracobrachialis wird seiner Meinung nach dann von C_7 und C_8 versorgt (normalerweise kommen seine Fasern aus C_6 und C_7 zu gleichen Teilen). Postfixierte Plexus brachiales konnte Hirasawa (an 100 Körperhälften) von C_5 bis T_2 in 10,5% bei Männern und Frauen nachweisen. Einen Zuschuß von C_4 fand er in 30%, einen von T_2 in 7,5% an seinem gesamten Material. Er betont, daß Jachimowicz [62] Plexusbildungen von C_3 bis C_8 in 4,5% beobachtete, und solche von C_3 bis T_1 in 24,8%) und Plexus von C_3 bis T_2 in 4,2%. Plexus von C_4 bis T_1 lagen in 8,2% vor.

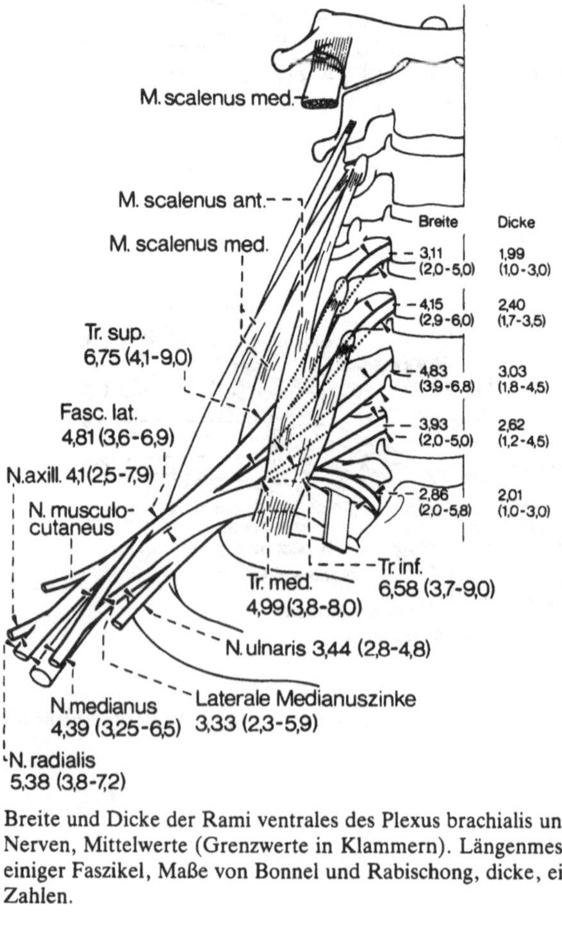

Abb. 14. Breite und Dicke der Rami ventrales des Plexus brachialis und Breite der Trunci und einiger Nerven, Mittelwerte (Grenzwerte in Klammern). Längenmessungen der Rami ventrales und einiger Faszikel, Maße von Bonnel und Rabischong, dicke, eigenes Untersuchungsgut dünne Zahlen.

6.3 Plexus brachialis, Maße (Abb. 14)

An unserem Untersuchungsgut wurden mehrfach Maße der Rami ventrales des Plexus brachialis ermittelt [83, 84]. Samt Bindegewebe ist z. B. der Ramus ventralis C_5 unmittelbar nach Verlassen des Foramen intervertebrale 3,11 (2,0–5,0) mm breit und 1,9 (1,0–3,0) mm dick. Bei C_6 ergaben sich Maße von 4,15 (2,9–6,0) mm für die Breite und 2,4 (1,7–3,5) mm für die Dicke. Bei C_7 ermittelte Menzler [84] eine Breite von 4,83 (3,9–6,8) mm und eine Dicke von 3,0 (1,8–4,5) mm. Bei C_8 macht die Breite 3,93 (2,0–5,0) mm, die Dicke 2,6 (1,2–4,5) mm aus. Hier ergab sich ein deutlicher Rechts-Links-Unterschied zugunsten der Dicke an der linken Seite. Bei T_1 vermaß Menzler einen Wert für die Breite von 2,86 (2,0–5,8) mm, für die Dicke einen von 2,0 (1,0–3,0) mm. Ein Zuschuß vom Ramus ventralis T_2 wurde in 10,71% an unserem Untersuchungsgut nachgewiesen, einer von C_4 in 26,7%. Die Breite des Zuschusses von T_2 macht 0,6–1,0 mm, die Dicke 0,5–1,0 mm aus.

Betont sei, daß Messungen der Rami ventrales von der jeweiligen Technik (Schrumpfung bei histologischen Präparaten, mit Vermessen des peri- und interfaszikulären Binde- und Fettgewebes am fixierten Präparat) mit Fehlerquellen behaftet sind. Nach Bonnel und

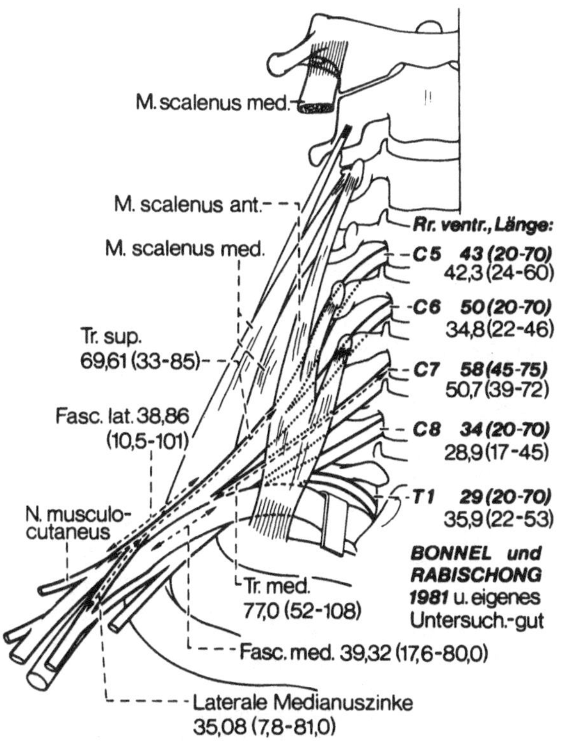

Abb. 15. Länge der Rami ventrales des Plexus brachialis und einiger Trunci. Maße von Bonnel und Rabischong, dicke Zahlen; eigenes Untersuchungsgut dünne Zahlen.

Rabischong [11] nimmt das peri- und interfaszikuläre Bindegewebe von proximal nach distal zu.
An unserem Untersuchungsgut wurde mehrfach die Länge der Rami ventrales bestimmt. Der Ramus ventralis C_5 ist z. B. an den von Menzler vermessenen Präparaten rechts im Mittel 43,4, links 41,1 mm lang. Die Werte von Bonnel und Rabischong [11] betragen 43 (20–70) mm. Der Ramus ventralis C_6 besitzt an unserem Untersuchungsgut eine mittlere Länge von 34,8 (22–46) mm, an dem von Bonnel und Rabischong z. B. eine Länge von 50 (20–70) mm. C_7 hat eine mittlere Länge von 50,7 (38,5–72,0) mm an unserem und 58 (45-75) mm bei Bonnel und Rabischong. C_8 ergab eine mittlere Länge von 28,85 (17–45) mm an unseren Präparaten und eine von 34 (20–70) mm an denen von Bonnel und Rabischong. An T_1 wurde eine Länge von 35,94 (22–53) mm bestimmt, bei Bonnel und Rabischong eine von 29 (20–70) mm. Die Länge von T_2 war, wenn entwickelt, mit 17–23,5 mm an unserem Untersuchungsgut bestimmt worden (bis zur Vereinigung mit T_1). Weitere Maße siehe Abbildung 15. Einen Vergleich der Halsnerven zwischen Foramina und Trunci erlaubt Abbildung 16.

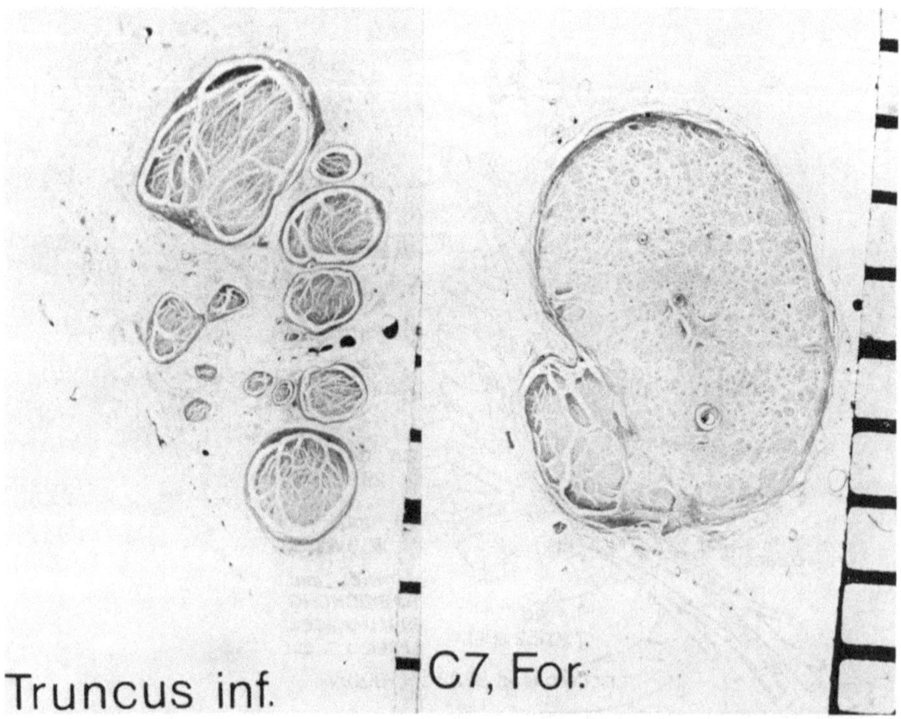

Abb. 16. Histologische Schnitte des Truncus inferior und des Segmentnerven C_7, Größenvergleich (mm-Papier jeweils rechts) und Faszikelbildung. Der Truncus inferior zeigt zahlreiche Faszikel mit Perineurium und interfaszikuläres Bindegewebe. Am Foramen intervertebrale (Ausgang) ist die Gegend des Ganglion spinale und der Radix ventralis sichtbar.

7. Hiatus scalenorum

Riolan [100] (1577 bis 1657, französischer Anatom und Chirurg), führte den Terminus Mm. scaleni in die anatomische Nomenklatur ein. Hyrtl [61] betonte, daß Scalenos Triangulus bedeutet und nur alle drei zusammen als Skalenus bezeichnet werden dürften oder von einer Pars anterior, media und posterior scaleni gesprochen werden müßte. Die Skalenuslücke ähnelt einem spitzwinkeligen Dreieck. Der vordere lange Schenkel wird begrenzt vom M. scalenus anterior, der hintere vom M. scalenus medius, der untere kurze Teil (in sehr unterschiedlicher Weise) von der 1. Rippe. Von oben nach unten treten durch die Lücke in der Regel die Rami ventrales C_5, C_6, C_7. Durch den Hiatus scalenorum im schmalen Basisbereich ziehen hinten die vereinigten Rami ventrales C_8 und T_1 und vorne die A. subclavia. Der M. scalenus posterior ist von vorne her kaum sichtbar und hat keine Beziehungen zum Hiatus scalenorum. Alle drei Mm. scaleni entspringen von der Seitengegend der Halswirbelsäule und divergieren während ihres Verlaufs nach abwärts, wo sie teils mehr vorne an der 1., teils mehr hinten auch an der 2. Rippe ansetzen.

7.1 M. scalenus medius.

7.1.1 Ursprung (Abb. 17 und 18)
Nach Eisler [27] entspringt der M. scalenus medius in der Regel mit fünf sehnigen Zacken vom lateralen Rand der Querfortsätze C_3 bis C_7. Cave [15] betont, daß der Ursprung des M. scalenus medius in 61% von C_1 bis C_7, in 15% von C_2 bis C_7 und in 10% von C_3 bis C_7, in ebenfalls 10% von C_3 bis C_6 erfolgt. Von den unteren 5 Halswirbeln geht der Muskel in der Regel von der intertuberkulären Lamelle (zwischen Tuberculum anterior et posterior) ab, häufiger nach dorsal bis zum Tuberculum posterius, seltener bis zum Tuberculum anterius nach vorne. Insbesondere wenn die Mm. longus colli und longus capitis stark entwickelt sind, entspringt der M. scalenus anterior nicht von den Tubercula anteriora C_6, seltener auch C_3, sondern von der intertuberkulären Lamelle.

7.1.2 Ansatz
Der M. scalenus medius setzt mit der Hauptmasse seiner Fasern an der oberen Fläche der 1. Rippe dorsolateral vom Sulcus a. subclaviae an. Nach Sunderland und Bedbrook [124] setzt der M. scalenus medius in 15% auch an der vorderen Rippenfläche an und kommt damit in direkten Kontakt bzw. überschneidet den M. scalenus anterior. Die A. subclavia ist dann in eine V-förmige Muskelrinne eingelagert. Sie sind der Meinung, daß Lumenveränderungen der A. subclavia im Bereich der Scalenuslücke eine Folge der Drücke der umgebenden Muskeln sind. Seitliche Fasern können auch in die Faszie des 1. Interkostalraumes und an den oberen Rand der 2. Rippe gelangen.

7.2 M. scalenus anterior

7.2.1 Ursprung
Der M. scalenus anterior entspringt mit 3 bis 4 Zacken von den Tubercula anteriora C_3 bis C_4 bzw. C_5/C_6.

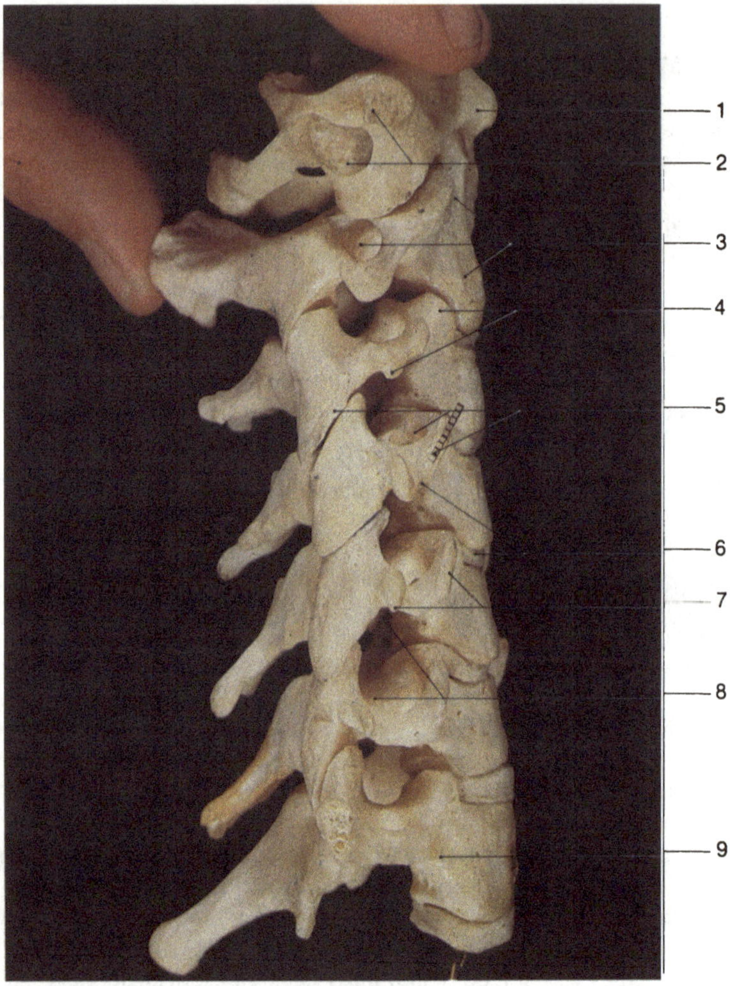

Abb. 17. Halswirbelsäule, 23 Jahre, männlich, von seitlich.
1. Arcus ventr. atlantis; 2. Massa lat. atlantis über For. proc. transv., nicht geschlossen – Var.; 3. For. proc. transv., axis und Corpus axis; 4. Proc. uncinatus C_3 und Tuberculum dors. C_3; 5. Articul. zygapophys. C_3/C_4, For. proc. transv. und Millimeterpapier; 6. Intertuberculäre Lamelle und Discus intervert. C_4/C_5; 7. Tubercula post. et ant. C_5; 8. For. intervertebr. C_5/C_6; 9. Corpus vertebrae C_7.

7.2.2 Ansatz

Er setzt vor dem Sulcus a. subclaviae an der 1. Rippe an. Gelegentlich ist ein kleiner Rippenhöcker an der Ansatzzone ausgebildet (Tuberculum scaleni). Sehr selten fehlt der Muskel oder der Ansatz liegt dorsal der A. subclavia [76]. Der M. scalenus anterior ist in diesen Fällen mit dem M. scalenus medius verschmolzen. Die A. subclavia kann dann mit dem Plexus brachialis das Muskelfleisch durchsetzen [27].

Der Muskel kann auch an einer Halsrippe entspringen, mit dem M. scalenus medius

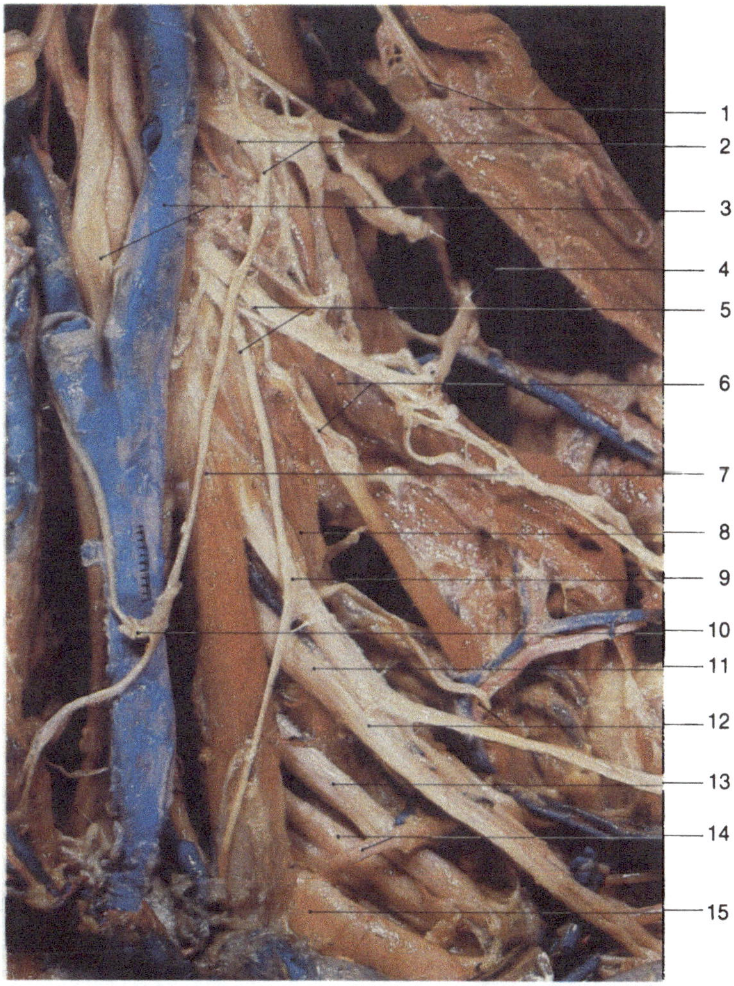

Abb. 18. Linker Plexus cervicalis und Plexus brachialis, Übersicht von vorne.
1. M. sternocleidomastoideus, seitverlagert und N. XI; 2. Radix ventralis C_3 und R. descendens, Plexus cervicalis; 3. V. jugularis interna und N. X.; 4. Plexus cervicalis, oberflächliche Zweige; 5. Ramus ventralis C_4 und N. phrenicus; 6. M. levator scapulae; 7. M. scalenus anterior; 8. M. scalenus medius; 9. Ramus ventralis C_5, Zuschuß von C_4 und Verbindung mit N. phrenicus; 10. Ansa hypoglossi, Millimeterpapier; 11. Ramus ventralis C_6; 12. Truncus superior und N. suprascapularis; 13. Truncus medius; 14. Ramus ventralis C_8 und A. transversa colli; 15. A. subclavia, Teil III.

Bündel austauschen oder innig mit den Mm. intertransversarii zusammenhängen. Sato [105] bezeichnete im Anschluß an Eisler [27] die segmentalen Muskeln zwischen Rami dorsales und Rami ventrales der Spinalnerven als Mm. intervertebrales laterales. Ihre Innervation stammt sowohl von Rami ventrales als auch von Rami dorsales. In letzterem Fall werden die Muskeln als Mm. intertransversarii posteriores bezeichnet. Gehen ihre Nerven von Rami ventrales ab, handelt es sich um Mm. intertransversarii ventrales, stammen sie von der Bifurkationszone der Nervi spinales, dann handelt es sich um Rami intermedii. Nach Sato werden die Mm. intertransversarii posteriores cervicis sowohl von Rami dorsales als auch von Rami ventrales der zugehörigen Spinalnerven versorgt [27]. Diese kleinen Muskeln wie auch die Mm. scaleni anterior et medius können insbesondere in kranialen Abschnitten des Hiatus scalenorum von Rami ventrales durchsetzt werden.

7.3 Interhiatale Muskelfaserbündel (Abb. 19)

Kirgis und Reed [68] (112 Präparate) fanden in jedem Fall Muskelfasern vom unteren und hinteren Umfang der Foramina intervertebralia zum oberen Abschnitt des M. scalenus anterior. Sie waren der Meinung, daß durch Anspannung dieser Fasern Drücke auf die Rami ventrales des Plexus brachialis ausgeübt werden können. In ca. 40% liegen an unserem Untersuchungsgut nicht lehrbuchmäßige Ursprünge der Mm. scaleni anterior et medius vor. Am häufigsten sind Ursprungszacken des M. scalenus anterior von Tubercula posteriora C_4 und C_5 entwickelt, die entweder hinter der Radix ventralis C_5 und zwischen C_5 und C_6 nach vorne zum Hauptmuskel ziehen oder bei tieferem Ursprung auch unterhalb von C_6 den Hiatus scalenorum durchkreuzen. Auch Y-förmige Ursprungszacken von den Tubercula anteriora et posteriora C_4 kommen vor und zügeln die Rami ventrales C_5 und C_6 oder auch nur C_6 nach vorne. Schließlich wurden Abgliede-

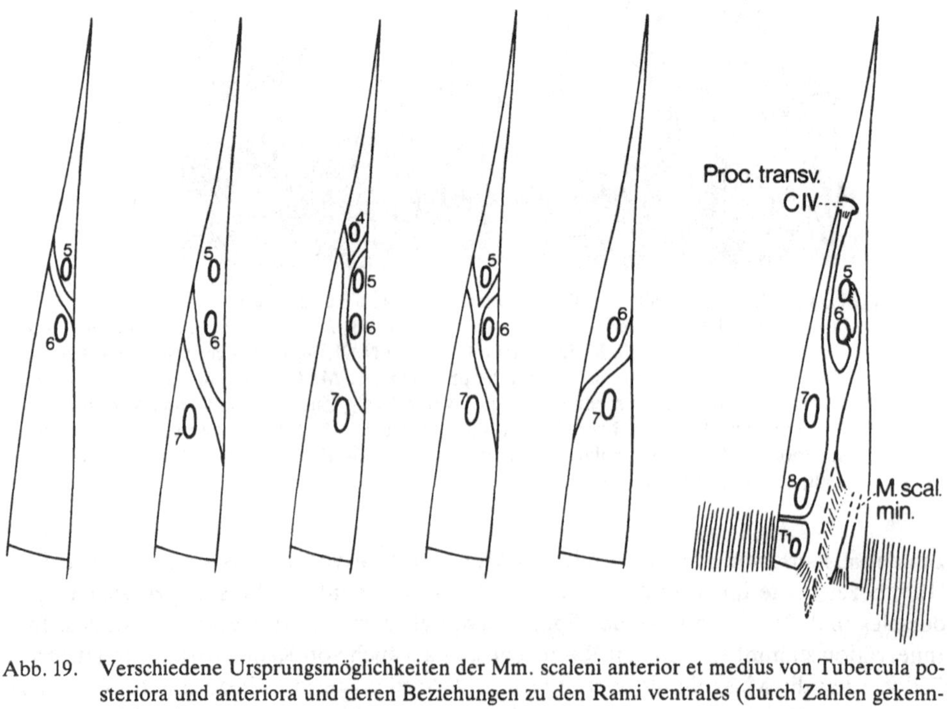

Abb. 19. Verschiedene Ursprungsmöglichkeiten der Mm. scaleni anterior et medius von Tubercula posteriora und anteriora und deren Beziehungen zu den Rami ventrales (durch Zahlen gekennzeichnet).

rungen der Rami ventrales C_6 und C_7 durch Ursprünge des M. scalenus anterior am Tuberculum dorsale C_6, die zwischen der Radix ventralis C_6 und C_7 nach ventral zum M. scalenus anterior zogen, beobachtet.

Der M. scalenus anterior wird bekanntlich von kurzen Zweigen der Rami ventrales C_2–C_6 versorgt (Abb. 20). Der Ramus muscularis aus C_6 verläuft unter dem Tuberculum caro-

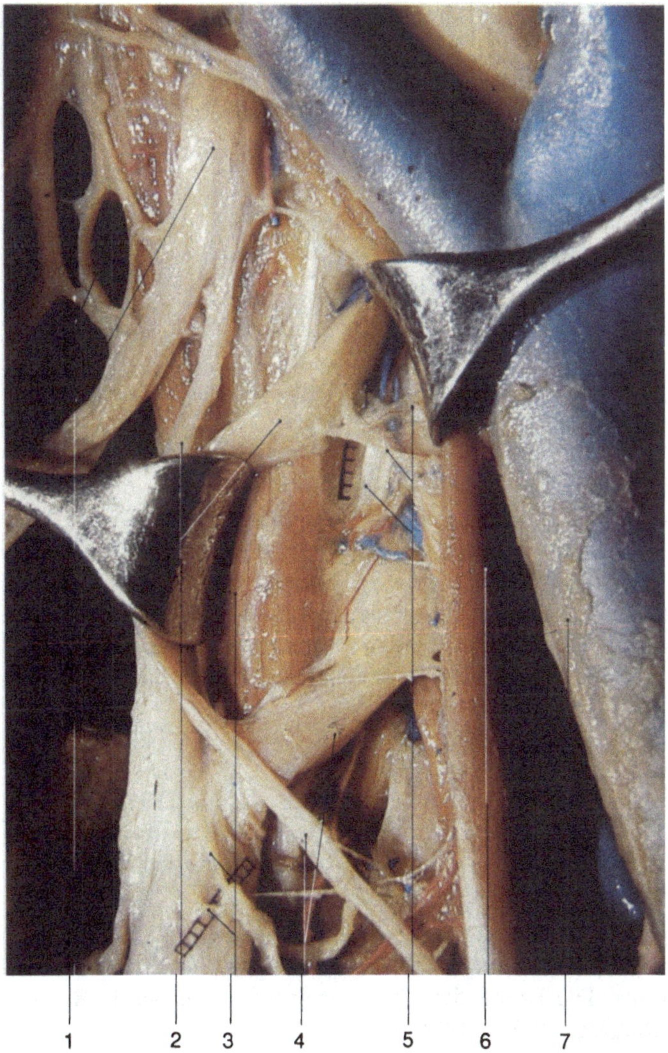

Abb. 20. Rr. musculares, von C_5 zu M. scalenus anterior.
1. Plexus cervic. prof. und R. ventr. C_4; 2. N. phrenicus und R. ventr. C_5, seitverlagert; 3. M. scalenus medius und Nebenphrenicus, Ursprünge; 4. N. phrenicus und R. ventr. C_6; 5. Rr. musculares zu M. scalenus ant. und M. intertransversarius; 6. M. scalenus ant., nach vorne verlagert; 7. V. jugularis int.

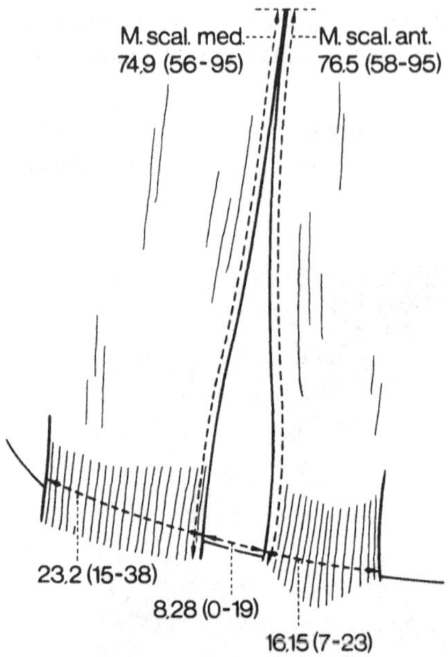

Abb. 21. Hiatus scalenorum und Mm. scaleni, Maße, Mittel- und (Grenz)-werte.

ticum hindurch. Es ist denkbar, daß Reizungen der Nervi spinales durch uncarthrotische Prozesse oder sklerosierte und erweiterte Aa. vertebrales, (Pars transversalis) sowie andere Beeinträchtigungen von Nerv und Muskel Spasmen erzeugen und die betroffenen Rami vertrales zu schädigen in der Lage sind. Betroffen sein könnten die Segmente C_4 (N. phrenicus u. a.), C_5 (Nn. dorsalis scapulae, suprascapularis, subscapularis, thoracicus longus), C_6 (N. suprascapularis, subscapularis, thoracicus longus, thoracodorsalis u. a.) sowie von C_5 an auch die Nn. axillaris, radialis, musculocutaneus und medianus.

7.4 Hiatus scalenorum, Maße (Abb. 21)

Regelhafte Entwicklung vorausgesetzt, ist der hintere seitliche Rand des M. scalenus anterior und damit die vordere Begrenzung des Hiatus scalenorum an unserem Untersuchungsgut 76,5 (58-95) mm lang, in ca. 26% (Sonderfälle) ergaben sich mittlere Längen von 66,3 (55–77) mm für diese Strecke (Menzler).

Der Vorderrand des M. scalenus medius besitzt an unserem Untersuchungsgut eine mittlere Länge von 74,9 (56–95) mm, in 7,14% (Sonderfälle) machte die mittlere Länge 65,5 (57–74) mm aus. Die Breite des Hiatus scalenorum an der 1. Rippe beträgt an unserem Untersuchungsgut 8,3 (0–19) mm.

7.5 M. scalenus minimus (Abb. 22)

Nach Macalister [82] kommt der Muskel in 40% vor. Telford und Mottershead [125] fanden ihn in 34%. An unserem Untersuchungsgut wurden die Schätzungen von Maca-

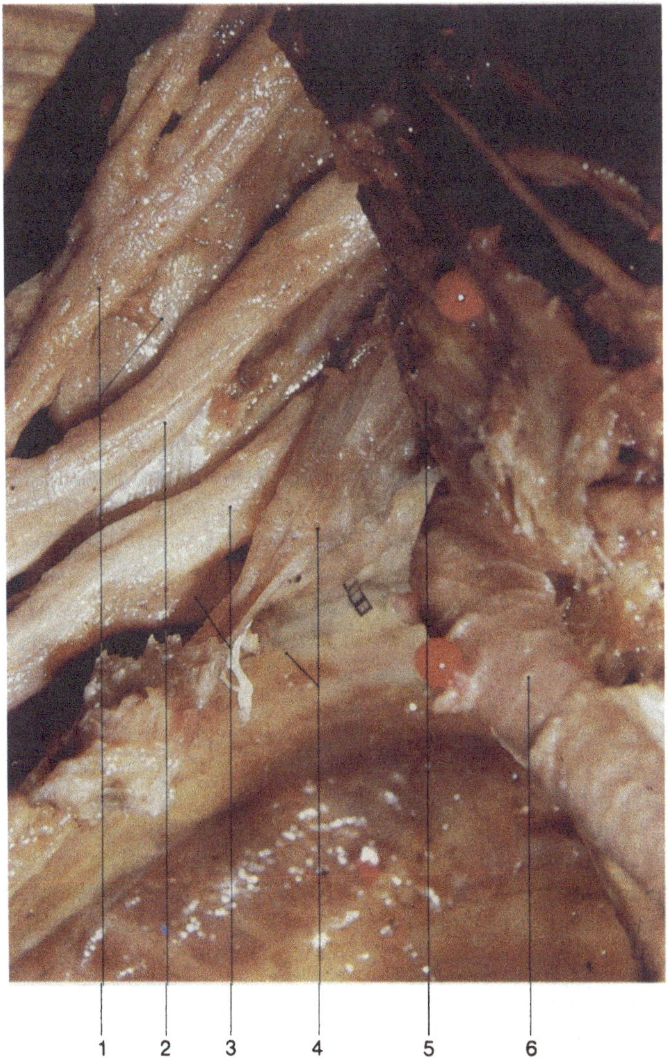

Abb. 22. M. scalenus minimus.
1. Truncus superior und M. scalenus medius; 2. Truncus medius (C_7); 3. Rr. ventrales C_8 und T_1; 4. M. scalenus minimus und Costa I; 5. M. scalenus anterior, medialwärts verlagert; 6. A. subclavia, medialwärts verlagert.

lister bestätigt (39,28%). Okamoto [94] fand den Muskel in 54% bei Erwachsenen und in 72% bei Kindern. Es darf angenommen werden, daß Okamoto auch Bindegewebefasern, die den Muskelverlauf nachzeichneten, in seine Zählung einbezog. Der Muskel entspringt von den Processus transversi C_7/C_6, seltener auch C_5 und reicht nach abwärts zum Innenrand der 1. Rippe zwischen den Ansätzen der Mm. scaleni anterior et medius. Stott [121] fand auch Ansätze an der oberen und unteren Fläche der 1. Rippe, gelegentlich im

Bereich des Ansatzes des M. scalenus anterior. Ein eigenes Tuberkulum an der Ansatzzone des Muskels konnte Stott in 11% rechts und 12,6% links nachweisen. Die Länge des M. scalenus minimus schwankt zwischen 38 und 60 mm, seine Breite zwischen 2,1 und 7,0 mm, seine Dicke zwischen 0,8 und 5,0 mm. Alle Autoren wiesen darauf hin, daß der Muskel in der Regel zwischen A. subclavia und Plexus hindurchzieht und am ehesten den Ramus ventralis T_1 zu schädigen imstande ist (z. B. [126]).

7.6 Hiatus scalenorum, unterer Abschnitt

Mumenthaler und Schliack sowie deren Mitarbeiter [90] trennten ein oberes Zervikalsyndrom (Beeinträchtigungen der Aa. vertebrales: Nacken-Hinterkopfschmerzen, Schwindel, Ohrensausen, synkopale Bewußtseinsstörungen und Sehstörungen u. a. von einem mittleren Zervikalsyndrom, das sich mit den Wurzelsyndromen C_3-C_5 deckt, voneinander ab. Beim mittleren Zervikalsyndrom entstehen Nacken-Schulterschmerzen, Schädigungen des N. phrenicus (Roemheld-Komplex) und paroxysmale Tachykardien. Das untere Zervikalsyndrom betrifft die Segmente C_6, C_7 und C_8. Hierbei bestehen Wurzelschmerzen, die durch Pressen und Husten gesteigert werden können. Außerdem neuralgieforme Schmerzen, Muskelspasmen u. a.

Der M. scalenus anterior setzt am hinteren Abschnitt des Oberrandes der 1. Rippe an: Tuberculum scaleni. Seitlich und hinter der Ansatzzone liegt der Sulcus a. subclaviae und dorsolateral die Ansatzzone des M. scalenus medius. Ventrolateral der Grube für die A. subclavia entspringt die oberste Zacke des M. serratus anterior. Ventromedial des Ansatzes des M. scalenus anterior findet sich häufig eine Rinne für die V. subclavia. Meiner Kenntnis nach ist die Breite der Ansatzzone des M. scalenus anterior bislang nicht vermessen worden. An unserem Untersuchungsgut beträgt diese, am Hinterrand der 1. Rippe vermessen, im Mittel 16,15 (7,2–23,0) mm. Die Breite des Ansatzes des M. scalenus medius an der 1. Rippe macht 23,2 (15,0–28,0) mm aus. Die Bodenbreite des Hiatus scalenorum beträgt, wie oben betont 8,3 (0–19) mm. Dieser Abschnitt des Hiatus scalenorum wird durchzogen vom Truncus inferior, seltener auch vom R. ventralis T_1 und der A. subclavia.

7.7 Skalenus-Syndrom (Abb. 23 u. 24)

Eine Engzone für den Truncus inferior des Plexus brachialis und die A. subclavia liegt im Hiatus scalenorum. Nach Naffziger und Grant [93] beschrieb Bramwell [13] erstmalig die Symptome des Skalenus-Syndroms (als Folge von Drücken gegen eine normale 1. Rippe). Murphy [92] vermutete, daß der M. scalenus anterior selbst hierfür verantwortlich sei und zwar deshalb, weil Halsrippen den Plexus und die A. subclavia nach vorne verlagern und gegen den Muskel pressen können. Adson und Coffey [2] nahmen an, daß der M. scalenus anterior den Plexus und die A. subclavia gegen die 1. Rippe presse. Puusepp [98] sprach von einem »costo-interscalene trigone«. Naffziger und Grant [93] machten besonders die Angulation des Plexus im Bereich des Hiatus scalenorum (bei abwärts verlagertem Plexus) für das Syndrom verantwortlich. Telford und Mottershead [125] beobachteten (wie frühere Autoren) eine scharfe sichelförmige Insertion des M. scalenus anterior, die den Truncus inferior des Plexus brachialis (12mal an 102 Präpara-

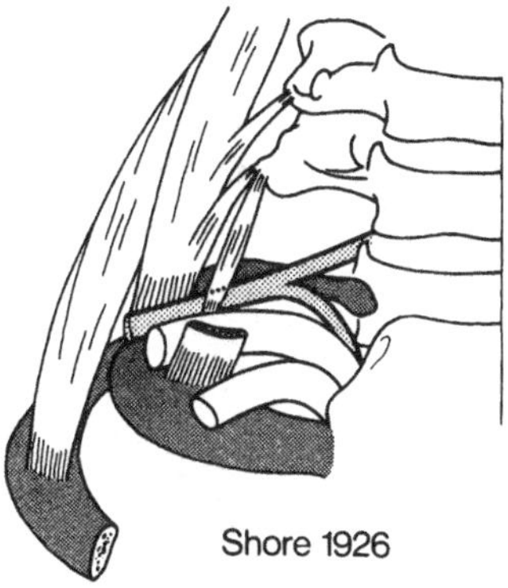

Abb. 23. Mm. scaleni und A. et V. subclavia [113]. Beachte: Regelhaften Verlauf des M. scalenus minimus zwischen Truncus inferior und A. subclavia – M. scalenus anterior abgeschnitten.

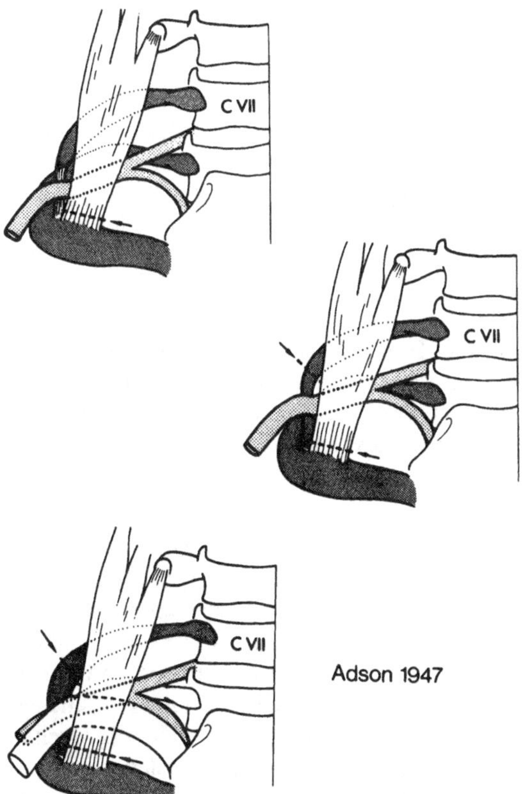

Abb. 24. Unterschiedlich lange Halsrippen mit Beeinträchtigung des Plexus brachialis (nach [1]) und deren Behandlung. Oben: Durchschneidung des M. scalenus ant., Mitte und unten: zusätzliche Resektionen des distalen Stückes der Halsrippen.

ten) beeinträchtigen könnte. Auch ein weit nach medial reichender Ansatz des M. scalenus medius kann den Plexus und die A. subclavia schädigen. Einen M. scalenus minimus (M. albinus) fanden diese Autoren in 34%, wir in 40%. Die Sehne des Muskels zieht zwischen Arterie und Plexus hindurch und kann den Ramus ventralis T_1, den Truncus inferior, die A. subclavia oder auch den Plexus beeinträchtigen.

8. Thoracic-outlet-Syndrom

Als Apertura thoracis superior gilt anatomisch die obere Begrenzung der 1. Rippe, gemeinsam mit dem 1. Brustwirbel und dem Oberrand des Sternum. Da der Ramus ventralis T_1 das Foramen intervertebrale $T_1/_2$ verläßt, dürfen dessen Schädigungen sowie des Ramus ventralis T_2 bei abwärts verlagertem Plexus brachialis und auch Durchflußstörungen der A. subclavia als Thoracic-outlet-Syndrom bezeichnet werden. Einflußbehinderungen der V. subclavia stellen ein Thoracic-inlet-Syndrom dar. Schädigungen der Rami ventrales C_5 bis C_8 gehören streng genommen nicht zum Thoracic-outlet-Syndrom. C_8 tritt bekanntlich oberhalb der 1. Rippe aus.

8.1 Knöcherne Raumbeengungen

8.1.1 Costae cervicales (s. Abb. 24)
Lindskog und Howes [77] betonen, daß Galen von Pergamon (129–199) bereits auf das gelegentliche Vorkommen von Halsrippen hinwies. Die erste Resektion einer Halsrippe führte Murphy [91] durch (zitiert nach Clagett [16]. Murphy [92] betont, daß Halbertsma [45] schrieb, wenn eine Halsrippe mehr als 5,6 cm lang ist, verläuft die A. subclavia über ihr, bei Halsrippen mit einer Länge von 5,1 cm oder weniger zieht sie über die 1. Brustrippe hinweg. Murphy beschrieb auch einen Fall von Stifler [118], bei dem die Halsrippe mit dem 6. Halswirbel artikulierte. Am häufigsten erfolgt die Artikulation jedoch mit dem Körper und Querfortsatz des 7. Halswirbels oder nur mit dessen Querfortsatz. Fischer [33] fand eine bizipitale Halsrippe, deren oberes Köpfchen zwischen 6. und 7. Halswirbel und mit dem Tuberculum des Processus transversus C_7 artikulierte. Nach Beck [7] (zitiert nach Murphy [92]) sind – wenn entwickelt – in 67% die Halsrippen beiderseits, in 33% nur unilateral angelegt.

Ungewöhnlich lange Querfortsätze des 7. Halswirbels kommen in 13% vor. Kurze unbewegliche Rippenspangen (4,5%) beeinflussen den Hiatus scalenorum kaum. In 5% konnte Traska [132] an über 1000 Röntgenbildern Halsrippen nachweisen, die eine unterschiedlich lange Strecke über den Querfortsatz hinaus reichten und frei endeten oder über eine Bandverbindung an der 1. Rippe ansetzten. In 1,6% ist die Halsrippe bandartig, knorpelig oder knöchern mit dem 1. Rippenknorpel verbunden, in 1,2% ist sie knorpelig im medialen Gebiet der Knorpelzone der 1. Rippe verknüpft und verhält sich deshalb wie die erste Brustrippe. Die langen Halsrippen setzten häufig an einem kleinen Tuberkulum an und können den unteren Abschnitt des Hiatus scalenorum von dorsal her einengen. Betont sei, daß Adson und Coffey [2] nur in 0,056% Halsrippen auffinden konnten, von denen 55% völlig symptomlos waren. Die Halsrippen fanden sich an 219 Frauen und 84 Männern. Sie kamen häufiger links als rechts vor. Plexusbeeinträchtigungen wurden jedoch häufiger an der rechten Seite beobachtet. Nach Yates und Raine [139]

kommen sie in 0,5 bis 1% vor und machen in 10% Symptome. Halsted [48] betont, daß die von Halsrippen hervorgerufenen Schädigungen
in 65,3% Nervenläsionen,
in 29,4% Nerven- und Gefäßstörungen und
in 5,3% nur vaskuläre Schädigungen (A. subclavia)
waren.

8.1.2 Costa prima, Variationen

Coote [18] resezierte eine 1. Rippe wegen einer Exostose, die an der A. subclavia ein Aneurysma hervorgerufen hatte. Todd [130] wies eingehend auf die Variabilität der 1. Brustrippe hin. Haven [49] diagnostizierte (röntgenologisch – 5000 Fälle) 38 fehlgebildete 1. Rippen und 37 Halsrippen. Etter [29] fand an 40 000 Röntgenbildern 31 abnorme 1. Rippen und 68 Halsrippen. Die erste Beschreibung dieser Fehlbildung erfolgte 1740 durch Hunauld [58] und wurde 1744 publiziert (nach [133]). Die fehlerhaft entwickelte 1. Brustrippe ging regelhaft vom 1. Brustwirbel ab und vereinigte sich mit der 2. Rippe, die größer war, als dies in der Regel der Fall ist. Turner [134] beschrieb unterschiedliche Formen bizipitaler Rippen. Diese sind im dorsalen Abschnitt zweigeteilt, das obere Köpfchen kann z. B. mit dem Unterrand des 7. Halswirbels, am Discus intervertebralis C_7/T_1 und mit dem Processus transversus T_1 artikulieren oder auch nur mit dem Discus und T_1. Das untere Rippenköpfchen hat ebenfalls unterschiedliche Artikulationsflächen. Helm [52] beschrieb 16 Fälle mit dieser Fehlbildung. Nach Brickner und Milch [14] wies Keen [65] erstmals auf neuralgische Beschwerden, die durch diese Fehlbildung entstanden waren, hin. Es werden unterschieden: 1. Rippen, die das Sternum nicht erreichen und die Verbindung mit der 2. Rippe in der Gegend des Ansatzes des M. scalenus anterior erfolgt oder im Gebiet des Sulcus a. subclaviae knöchern oder durch Bänder mit dieser oder mit dem Sternum verbunden ist. Auch Untergliederungen in einen sternalen und einen vertebralen Abschnitt wurden nachgewiesen (u. a. von Luschka [81]). Betont sei, daß außerordentlich selten, wenn überhaupt, spontane Frakturen der Costa I durch Muskelkontraktion vorkommen. Gelegentlich wurden auch außer diesen Stress-fractures traumatische Frakturen beschrieben. Schließlich gibt es Entwicklungsstörungen (multiple Ossifikationszentren u. a., Exostosen und Rippenmißbildungen bei Hemivertebrae). White und Mitarbeiter [135] berichten über 10 Fälle mit mißgebildeten 1. Brustrippen, von denen 5 keine Symptome machten. Bei den anderen 5 lagen Beeinträchtigungen des unteren Plexusabschnittes vor. In der Fossa supraclavicularis waren Knochenteile tast- und gelegentlich sichtbar. Die A. subclavia lag extrem hoch, der Ansatz der 1. Rippe fand sich meist im Gebiet des Tuberculum scaleni als Synostose oder Pseudarthrose mit der 2. Rippe. Selten reichte ein Band bis zum Sternum.

Die Durchblutung des Armes war häufig reduziert. Stopford und Telford [120] wiesen auf Irritationen der sympathischen Fasern im Truncus inferior hin. Gelegentlich kommt auch ein Horner-Syndrom mit Ausfall der Schweißsekretion der Gesichtshälfte, des Halses und der oberen Extremität vor.

In einem Fall der Patienten von White und Mitarbeitern [135] konnte der Plexus brachialis über die darunterliegende Knochenprominenz hinweggerollt werden, wobei Parästhesien in der Extremität nachgewiesen wurden. Die protopathische Sensibilität war dabei mehr beeinträchtigt als die epikritische [136]. Thrombose der A. subclavia oder deren Kompression wurden nachgewiesen. Die Durchschneidung des M. scalenus anterior führte in der Regel nicht zu Beschwerdefreiheit, Resektion der 1. Rippe wurde empfohlen.

Stopford und Telford [120] wiesen auf die Möglichkeit der Kompression des Truncus inferior des Plexus brachialis an einer normalen 1. Rippe hin. Nach supraklavikulärem Zugang wurden bei ihren 7 Patienten (mit Symptomen wie beim Halsrippensyndrom) unter anderem Teilresektionen der 1. Rippe durchgeführt.

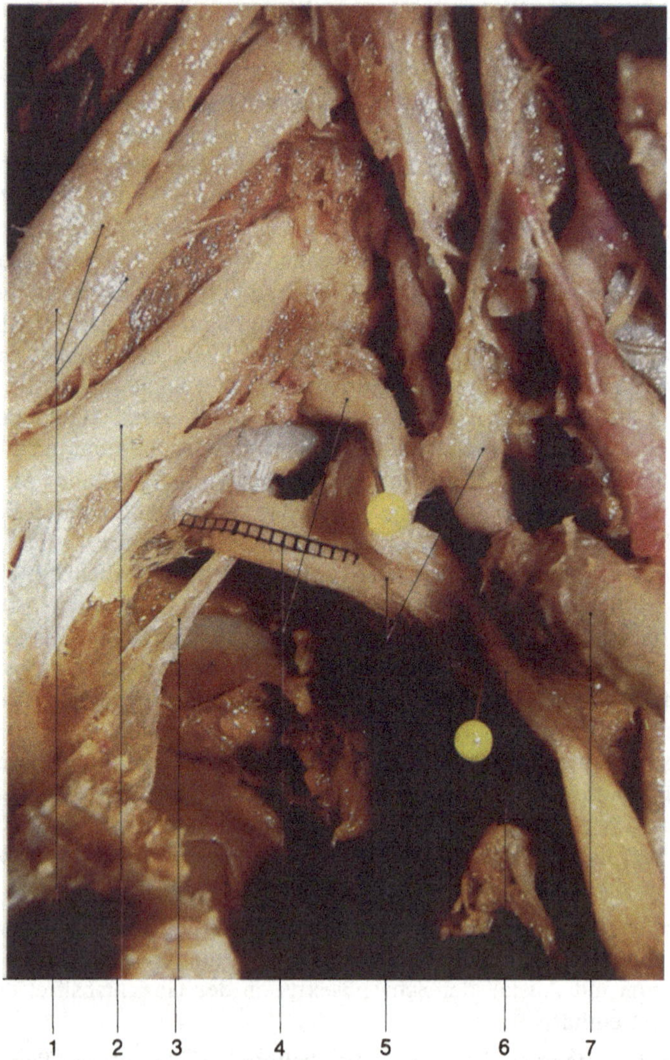

Abb. 25. Ligamentum transversocostale und Lagebeziehungen zum Plexus brachialis. 1 = Truncus superior und Rr. ventrales C_5 und C_6; 2 = Ramus ventralis C_7; 3 = Ligamentum transversocostale; 4 = Rr. ventrales C_8 und T_1 medial verlagert; 5 = proximaler Teil des Truncus inferior und Ganglion cervicothoracicum; 6 = distaler Abschnitt des Truncus inferior, medial und nach vorne verlagert; 7 = A. subclavia nach vorne verlagert.

8.2 Raumbeengendes Band

8.2.1 Membrana suprapleuralis (Sibsons Faszie) (Abb. 25 u. 26)
Die Pleurakuppel überragt bekanntlich die Zone des 1. Rippenknorpels beim Erwachsenen um 30–40 mm, nicht jedoch das Rippen-Halsgebiet. Sie ist durch eine kuppelförmige Faszie: Membrana suprapleuralis verdickt, die vorne am Innenrand der 1. Rippe, hinten

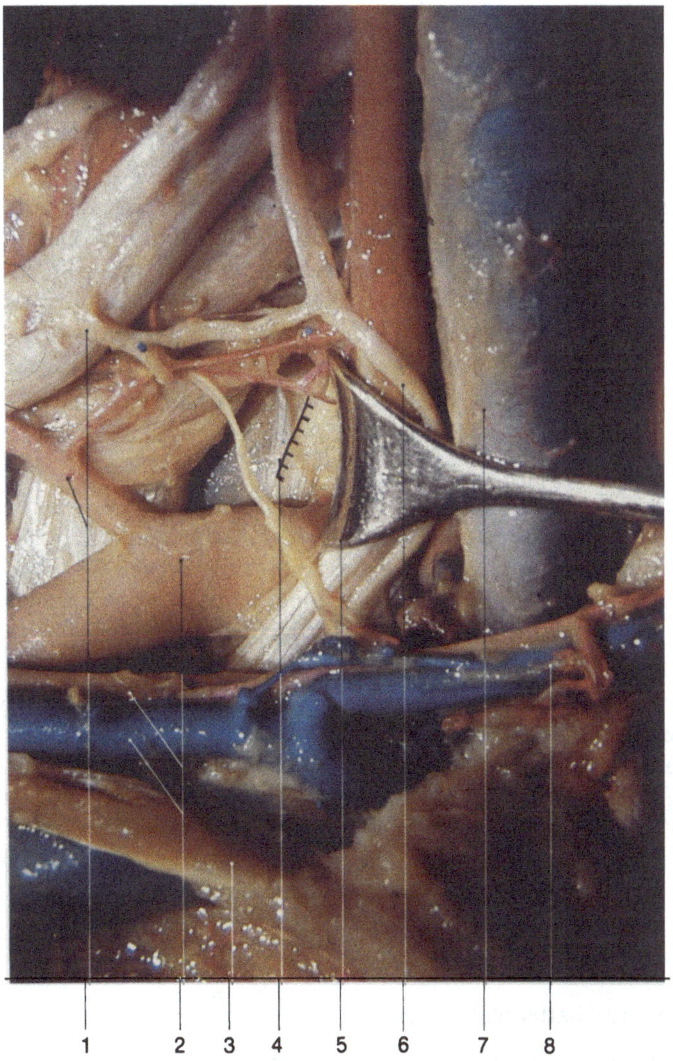

Abb. 26. Lig. transversocostale, von vorne und oben.
1. Truncus superior., Abgang des Nebenphrenicus und A. transversa colli, nach oben verlagert; 2. A. subclavia und Vasa suprascapularia; 3. M. subclavius; 4. Lig. transversocostale unter mm-Papier; 5. M. scalenus ant., medial verlagert; 6. N. phrenicus; 7. V. jugularis int; 8. Verbindung zu Arcus ven. juguli.

am Vorderrand des Processus transversus C_7 befestigt ist. In der Regel entläßt der M. scalenus minimus Fasern zu dieser Membran, die auch als Ausstrahlung des Muskels aufgefaßt werden kann. Fasern des M. scalenus minimus bis zur Membrana suprapleuralis sind an unserem Untersuchungsgut zwischen 14 und 27 mm lang und zwischen 4 und 10 mm breit. Ihre Ansatzlänge schwankt zwischen 0,6 und 27 mm.

8.2.2 Ligamentum transversocostale

An unserem Untersuchungsgut findet sich in etwas über 14% ein Bandapparat zwischen Processus transversus des 7. Halswirbels und 1. Rippe. Dessen Breite beträgt zwischen 2,1 und 5 mm, seine Länge 14,0 bis 37,0 mm. Die Breite am Ansatz schwankt zwischen 0,8 und 2,0 mm. Auch dieser Bandapparat kann die Rami ventrales T_1 (T_2) und unter Umständen auch den Ramus ventralis C_8 oder die A. subclavia beeinträchtigen. Diese Strukturen verlaufen abgewinkelt über den Bandapparat hinweg (s. Abb. 26).

8.2.3 Ligamentum transversocostale und Schädigungen des Plexus

Falconer und Wedell [31] wiesen wohl erstmalig auf eine Plexusschädigung durch das Band hin. Ein Ligamentum transversocostale (Lig. scaleni med. = Bonney [12]) schädigte in 5 von 8 Fällen von Gilliatt und Mitarbeitern [40] die Rami ventrales C_8 und stärker T_1, in 3 den ganzen Truncus inferior. Dieser Befund weist auf die von uns festgestellte sehr unterschiedliche Länge der Rr. ventrales des Armplexus hin. Außerdem kann das Lig. transversocostale mehr medial oder mehr lateral an der 1. Rippe ansetzen.

Bei den Patienten von Gilliatt und Mitarbeitern waren am häufigsten die Muskeln lateraler Thenarabschnitte geschädigt, hauptsächlich die Mm. abductor brevis et opponens pollicis.

Bonney [12] beschrieb 13 Fälle, bei denen der Truncus inferior des Plexus brachialis durch das Band zwischen Processus transversus C_7 und 1. Rippe geschädigt war. Schmerzen und Parästhesien lagen bei 11 weiblichen und einem männlichen Patienten (15 bis 76 Jahre) am medialen Umfang des Unterarms und Fingern vor. Die Schmerzen entstanden bzw. verstärkten sich bei Armbewegungen, besonders Armheben.

Muskelschwächen wurden im M. flexor carpi ulnaris, im M. flexor digitorum profundus und im M. flexor pollicis longus u. a. nachgewiesen. In allen Fällen war der Truncus inferior durch den Bandapparat geschädigt: Operative Durchschneidung nach Abdrängen der Mm. sternocleidomastoideus, omohyoideus, scalenus anterior – Abwärtsverlagern der A. subclavia – Durchtrennen der Membrana suprapleuralis und Darstellen des Apex pleurae. Die Operation brachte in allen Fällen sehr gute Ergebnisse (auch ein Schwirren der A. subclavia, das vorher bei zwei Patienten vorlag, war später nicht mehr nachweisbar). Einmal entstand ein vorübergehendes Hornersches Syndrom (Mitbeschädigung des Ganglion cervicothoracicum).

8.3 A. subclavia und Hiatus scalenorum

8.3.1 Plexus brachialis und A. subclavia, Entwicklung

Nach Ruge [104] und Müller [87, 88] erfolgt bei Embryonen zwischen 8 und 11 mm Länge die Bildung des Plexus brachialis. Die vier unteren Halsnerven und der erste Brustnerv gelangen in Richtung Extremitätenwurzel und bilden dort eine vertikal gestellte Platte. Diese teilt sich dann in zwei divergierende Stämme, zwischen denen die Humerusanlage liegt. Der dorsale Stamm gelangt an die dorsale Extremitätenseite, der ventrale an die vordere. Aus der ventralen Platte sproßt eine kleinere Spitze aus, aus der dorsalen zwei, deren eine zum N. axillaris und deren andere zum N. radialis wird, der sich bei Embryonen von 11 mm in die Rami superficialis et profundus teilt. Aus dem ventralen Stamm entstehen der N. musculocutaneus, der N. medianus und etwas weiter dorsal verlaufend der N. ulnaris. Die Wurzel der großen ventralen Nervenplatte ist bei 8–11 mm langen Embryonen von Gefäßen durchzogen, welche vorher bestehende Gefäßanlagen vor und hinter dem N. medianus miteinander verbinden. Diese Pforten tragen zur Entstehung der Medianusgabel bei oder verschwinden. Die Medianusgabel entsteht bei Embryonen zwischen 14 und 17,2 mm Länge. Von den ursprünglich drei Gefäßen, die den Plexusplattenteil durchziehen, bleiben nach Müller zwei, und zwar die oberste und die unterste zurück. Die medial vom Plexus brachialis verlaufende Strecke wird bis zum zweiten Perforationsgebiet zur A. axillaris, eine andere zur A. transversa colli.

An der A. subclavia werden ein thorakaler Abschnitt (bis zum M. scalenus anterior), ein lateraler (im Hiatus scalenorum) und ein klavikulärer (bis zum Seitenrand der ersten Rippe) voneinander abgegrenzt. Der Sulcus a. subclaviae wurde von Todd [129] (200 1. Rippen) in 37,5% nicht aufgefunden und in 12,5% nur am Innenrand der 1. Rippe. Betont sei, daß schon die alten Anatomen Verläufe der A. subclavia vor dem M. scalenus anterior beobachteten [108] unter 140 Fällen einmal, sowie Dolgo Saburoff [22] (Abb. 27). Auch Inselbildungen der A. subclavia um den M. scalenus anterior wies Schwegel [108] unter 140 Fällen dreimal nach. Die vor dem Muskel verlaufende Arterie verlief mit der V. subclavia und war schwächer als die regelhaft verlaufende entwickelt.

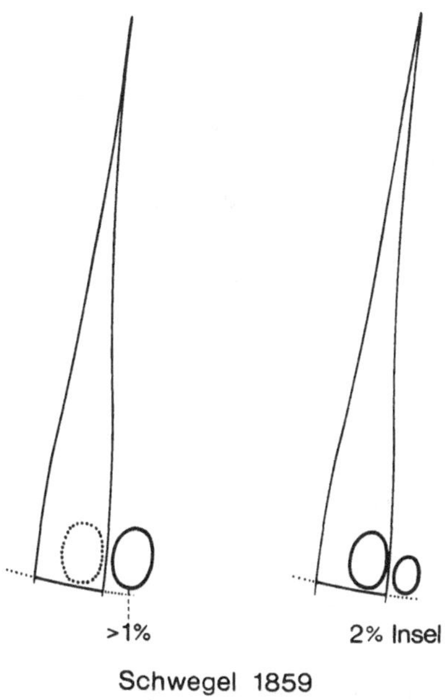

Abb. 27. Verlauf der A. subclavia zum Hiatus scalenorum (vor dem M. scalenus anterior) und bei Doppelung (Inselbildung) der Arterie.

Auch Daseler und Anson [20] beobachteten einen bilateralen Verlauf der Aa. subclaviae vor dem M. scalenus anterior. Diese Autoren untersuchten auch die Lagebeziehungen zwischen A. subclavia und Cupula pleurae. An 34 von 55 Präparaten betrug der Abstand zwischen Pleurakuppel und Arterienbögen (höchster Punkt) 1–15 mm. Die Pleurakuppel überragt in diesen Fällen demnach den höchsten Punkt der A. subclavia. An 8 Präparaten rechts und 7 links lag der Scheitel der A. subclavia 6,1 (1,0–30) mm oberhalb der Kuppe. Beim oberen Grenzwert lag ein Aneurysma des Aortenbogens vor. Bei Ausschluß dieses Falles betrug der mittlere Abstand 4,2 mm.

Sechsmal rechts und einmal links wurde die Cupula pleurae gleichhöhig mit dem obersten Punkt des Arterienbogens aufgefunden. An drei Objekten lag die Cupula pleurae oberhalb der Ebene des Bogenscheitels der A. subclavia und hinter diesem. Boker und Mitarbeiter (1958) untersuchten röntgenologisch Länge und Kaliber der Aa. subclaviae. Die linke wurde in schräger Projektion, die rechte an AP-Aufnahmen untersucht. Die rechte A. subclavia ist ihren Befunden zufolge im Mittel 6,1 cm, die linke 5,0 cm lang. Das mittlere Kaliber der rechten A. subclavia macht an ihrem Scheitelpunkt 0,6 cm, das der linken 0,9 cm aus. Sunderland und Bedbrook [124] vermaßen die A. subclavia medial des M. scalenus anterior, unter ihm und lateral davon. Medial des Muskels fanden sie Querschnitte von 50,7 (22,1–95,0) mm^2, hinter dem Muskel Querschnitte von 32,2 (15,4–53,2) mm^2 und distal davon Querschnittsflächen von 37,4 (21,1–56,0) mm^2. Diese Lumenreduktionen konnten sie an fast allen Präparaten feststellen, insbesondere am inneren Rand des M. scalenus anterior. An einem Viertel der Präpariersaalobjekte und bei 68% der Präparate aus dem pathologischen Institut erweiterte sich das Lumen der A. subclavia nach Passage der Skalenuslücke nicht zur ursprünglichen Größe (Ausnahme: zwei Fälle). Die Verengung des Gefäßes im Bereich des M. scalenus anterior konnten sie auch an fetalem Material nachweisen.

An unserem Untersuchungsgut kommt es (s. Abb. 28) zu einer Formveränderung der A. subclavia im Bereich des Hiatus scalenorum. Eden [23] konnte bei entwickelten Halsrippen deutliche Erweiterungen der A. subclavia distal des Hiatus scalenorum nachweisen. Dieser Befund wurde inzwischen vielfach bestätigt. Auch atheromatöse Wandveränderungen der Arterie mit Thrombenbildungen wurden beschrieben. Er fand – gegensätzlich zu anderen Autoren – keine Seitenunterschiede bezüglich der Symptome bei Halsrippen.

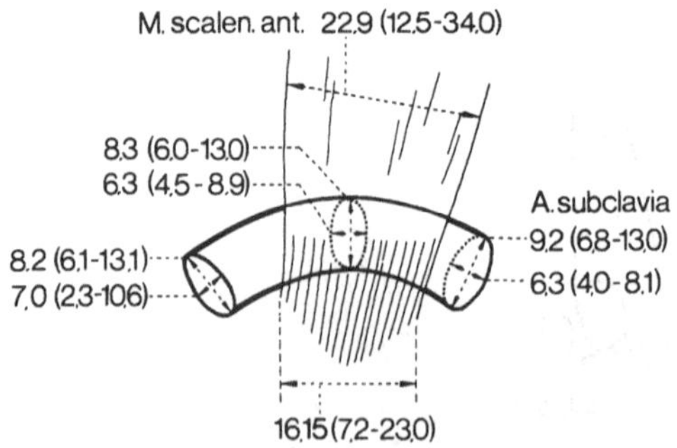

Abb. 28. Lumenänderungen der A. subclavia bei Durchtritt durch den Hiatus scalenorum. Höhe und Breite des Lumens der Arterie, Mittel- (und Grenz)-werte sowie Maße des M. scalenus anterior am Ansatz der 1. Rippe und oberhalb der Arterie.

9. Armgefäße, sympathische Fasern und Hiatus scalenorum

Schon Todd [130] wies darauf hin, daß innerhalb der Rami ventrales T_1 und T_2 sowohl somatische wie auch sympathische Fasern verlaufen. Die meisten dieser Fasern ziehen seinen Befunden zufolge mit dem Ramus ventralis T_1 und können durch Drücke auf den Truncus inferior geschädigt werden. Ähnlich äußerte sich vor ihm Gordon [43]. Telford und Stopford [126] wiesen darauf hin, daß die sympathischen Fasern unregelmäßig verteilt zwischen den somatischen angeordnet sind und nur selten an der äußeren Zirkumferenz des Nervenstammes verlaufen. Nur in einem von acht untersuchten Fällen fand sich ein deutliches Bündel am unteren Abschnitt des Truncus inferior. Zu ähnlichen Ergebnissen kamen Blair und Mitarbeiter [9]. Sunderland [122[untersuchte an 34 Leichen die Verbindungen zwischen Truncus sympathicus und Plexus brachialis. Er fand:

1. Rami communicantes albi, die nur aus dicken myelinisierten Fasern bestehen.
2. Rami communicantes grisei, in denen nur nichtmyelinisierte Fasern vorkommen.
3. Rami communicantes, in denen zahlreiche dünn myelinisierte Fasern mit Durchmessern von weniger als 3 µm nachgewiesen wurden.
4. Rami communicantes, in denen nichtmyelinisierte und dickmyelinisierte Fasern in unterschiedlicher Anzahl vorlagen.

Seinen Befunden zufolge verlaufen in allen Rami ventrales, die den Plexus brachialis aufbauen, sympathische Fasern. Zu C_5 und C_6 gelangen sie über Rami communicantes grisei aus dem Ganglion cervicale medium oder -superius oder/und aus dem Ganglion cervicothoracicum und/oder von Rami interganglionares.

Der Ramus ventralis C_7 erhält seinen Befunden zufolge zwischen 1 und 3 Rami communicantes grisei vom Ganglion cervicothoracicum und zusätzliche Fasern vom Plexus vertebralis.

Die Rami ventrales C_8 und T_1 erhalten postganglionäre Fasern vom Ganglion cervicothoracicum.

9.1 Truncus inferior, Lage (Abb. 29)

Am Untersuchungsgut von Sunderland und unserem eigenen wird die 1. Rippe in der Regel vom Truncus inferior und nicht vom Ramus ventralis T_1 überkreuzt. Die dem Knochen anliegenden Zonen sind der untere seitliche Umfang von T_1 oder von T_2 (falls sich dieses Segment an der Plexusbildung beteiligt). Gelegentlich beobachtete er eine Rotation des Truncus, wobei dann der hintere Umfang von C_8 in Knochenkontakt lag. Sunderland stellte auch fest, daß der Ramus ventralis T_1 in der Regel unifaszikulär, der von C_8 aus mehreren Bündeln aufgebaut ist. Ganglienzellen innerhalb der Rami ventrales konnte auch Sunderland (wie frühere Forscher) nachweisen und zwar am häufigsten bei C_8.

9.2 Rami communicantes, Einzug in die Rami ventrales

Nach Sunderland [122] wird jeder Ramus ventralis des Plexus brachialis von 1–6 Rami communicantes erreicht. Diese bestehen ihrerseits aus einem oder mehreren Faszikeln. Der Ramus communicans für C_8 erreicht am häufigsten den proximalen Pol des Ganglion spinale, der für T_1 den distalen, häufiger an der hinteren als an der vorderen Ganglienfläche. Reine Rami communicantes albi konnte Sunderland bei C_8 nicht beobachten. Die für T_1 waren am häufigsten gemischte Rami oder Rami communicantes grisei, seltener Rami communicantes albi.

Die sympathischen Fasern von C_8 und T_1 verlaufen entweder zentral oder oberflächlich an der vorderen Fläche des Truncus inferior. Die medialsten Rami erreichen den Nerv

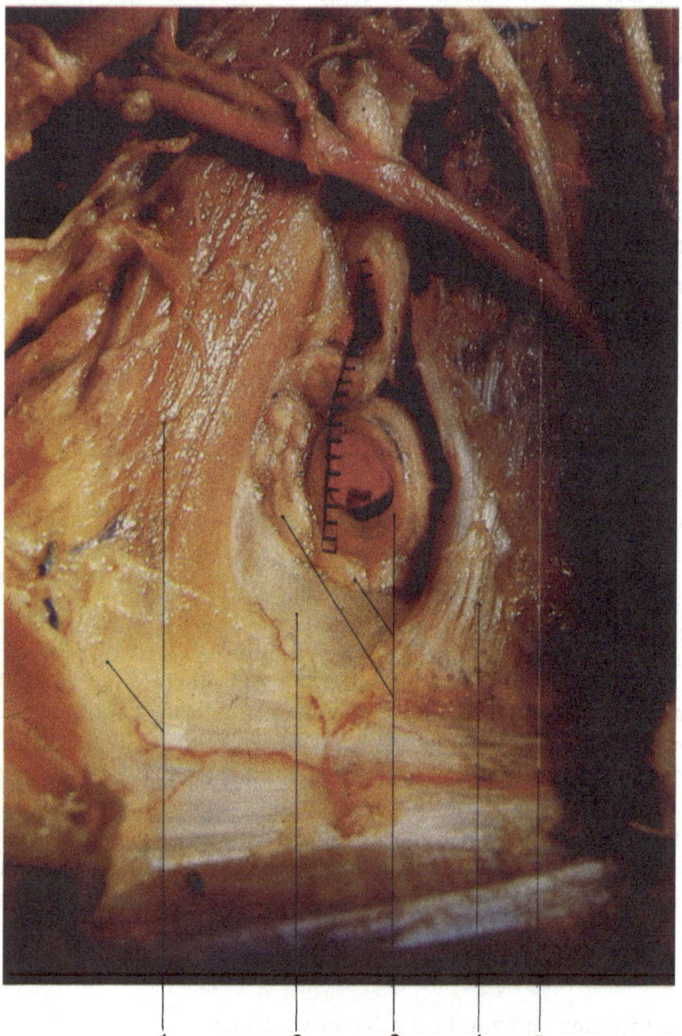

Abb. 29. Hiatus scalenorum, Nervenverlauf unter A. subclavia.
1. M. scalenus medius und Costa I, Zone; 2. Hiatus scalenorum, Boden; 3. A. subclavia und Rr. ventr. C_8 und T_1; 4. M. scalenus anterior; 5. A. cervicalis superficialis.

einige Millimeter seitlich des Foramen intervertebrale. Die lateralsten unmittelbar proximal der Bildung des Truncus inferior. Ist der Ramus ventralis T_2 an der Bildung des Plexus beteiligt, dann enthält dieser Fasern aus dem Ganglion thoracicum T_2, seltener auch aus T_3, die in die Unterfläche des Ramus einziehen und dann in Kontakt mit der 1. Rippe kommen können.

Sunderland betont wie frühere Forscher, daß Beeinträchtigungen der sympathischen Fasern des Plexus brachialis Zirkulationsstörungen zur Folge haben können. Er berichtete 1948 über einen 50jährigen Linkshänder, der seit 1933 zunehmend an vier Fingern der linken Hand Fingersteife, Kälte und weiße Hautverfärbung (tagsüber) beobachtete. 1943 stellten sich tiefe Knochenschmerzen im Schulter- und Extremitätenbereich u. a. ein. Röntgenologisch wurde eine Hypertrophie des Processus transversus C_7 und eine Halsrippe von 5 cm Länge festgestellt. Die A. subclavia und der Truncus inferior zeigten eine starke Angulation an der 1. Rippe mit Einengung der Arterie an dieser Zone. Die im Truncus inferior verteilten sympathischen Fasern sowie der periarterielle sympathische Plexus waren nach Sunderland durch die Halsrippe chronisch geschädigt und hatten die Gefäßsymptome in der Peripherie erzeugt. Auch Mumenthaler und Schliack weisen darauf hin, daß Reizung der periarteriellen sympathischen Fasern ischämische Erscheinungen an der Hand – wie beim Raynaud-Syndrom – Schmerzen und Blässe zur Folge haben können, insbesondere nach Traumata und besonderer Beanspruchung des Schultergürtels. Über ähnliche Fälle berichteten auch Gilroy und Meyer [41]. Sie betonen, daß in der Regel Unterarm und Hand sowie mediale und hintere Armflächen betroffen sind.

10. Hiatus scalenorum und andere Arterien (Abb. 30 u. 31)

Am Untersuchungsgut von Dean [21] geht die A. transversa colli in 39% hinter dem M. scalenus anterior ab. Das Gefäß besitzt nach Faller [32] in 54% Außendurchmesser von 2–3 mm, in 25% solche von 1–2 mm und in 4,5% Durchmesser von bis zu 4 mm. Auch der Truncus costocervicalis, der die A. cervicalis profunda und die A. intercostalis suprema entläßt, kann hinter dem M. scalenus anterior im Bereich der Skalenuslücke entspringen. Diese Gefäße können bei arteriosklerotischen Wandveränderungen im Lückenbereich den Plexus schädigen. In weiteren Verlauf zieht die A. transversa colli dann in 51% zwischen C_6 und C_7, in 43% zwischen C_7 und C_8, in 4,8% unter dem Truncus inferior nach dorsal und lateral. In 1% verläuft sie zwischen den Wurzeln C_5 und C_6.

11. A. subclavia und Plexus, Zugang von vorne

Beim Zugang von vorne zum Hiatus scalenorum wird in der Regel seitlich des M. sternocleidomastoideus vorgegangen. Dieser Muskel (und der M. trapezius) ist in die Lamina superficialis fasciae colli eingescheidet. Über dem Muskel liegt das unterschiedlich ausgebildete Platysma. Der Muskel selbst kann unmittelbar in den M. trapezius übergehen: M. cleido-occipitalis. Gelegentlich ziehen auch einzelne Faserzüge zwischen beiden Muskeln zur Clavicula. Selten kommt es zu eigenartigen Überkreuzungen (Caput sternale der linken Seite zieht über das Caput sternale und Caput claviculare der rechten Seite hinweg

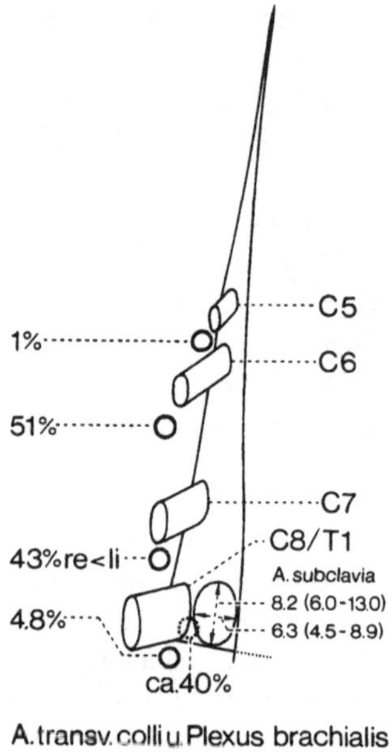

Abb. 30. Ursprung und Verlauf der A. transversa colli zu den Rami ventrales C_5, C_7 und dem Truncus inferior sowie Maße der A. subclavia im Hiatus scalenorum.

[121]. Verhältnismäßig häufig kommen Variationen des M. omohyoideus vor, der in die Lamina pretrachealis der Fascia colli eingescheidet ist.

Frey [37] beschrieb ein 5½ cm langes Muskelbündel (74jährige Frau), das vom Processus transversus C_6 zur Clavicula zog. Die Insertion am Schlüsselbein war 17 mm breit und 5,5 cm von der Articulatio sternoclavicularis entfernt, die Länge der Clavicula betrug 14 cm. Der Muskel überkreuzte den M. omohyoideus an dessen Ventralfläche und wurde von Hedwig Frey als M. omocervicalis gedeutet. Er kommt in ca. 2% vor.

Nach Abtrennen des M. omohyoideus oder Durchtrennen (seiner Varianten) spannt sich über den Plexus brachialis und den prävertebralen Muskeln, einschließlich der Mm. scaleni, die relativ dicke Lamina prevertebralis der Fascia colli aus. Durchtrennen der Faszienschicht, Vorgehen zum M. scalenus anterior bei Sicherung des N. phrenicus und Schonung der Zweige des Plexus cervicalis. Vorgehen zum Plexus und zur A. subclavia. Schonung der Cupula pleurae und der Membrana suprapleuralis (Sibsons-Faszie). Hinter der A. subclavia verläuft in ca. 40% der M. scalenus minimus.

Schumacker [107] beschrieb Techniken zur Freilegung des Truncus brachiocephalicus und der A. subclavia: subperiostale Resektion eines Teiles der Clavicula, Freilegen des Truncus und proximaler Abschnitte der A. subclavia (evtl. nach Spaltung des Sternum in der Mittellinie in Höhe des 2. oder 3. ICR. Betont sei, daß die A. subclavia und die A. axillaris untereinander zahlreiche Anastomosen ausbilden und die A. subclavia deshalb ohne stärkere Folgen unterbunden werden kann [8].

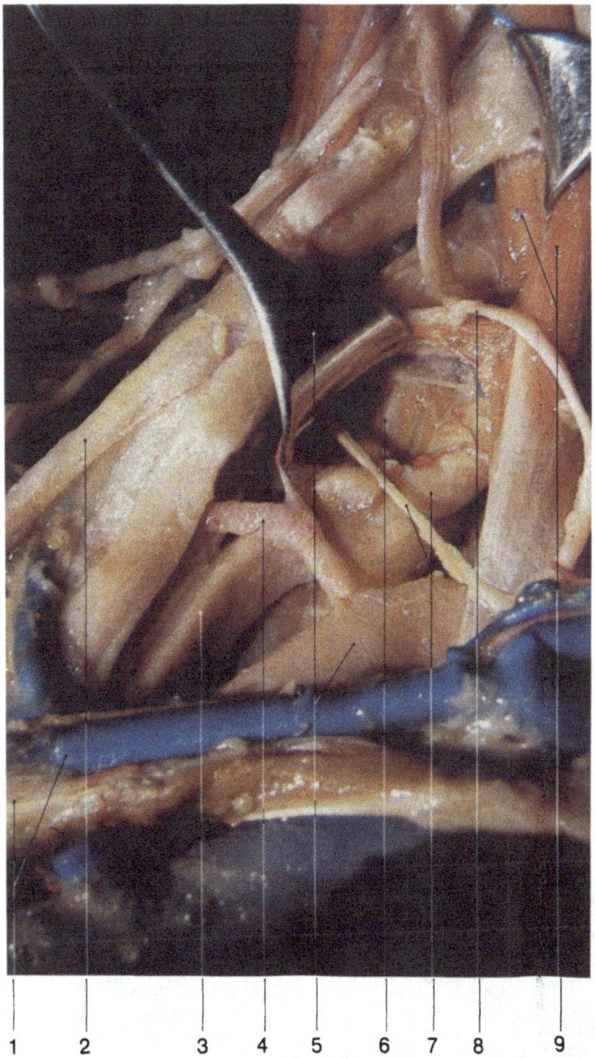

Abb. 31. Häufigster Verlauf der A. transversa colli (M. scalenus anterior entspringt auch von Tubercula posteriora).
1. M. subclavius und V. suprascapularis; 2. N. musculocutaneus; 3. Truncus inferior; 4. A. transversa colli; 5. Truncus med., nach oben verlagert und A. subclavia; 6. M. scalenus med., untere Ursprungszacke; 7. Ramus ventr. C_8 und Nebenphrenicus; 8. N. phrenicus, verlagert; 9. M. scalenus anterior mit Ursprung von Tuberc. dors. C_6.

12. Spatium costoclaviculare und kostoklavikuläres Syndrom (Abb. 32 u. 33)

Das Spatium costoclaviculare ist begrenzt vorne vom inneren Drittel der Clavicula und dem M. subclavius, hinten medial vom vorderen Drittel der 1. Rippe und den sich daran anheftenden Mm. scaleni. Nach Austritt aus dem Hiatus scalenorum verlaufen der Plexus brachialis, die A. subclavia und die V. subclavia zwischen der vom M. subclavius unter-

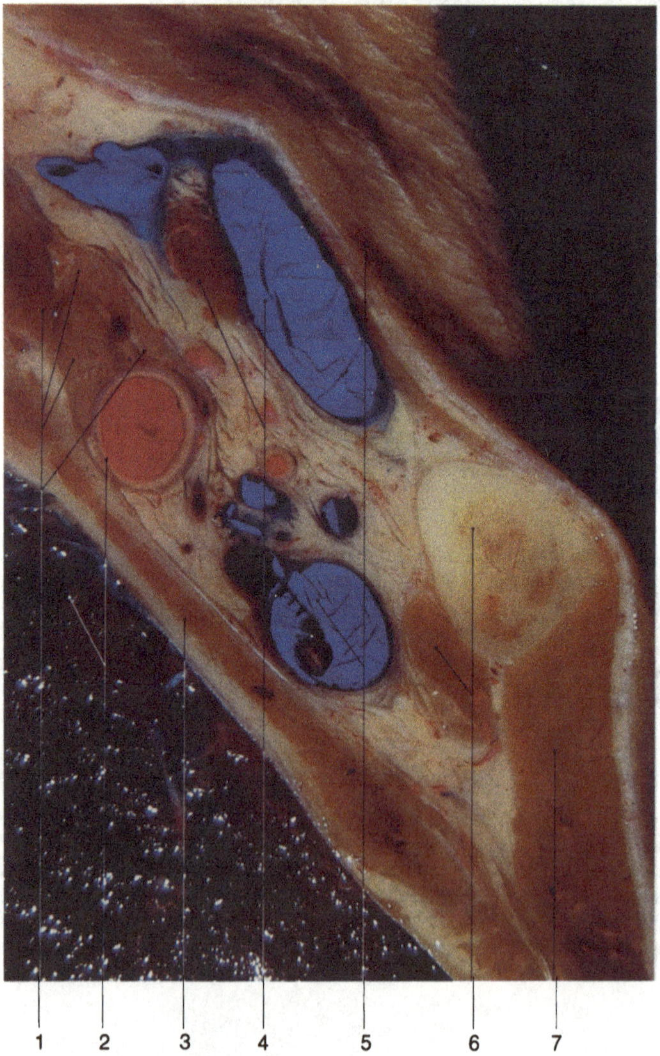

Abb. 32. Kostoklavikuläre Region, paramed. Sagittalschnitt, von lateral.
1. M. scalenus medius und Plex. brachialis; 2. A. subclavia und Apex pulmonis; 3. Costa I, Längsschnitt; 4. M. scal. ant. und V. jugularis ext; 5. Äußere Haut und V. subclavia; 6. Clavicula und M. subclavius; 7. M. pectoralis major.

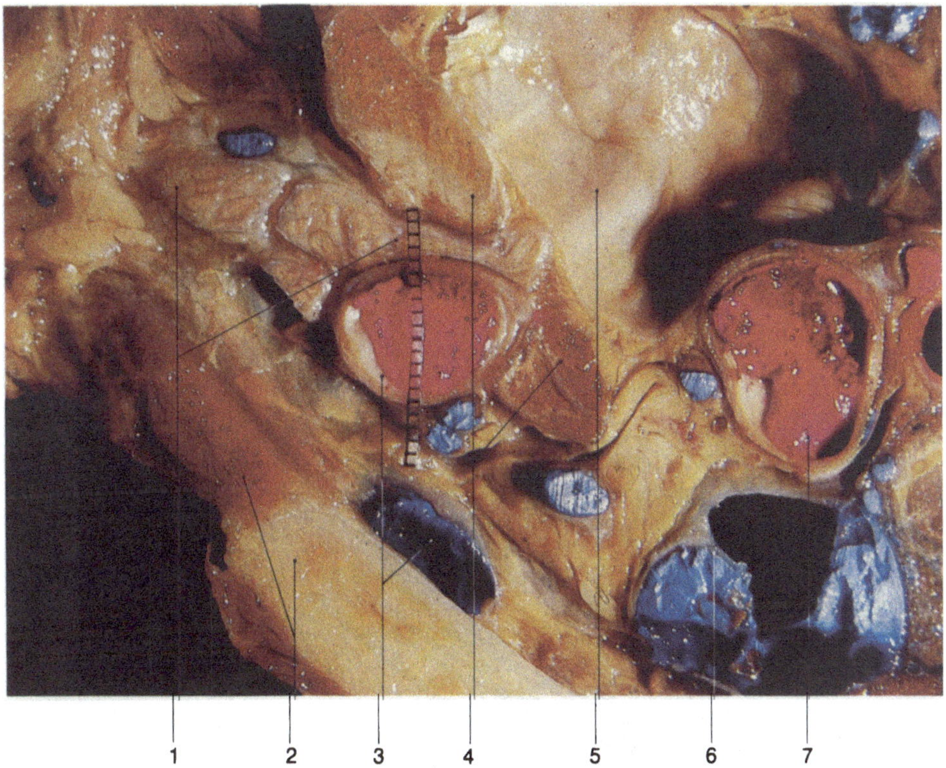

Abb. 33. Plexus brachialis, Querschnitt von unten.
1. Plexus brachialis; 2. M. subclavius und Clavicula; 3. A. subclavia und V. subclavia; 4. Costa I, Schnittfläche und M. scalenus ant; 5. Cupula pleurae; 6. Bulbus V. jugul. inf. (Klappenregion);
7. A. subclavia, Abgang.

polsterten Clavicula und der 1. Rippe nach lateral unten. Kommt es zu Kompressionen des Plexus brachialis und der Vasa subclavia zwischen 1. Rippe und Clavicula, dann entsteht das kostoklavikuläre Syndrom [13]. Es entstehen ähnliche Beschwerden wie beim Skalenus-Syndrom. Zusätzlich ist der venöse Abstrom behindert (Thoracic-inlet-Syndrom). Schädigungen des Plexus brachialis an der kostoklavikulären Engzone haben meist eine untere Armplexusparese zur Folge. Seltener, z. B. bei Kallusbildungen nach Clavicula-Frakturen, sind auch obere Plexusanteile betroffen. Betont sei, daß zahlreiche Variationen des M. subclavius vorliegen, z. B. Muskelkopf von 2. Rippe [117], Züge zum Ligamentum coracoclaviculare und zum Processus coracoideus, Züge zur Skapula u. a. Cliffton [17] fand (und durchtrennte) bei einem 35jährigen Patienten z. B. einen 3 cm dicken M. subclavius, der insbesondere den Venenabstrom behinderte (Abb. 34).

Die V. subclavia ist (zwischen Seitenrand der 1. Rippe und Einmündung in die V. jugularis nach Moosman [86] u. a. 3–4 cm lang und 7–18 mm weit [78]. Anderhuber [3] weist erneut auf die Verwachsung der Adventitia der V. subclavia mit der Fascia clavipectoralis

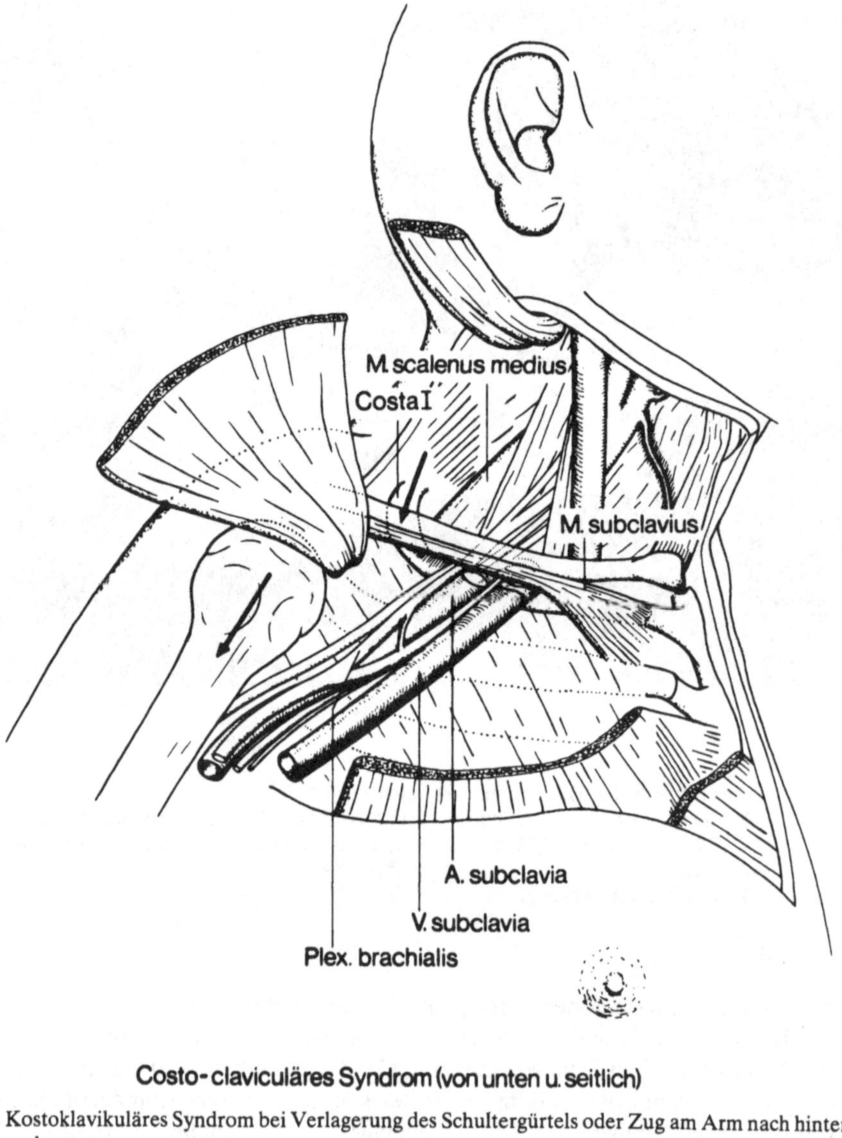

Abb. 34. Kostoklavikuläres Syndrom bei Verlagerung des Schultergürtels oder Zug am Arm nach hinten und unten.

und dem Ligamentum costoclaviculare vorne und mit dem Periost der 1. Rippe und der Lamina prevertebralis sowie der Lamina pretrachialis der Fascia colli hinten hin. Der Venenquerschnitt erweitert sich beim Heben des Schultergürtels und verengt sich bei dessen Absinken. Anderhuber untersuchte die Lumenveränderungen der Vene bei verschiedenen Schultergürtelstellungen (an 10 Leichen) und den Sulcus v. subclaviae.

Der Sulcus schließt mit der Frontalebene Winkel zwischen 0,5 und 22° ein. In diesem Bereich verlaufen in der Regel die Trunci primarii inferiores des Plexus brachialis. Schon

Todd [130] wies darauf hin, daß sich das Absinken des gesamten Schultergürtels während der postnatalen Zeit bis zum Erwachsenenalter kontinuierlich nachweisen läßt und sich möglicherweise deshalb eine Raumbeengung im kostoklavikulären Zwischenraum für Plexus und Gefäße erst bei Erwachsenen entwickelt. Telford und Mottershead [125] untersuchten den Puls der A. radialis an 120 Medizinstudenten (70 männliche, 50 weibliche). Nach Absenken der Schulter durch Tragen eines schweren Gewichtes wurde an 116 Probanden eine Verringerung und bei 38 ein Verschwinden des Radialispulses nachgewiesen. Bei Rücklagern der Schulter verminderte sich der Radialispuls bei 48% bei extremer Abduktion in 54%, bei Abduktion bis 90° in 7,5%. War der Arm zu 90° abduziert und der Proband gebeten zu adduzieren (gegen Widerstand), konnten Pulsveränderungen in 90% nachgewiesen werden: Kompression der Arterie durch Muskelkontraktionen. Bei den meisten Erwachsenen mit normaler Schulterlage liegt eine klavikuläre Elevation von 6° (0–10°) vor. Der Abstand zwischen unterstem Punkt der Clavicula gegenüber der 1. Rippe beträgt 2,2 cm [125]. Bei Verlagerung des Schultergürtels nach dorsal wandert das akromiale Ende der Clavicula nach oben und der Knochen kreuzt den Plexus brachialis oberhalb der Ebene der 1. Rippe. Der klavikuläre Elevationswinkel beträgt dann 16°. Der Abstand zwischen Clavicula und 1. Rippe gegenüber der A. subclavia mißt 1,7 cm. Die Clavicula rotiert bei dieser Bewegung um 5° um ihre Längsachse, so daß ihre obere Fläche nach hinten zu liegen kommt. Ähnliche Verlagerungen kommen bei Abduktion des Armes zustande. Der Elevationswinkel vergrößert sich jedoch bis zu 22°. Die Rotation der Clavicula macht 30° (wegen der Skapularotation an der Brustwand) aus. Der Abstand zwischen Clavicula und 1. Rippe im Bereich der A. subclavia beträgt 1,5 cm. Bei Abduktion und Retraktion sowie Zug auf den Arm nach unten beschreibt die Clavicula einen Bogen nach vorne und unten. Der kostoklavikuläre Zwischenraum über der A. subclavia vergrößert sich bei Elevation auf im Mittel 3,7 cm. Die Autoren sind der Meinung, daß die Clavicula bei normaler Ausbildung während der Bewegungen des Schultergürtels keinerlei Kompression der A. subclavia zur Folge hat. Die meisten Plexusschädigungen entstehen (bei Frauen) beim Verlauf des Plexus über das sehnige Ende des M. scalenus medius hinweg, insbesondere dann, wenn der Arm nach unten hängt und ein Tonusverlust der Schultergürtelmuskulatur (z. B. beim Tragen von Lasten u. a.) hinzukommt. Gilroy und Meyer [41] beobachteten 11 Patientinnen (22 bis 42 Jahre) mit ischämischen brachialen Neuropathien der oberen Extremität. Sie betonen, daß Gefäßgeräusche in der Fossa supraclavicularis und der Fossa infraclavicularis (die anderen Autoren zufolge fast die Regel sind) bei ihren Patientinnen vorlagen und deshalb ein Spasmus oder eine Kompression der A. subclavia zwischen 1. Rippe und Clavicula verursacht sei. Die lauten Gefäßgeräusche waren abhängig von der Position des Kopfes und des Armes und verstärkten sich bei Inspiration (durch Elevation der 1. Rippe). Bei einer Kontrollgruppe (40 Frauen = 80 Seiten) ließen sich derartige Geräusche in 54%, Verschwinden des Radialispulses in 44% nachweisen.

12.1 V. subclavia, Querschnittsveränderungen

Bei Schulter in Ruhelage, angehobener Schulter und nach vorn genommener Schulter-Gürtelregion ist der Querschnitt der Vene annähernd oval. Bei nach vorne oben genommener Schulter entsteht ein kreisförmiger Querschnitt, bei Absenken der Schulter und insbesondere bei nach hinten unten geführtem Schultergürtel plattet sich die Vene ab.

Die Durchmesserverkürzung beträgt bei Absenkung 10–44%, bei Schulterrückführung 23–66% [3].

Betont sei, daß der Venenwinkel nach Loeweneck und Mitarbeitern [78] 2–3 cm lateral des Sternoklavikulargelenkspaltes liegt. Ehlers [24] wies auf venographische Befunde bei der Schlüsselbein-Achsel-Venen-Sperre besonders hin und diskutierte deren Entstehung.

12.2 Kostoklavikuläres Syndrom, operative Behandlung

Lord [79] (zitiert nach [16]) resezierte bei 30 von 51 Patienten mit diesem Syndrom die ganze Clavicula. Falconer und Li [30] führten nach supraklavikulärem Zugang die Resektion der 1. Rippe durch. Gol und Mitarbeiter [42] wählten den hinteren Zugang zum Spalt zwischen Clavicula und 1. Rippe und deren Resektion. Roos [102] schlug den axillären Zugang vor und Rosati und Lord (1961) den infraklavikulären Zugang zur Resektion der 1. Rippe. Sie spalten den M. pectoralis major, enthülsen den 1. Rippenabschnitt im Knorpel- und Knochenanteil von Perichondrium und Periost und entfernen dann den seitlichen Abschnitt des 1. Rippenknorpels und den vorderen Teil der 1. Rippe.
Clagett [16] berichtete über den axillären Zugang und die Möglichkeit auf diesem Wege Gefäße, Nerven (auch den Sympathikus) und Halsrippen zu operieren. Hierüber wird van Dongen seine reichen Erfahrungen darlegen.

13. Pars infraclavicularis des Nervengefäßstranges

13.1 A. axillaris und Plexus brachialis

Als Fortsetzung der A. subclavia wird ihr Verlauf vom Außenrand der 1. Rippe bis zum unteren Rand des M. pectoralis major als A. axillaris bezeichnet. Ihr erster Abschnitt proximal des M. pectoralis minor ist bedeckt von Haut, Lamina superficialis der Fascia colli, Platysma, den Nn. supraclaviculares, der Pars clavicularis des M. pectoralis major und der Fascia clavipectoralis. Über das Gefäß verlaufen die Rami pectorales laterales, ihre Anastomosen mit den Rami pectorales mediales, die A. et V. thoracoacromialis sowie die V. cephalica. Hinter dem Gefäß befinden sich der erste Interkostalraum und die erste und zweite Zacke des M. serratus anterior, die Nn. thoracicus longus et pectoralis medialis sowie der Truncus inferior des Plexus brachialis. Seitlich des Gefäßes verlaufen die Trunci lateralis und superior des Plexus brachialis und medial die V. axillaris. A. et V. axillaris und Plexus brachialis sind im Bindegewebe eingescheidet, das oben in die Lamina prevertebralis der Fascia colli übergeht.

13.2 Muskelanomalien im Zugang zur Pars infraclavicularis des Plexus

Der M. pectoralis minor zeigt zahlreiche Variationen (Mm. pectoralis quarti zur Sehne und zur Faszie des M. coracobrachialis u. a.).

Unterschiedliche Arten muskulärer und bandartiger Langerscher Achselbögen zwischen M. latissimus dorsi und M. pectoralis major sowie andere Muskeln in der Nachbarschaft können den Zugang zum Plexus brachialis in der Regio axillaris erschweren (s. Abb. 35 u. 36).

Tobler [128] betonte, daß Ramsay [99] erstmals muskuläre Achselbögen beobachtete, über welche er 1812 referierte. Pichler [97] konnte muskuläre Achselbögen unter 3150

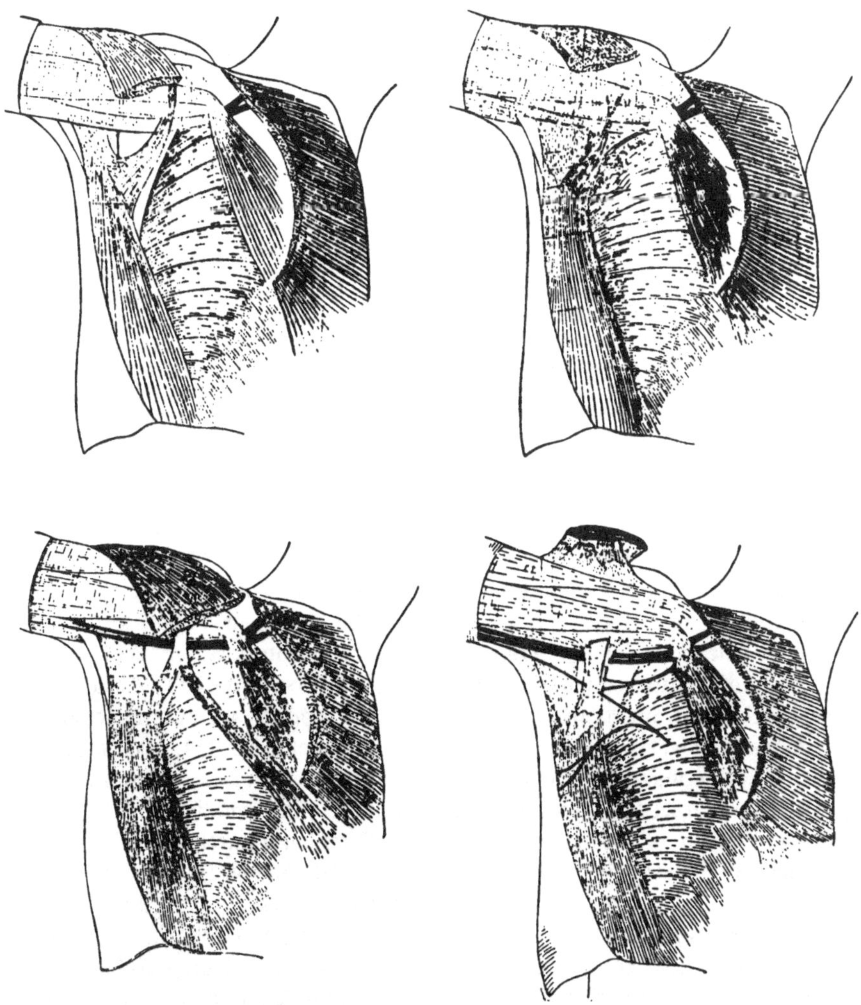

Abb. 35. Unterschiedliche Achselbögen (nach Tobler 1902).

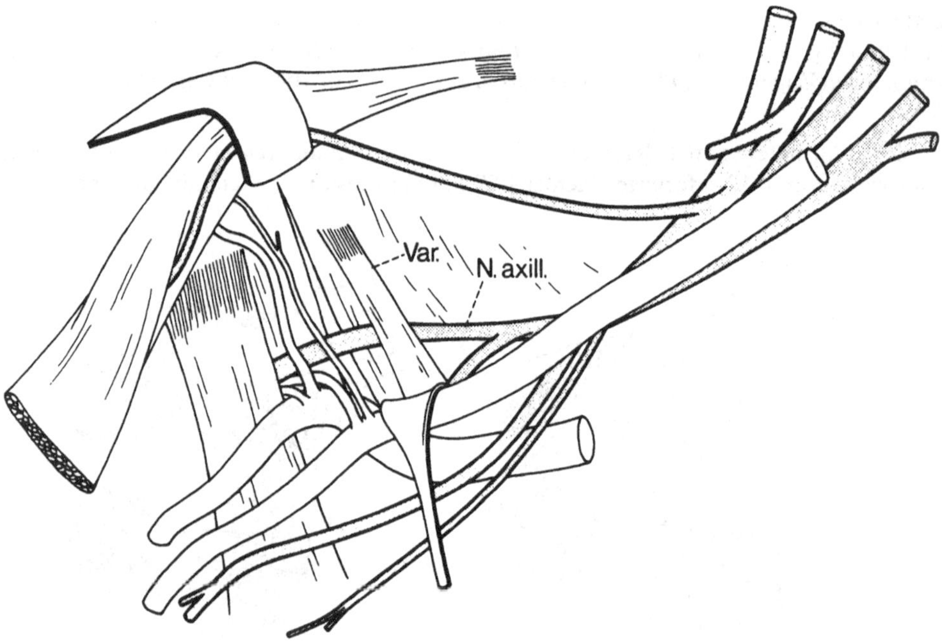

Abb. 36. Muskelvariation des M. subclavius mit Beeinträchtigungsmöglichkeit des N. axillaris (nach Kameda 1976 [63]).

Männern 132 mal = 4,19% und bei 1050 Frauen 34 mal = 3,32% (am Lebenden) feststellen. Bei Anspannung wird die Fossa axillaris durch den Muskel in zwei Gruben zerteilt, eine mediale tiefere und eine laterale seichtere. Am häufigsten gehen die Achselbögen vom M. latissimus dorsi aus und schließen sich dem M. pectoralis major (Oberrand) an. Auch Verbindungen mit dem M. serratus anterior, dem Processus coracoideus sowie der Crista tuberculi majoris und gedoppelte Ursprünge bzw. Ansätze kommen vor. Die Muskelfasern aus dem M. pectoralis major können bis zum Epicondylus medialis humeri nach abwärts ansetzen: M. chondroepitrochlearis [44, 106, 117, u. a.]. Schon Theile [127] beobachtete einen derartigen Muskel zum M. coracobrachialis und zum Caput breve m. bicipitis, den Eisler als M. pectoralis intermedius, Theile als M. pectoralis quartus bezeichnete. Der Zugang zum N. axillaris kann durch einen M. accessorius subscapularis erschwert sein. Kameda [63] fand an 10 von 380 Plexus (190 Leichen) diesen Muskel, der von der Nachbarschaft der Margo lateralis scapulae entweder von der Oberfläche des M. subscapularis oder vom Randgebiet der viereckigen Endsehne des M. latissimus dorsi oder von beiden abging. Der Muskel zieht schräg nach aufwärts und geht in die Insertionszone des M. subscapularis über und deckt den N. axillaris von vorne her ab. Er kann hinter dem N. radialis verlaufen, den N. radialis in zwei Teile zerlegen oder seltener auch andere Verlaufsformen haben. Der Muskel wird in der Regel vom N. radialis versorgt, selten auch vom N. thoracodorsalis.

Wree [137] fand in der Axilla eines 76jährigen Patienten einen M. coracobrachialis minor, der 7 cm lang von der Basis des Processus coracoideus abging und ventral der Mm.

subscapularis, teres minor et teres major zum ventrokranialen Rand des dort sehnigen M. latissimus dorsi zog. 4 1/2 cm vor dessen Anheftung an der Crista tuberculi minoris verschmolzen beide Muskelsehnen miteinander. Durch den V-förmig begrenzten Sehnenwinkel zog der N. radialis hindurch, der dorsal durch die Sehne des M. latissimus dorsi, ventral durch jene des M. coracobrachialis minor eingedellt war. Diese Muskelvariation ist unter verschiedenen Termini seit langem bekannt. Auf die Kompressionsmöglichkeit des N. radialis wies seiner Meinung nach Wree [137] erstmalig hin. Abgesehen davon kann der Nerv im Bereich des Septum intermusculare laterale, am Oberrand der Sehne des M. extensor carpi radialis brevis, beim Eintritt in den Canalis supinatorius u. a. geschädigt werden.

Hingewiesen sei auch auf oberflächliche Verläufe einer A. brachialis (superficialis) bzw. radialis superficialis. In etwa 75% liegen regelhafte Verhältnisse vor, in 15% wird nach verschiedenen Autoren der oberflächliche Ast zum Hauptstamm der Arterie und in 10% können beide Gefäße persistieren [90].

14. Elevationssyndrom = Hyperabduktionssyndrom (Abb. 37)

Bei Elevation des Armes kann der Gefäß-Nervenstrang unter dem M. pectoralis minor und seiner Ansatzzone abgeknickt, gedehnt und geschädigt werden. Der Radialispuls verschwindet, Renaud-ähnliche Syndrome treten auf, auch Parästhesien wurden beschrieben.

Lord und Rosati [80] wiesen darauf hin, daß Wright [138] als erster das Hyperabduktionssyndrom beschrieb und auf zwei Möglichkeiten der Kompression der Vasa subclavia sowie des Plexus brachialis hinwies: Einmal unter der Sehne des M. pectoralis minor und dem Processus coracoideus und 2. im Spatium costoclaviculare zwischen Clavicula und 1. Rippe, das bei Hyperabduktion unterschiedlich stark verengt werden kann. Lord und Rosati betonen, daß bei Abduktion = Elevation des Armes von 180°

1. das neurovaskuläre Bündel um die Sehne des M. pectoralis minor und den Processus coracoideus sowie den Humeruskopf herumgezogen werden,
2. daß der Processus coracoideus nach abwärts verlagert wird und dadurch das Gefäß-Nerven-Bündel weiter beeinträchtigt,
3. sich die Clavicula um 30° nach oben und um 35° nach rückwärts in der Articulatio sternoclavicularis verlagert und dadurch das Spatium costoclaviculare einengt,
4. die Mm. subclavius et pectoralis minor sowie das Ligamentum costocoracoideum angespannt werden und
5. sich bei voll abduziertem = eleviertem Arm in einem Winkel um 90° um das Hypomochlion: Processus coracoideus, verlagern.

14.1 Plexus brachialis, Zugkräfte bei Arm-Kopf-Bewegungen

Kwaan und Rappaport [69] bestimmten die Zugkräfte, die bei Arm-Kopf-Bewegungen auf den Plexus brachialis einwirken, an neun Leichen (40–85 Jahre). Ein geeichter Federmechanismus (Federkonstante 19,600 Dyn/cm) wurde bei adduziertem Arm an den Nervenstämmen befestigt, anschließend Abduktions- und Kopfbewegungen durchge-

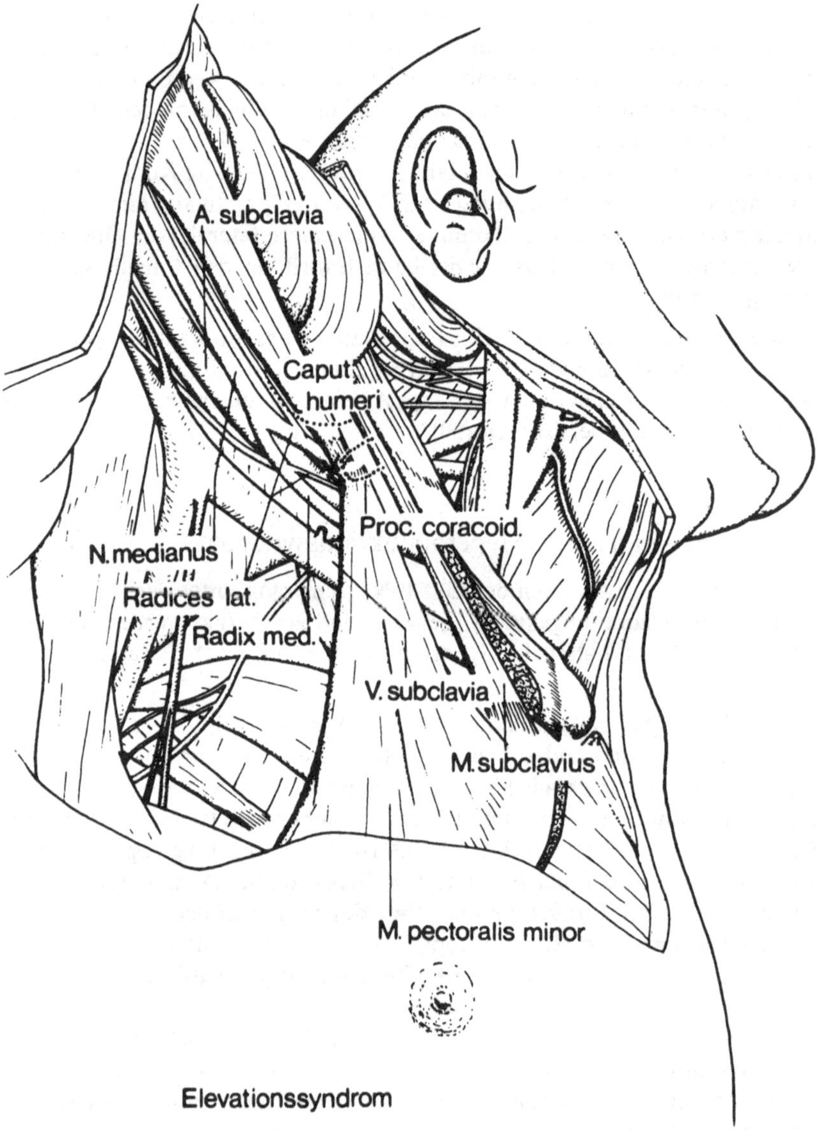

Abb. 37. Elevationssyndrom = Hyperabduktionssyndrom mit Drücken zwischen Proc. coracoideus und M. pectoralis minor sowie vom Caput humeri (beide Strukturen gepunktet).

führt. Die Autoren kommen erneut zum Ergebnis, daß bei Armabduktion gemeinsam mit einer Kopfdrehung zur kontralateralen Seite Zugkräfte vermehrt auf die Nerven einwirken und eine maximale Dehnung der Nerven bei 90° Abduktion 30° Extension des Kopfes nachweisbar sind. Bei schwereren Individuen scheinen weniger Spannungskräfte an den Nerven aufzutreten als bei leichteren. Sie weisen auf Brachialislähmungen während des Geburtsvorganges durch Zugkräfte hin, die häufiger einen sogenannten Erbschen Typ (C_5/C_6) als einen Klumpke-Typ (C_8/T_1) aufweisen. Auch bei postoperativen Brachialislähmungen sind häufiger die oberen Wurzeln als die unteren betroffen.

15. Einige seltene Plexusvariationen

15.1 Trunci singulares (Abb. 38)

Betont sei, daß zahlreiche Variationen der Truncusbildung des Plexus brachialis beschrieben wurden. Michelsson [85] und andere beschrieben Plexus brachiales, die sich zu einem einzelnen Truncus vereinigten. Die Zuschüsse stammten von Rami ventrales C_4–T_2. Der Stamm teilte sich dann in zwei Stränge, aus dem vorderen gingen die Nn. musculocutaneus, medianus, ulnaris et cutaneus antebrachii medialis, aus dem hinteren die Nn. radialis et axillaris hervor. Eine Medianusschlinge konnte nicht nachgewiesen werden. Der einheitliche Plexusteil lag lateral der A. axillaris. Auch Singer [114] beobachtete einen Plexus brachialis, der sich zu einem einheitlichen Strang vereinigte. Die Rr. C_5 und C_6 (etwa 4 cm lang) bildeten einen Truncus superior von 2,5 cm Länge, der in den Truncus medius (C_7) einzog. C_8 (2 cm lang) vereinigte sich mit T_1 (2 cm lang). Beide bildeten einen 4,5 cm langen Stamm, der in den gemeinsamen oberen Stamm einzog.

16. Zweige des Plexus brachialis, Segmentbezug

Eine ausgezeichnete Übersicht über die unterschiedlichen Segmentarten gibt Rohr [101]. Anatomische Präparationen stammen von Herringham [54], Bolk [10], Eisler [26] sowie Elze [28] u. a. Physiologische Untersuchungsmethoden wendete vor allem Foerster [36] an. Head [50, 51] beobachtete vor allem die hyperalgetischen Zonen bei Erkrankungen innerer Organe und Herpeseruptionen. Die Headsche Zone ist nach Elze ein funktioneller Begriff, das Dermatom dagegen ein morphologischer. Möglicherweise stellen die Headschen Zonen trophische Dermatome dar und entsprechen Arealen der vegetativen Innervation, die nicht vollständig mit der sensiblen übereinstimmen. [95]. Im allgemeinen wird das Dermatom als Hautzone bezeichnet, an der sich bei Schädigung Hypästhesie bzw. Hypalgesie oder bei Reizung Hyperalgesie nachweisen lassen.

16.1 Motorische Innervation

Meiner Kenntnis sind sich alle Anatomen und Neurologen über die Verzweigung der oberen Plexusäste im M. deltoideus einig (C_5 und C_6). Schon Harris [48] betonte jedoch, daß die von C_6 in den N. axillaris und den N. musculocutaneus verlaufenden Fasern hauptsächlich sensibel sind, Kerr [67] weist darauf hin, daß der N. axillaris in ca. 80% regelhaft aus dem Fasciculus posterior, davon in ca. 39% als einheitlicher Nerv hervorgeht. In ca. 33% zweigt von ihm ein N. subscapularis zum M. teres major sowie zum lateralen Rand des M. subscapularis ab. Auch der N. thoracodorsalis kann dem N. axillaris entstammen. Wenn kein Fasciculus posterior ausgebildet ist, geht der N. axillaris in etwa der Hälfte der Fälle durch Vereinigung dorsaler Äste der Trunci superior et medius mit verschiedenen Variationen hervor. Betont sei, daß ein N. subscapularis in über 45%

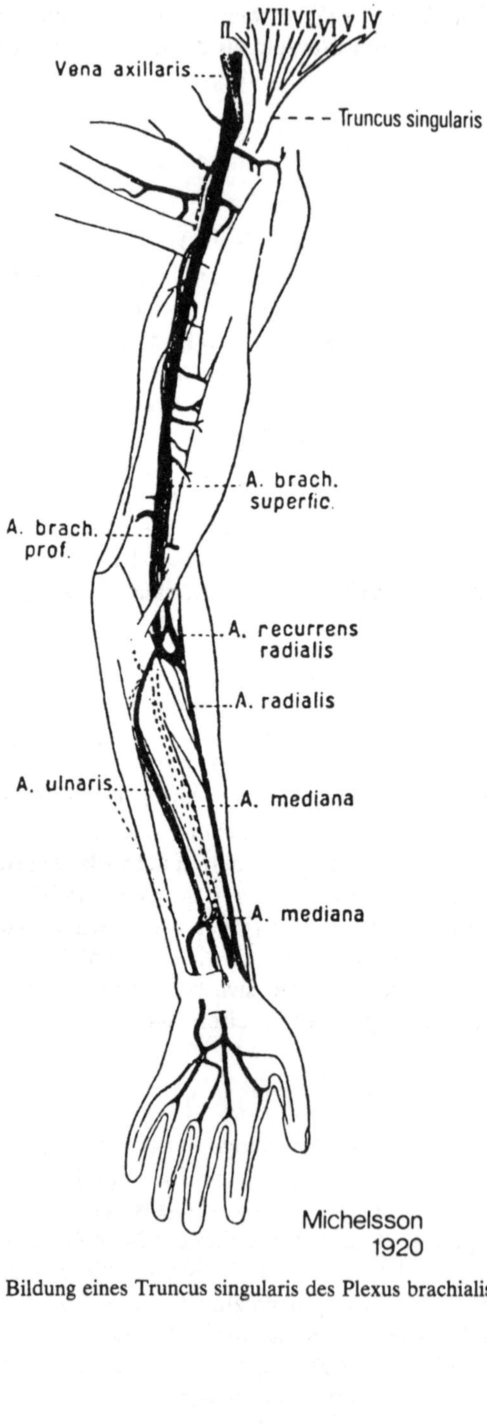

Abb. 38. Bildung eines Truncus singularis des Plexus brachialis (nach [85]).

vom N. axillaris abgeht. Nach Kerr enthält der N. axillaris in über 53% Fasern von C_4 bis T_1, in 25,5% Fasern von C_5 bis T_1, in ca. ½% Fasern von C_4 bis C_8, in ca. 1% Fasern von C_5 bis C_8 und in ca. 5% Fasern von C_4 bis C_7, etwas weniger häufig Fasern von C_5 bis C_7, von C_4 bis C_6 und von C_5 bis C_6.

Nach Mumenthaler und Schliack [90] versorgt der N. axillaris die Mm. deltoideus und brachialis (= Schreibfehler). Schon Kerr [67] wies darauf hin, daß der Nerv zum M. teres major sowohl dem N. axillaris als auch direkt oder indirekt dem Fasciculus posterior (74,52%) oder (selten) dem N. radialis entstammen kann. An seinem gesamten Untersuchungsgut ging der Nerv vom N. axillaris in 54,14%, von Divisiones dorsales des Plexus brachialis in 45,22% ab.

Spurling und Scoville [116] betonen, daß der M. biceps brachii hauptsächlich aus C_5 und C_6, der M. triceps brachii aus C_7 und C_8 versorgt wird.

Bei Diskusprolaps C_5, fehlt der Bizepsreflex oder ist vermindert (= Segment C_6). Bei Schädigung durch den Discus C_6 (= Segment C_7) fehlt der Trizepsreflex oder ist abgeschwächt.

Radikuläre Schmerzen und Parästhesien von C_6 betreffen nach Spurling und Scoville [116] den distalen Abschnitt der dorsalen Unterarmseite einschließlich der Daumengrundgelenkgegend bis zur Articulatio interphalangea pollicis und dem Os metacarpale I.

Das Hauptgebiet von C_7 umfaßt nach Spurling und Scoville [116] dorsal das Daumenendglied, den Zeige- und Mittelfinger sowie die Palma am Daumen-, Zeige- und Mittelfinger.

Als weiteres Beispiel möchte ich die Muskelinnervation von C_8 – die bis heute umstritten ist – diskutieren.

Bolk [10] gibt an, daß das C_8-Segment Fasern zu den Mm. latissimus dorsi, extensor carpi ulnaris, extensor digitorum communis, extensor digiti quinti, extensor indicis proprius als Abkömmlinge dorsaler Muskeln und zu den Mm. pectoralis minor, flexor carpi ulnaris, flexor digitorum communis superficialis, palmaris longus, pronator quadratus, flexor digitorum profundus, opponens digiti quinti, abductor digiti quinti, flexor digiti quinti brevis und den Mm. interossei abgibt. Nach Kendall und Kendall [68] (zitiert nach [19]) wird der M. flexor pollicis brevis vorzüglich von C_8 versorgt. Nach Mumenthaler und Schliack erhalten die Mm. flexor carpi ulnaris, flexor digitorum profundus, interossei, lumbricales, flexor pollicis brevis, Caput profundum, palmaris brevis, triceps brachii, brachioradialis und anconeus sowie die Mm. brachioradialis, extensores carpi longus et brevis, extensor digitorum communis, indices proprius, digiti minimi, supinator, extensor pollicis longus, extensor pollicis brevis, abductor pollicis longus, flexor carpi radialis, palmaris longus, flexor digitorum superficialis, flexor pollicis longus, flexor digitorum profundus, Caput radiale, pronator quadratus, opponens pollicis, abductor pollicis brevis, flexor pollicis brevis, Caput superficiale, lumbricales 1–2, latissimus dorsi, pectoralis major et minor vom C_8-Segment Fasern.

Sehr umstritten sind die Zuschüsse von T_1 zum Plexus brachialis, die sicherlich von den jeweils Zuflüssen zum Plexus brachialis abhängen. Herringham [54] fand Zuschüsse von T_1 in 13%, Harris [48] in 82% und betonte, daß der Zuschuß bei postfixiertem Plexus am dicksten ist und auch Zuschüsse von T_2 nachweisbar sind. Beim Menschen beteiligt sich T_1 bei der Versorgung der Extensoren von Finger und Daumen, speziell des M. extensor pollicis brevis, des M. extensor indicis proprius sowie des M. extensor digiti minimi. Auch der N. cutaneus antebrachii medialis erhält Zweige aus C_8 und T_1, worauf schon Smith [115] hinwies. T_2 gibt (wenn entwickelt) motorische Fasern zu den Handmuskeln und zwar zu den Daumenballenmuskeln durch die Verbindungen zwischen N. ulnaris und medianus am Unterarm (in 10–25% nachgewiesen) ab. Betont sei, daß nach Mumenthaler und Schliack aus T_1 die Mm. flexor carpi ulnaris, flexor digitorum profundus, interossei lumbricales 3 und 4, abductor pollicis, flexor pollicis brevis, Caput profundum, palmaris brevis, triceps brachii sowie die Mm. flexor digitorum superficialis, pollicis longus, pronator quadratus, flexor pollicis brevis, Caput superficiale, teres major und pectoralis major Fasern erhalten.

17. Einige Dermatome

17.1 C_8 und T_1-Dermatome

Noch mehr umstritten als die Muskelversorgung aus C_8, T_1 und T_2 sind die Dermatome dieser Segmente.

17.2 C_8

Nach Bolk [10] z. B. verlaufen die Zweige im N. medianus und versorgen die radiale Seite des Zeigefingers, die einander zugekehrten Seiten des 2. und 3. sowie des 3. und 4. Fingers. Sie seien jedoch intensiv mit Fasern aus C_7 und T_1 vermischt. Innerhalb des N. ulnaris erreichten sie am Präparat von Bolk den Ramus dorsalis manus. Auch im Ramus superficialis fanden sich Fasern zur Ulnarseite des 5. Fingers sowie zu den einander zugekehrten Seiten des 4. und 5. Fingers. Wenige Fasern aus C_8 verliefen im Stamm des N. radialis zu distalen Gebieten an der Dorsalfläche des Vorderarms. Elze [28] beschrieb einen Streifen an der Volarseite des Ober- und Unterarms sowie der Palma manus und die ulnaren $2^1/_2$ Finger, an der Dorsalseite einen ähnlichen Streifen und die ulnaren 3 Finger als dem C_8-Segment zugehörig. Nach Foerster ist das C_8-Segment an der Außenseite des Oberarms, nach Keegan [64] (– hypalgetische Zonen bei Nervenwurzelschädigungen), an der Ober- und Unterarm-Volarseite, den zwei volaren Fingern sowie am Ober- und Unterarm Dorsalseite und zwei ulnaren Fingern lokalisiert. Hansen und Schliack [47] konnten das Dermatom C_8 an den ulnaren $1^1/_2$ Fingern der Volar- und Dorsalseite nachweisen. Rohr gibt für das C_8-Segment außer dem Streifen am Ober- und Unterarm die $1^1/_2$ ulnaren, dorsale und volare Fingerseiten als Grenzgebiete der algetischen Dermatome an.

Das T_1-Segment entläßt nach Bolk [10] sensible Fasern zur Rumpfwand (Spatium intercostale primum und R. cutaneus anterior bis zur vorderen Achsellinie). Ein Teil von T_1 geht demnach über C_8 in den N. cutaneus brachii medialis, den N. cutaneus antebrachii medialis, in den Stamm des N. ulnaris und in den N. medianus. In dem N. radialis konnte er keine sensiblen Fasern nachweisen. Die Fasern im N. medianus zogen zu den einander zugekehrten Seiten des 3. und 4. Fingers, die im N. ulnaris gelangten in den Ramus dorsalis, andere in den Ramus superficialis des Nervs. Der ulnare, dorsale Fingernerv enthält nach Bolk hauptsächlich Fasern aus T_1. In den radialer verlaufenden ziehen auch Fasern aus C_8. An der Volarseite der Hand gelangt T_1 im Ramus palmaris n. ulnaris (gemeinsam mit Fasern aus C_8). Außerdem ist T_1 an der Versorgung der einander zugekehrten Seiten des 4. und 5. Fingers beteiligt. Die Volarfläche des 5. Fingers wird von C_8 und T_1 versorgt. Der Ober- und Unterarmstreifen entspricht dem Verlauf der Nn. cutanei brachii et antebrachii mediales. Nach Elze und Keegan, Hansen und Schliack und Rohr reicht das T_1-Gebiet nicht bis zur Hand nach distal.

Literatur

[1] Adson, A. W.: Surgical treatment for symptoms produced by cervical ribs and the scalenus anticus muscle. Surg. Gyn. Obst. **85** (1947) 687–700.

[2] Adson, A. W. and J. R. Coffey: Cervical rib. A method of anterior approach for relief of symptoms by division of the scalenus anticus. Ann. Surg. (Philadelphia) **85** (1927) 839–857.

[3] Anderhuber, F.: Verlaufsrichtungen und von den Schulterstellungen abhängige Querschnittsveränderungen der Vena subclavia. Morphol. Med. **2** (1982) 21–28.

[4] Arnold (1833): zit. nach Henle (1871).

[5] Asch, G. Th., v.: De primo nervorum medullae spinalis. Inaug. Diss. Göttingen 1750

[6] Baldwin, W. M.: The topography of spinal nerve roots. Anat. Rec. **2** (1908) 155–156.

[7] Beck: zit. nach Murphy (1906).

[8] Blalock, A.: A study of the surgical treatment of congenital pulmonic stenosis. Ann. Surg. **124** (1946) 879–887.

[9] Blair, D. M., F. Davies, and W. McKissock: Etiology of vascular symptoms of cervical rib. Brit. J. Surg. **22** (1935) 406.

[10] Bolk, L.: Beitrag zur Neurologie der unteren Extremität der Primaten. Gegenbaurs Morphol. Jahrb. **25** (1898) 305–361.

[11] Bonnel, F. and P. Rabischong: Anatomy and Systematization of the brachial plexus in the adult. Anatomia Clinica **2** (1981) 289–298.

[12] Bonney, G.: The scalenius medius band. A contribution to the study of the thoracic outlet syndrome. J. Bone Jt. Surg. **47–B** (1965) 268–272.

[13] Bramwell, E.: Lesion of the 1st dorsal nerve root. Revue Neuro. Psychiat. infant. **1** (1903) 239.

[14] Brickner, W. M. and H. Milch: First dorsal, stimulating cervical ribby maldevelopment or by pressure symptoms. Surgery, Gynecology and Obsterics **40** (1925) 38–44.

[15] Cave, A. J. E.: Anatomical note. A note on the origin of the M. scalenus medius. J. Anat. **67** (1932/33) 480–483.

[16] Clagett, O. Th.: Research and Proresearch. Thoracic and Cardiovascular Surgery **44** (1962) 153–166.

[17] Cliffton, E. E.: Neurovascular syndrome of the arm associated with hypertrophied subclavius muscle. Arch. Surgery **55** (1947) 732–742.

[18] Coote, H.: Pressure on the axillary vessels and nerve by an exostosis from a cervical rib-interference with the circulation of the armremoval of the rib and exostosis-recovery. Medical and Surgical Practice (Medical & Times Gazette), Seite 108, 3. August 1861.

[19] Coyne, J. M., F. P. Kendall, R. M. Latimer and O. D. Payton: Evalution of a brachial plexus injury. Phys. Ther. (New York) **48** (1968) 733–739.

[20] Daseler, E. H. and B. J. Anson: Surgical antomy of the subclavian artery and its branches. Surgery Gynecology & Obstetrics **108** (1959) 149–174.

[21] Dean: (1905) zit. nach Faller (1952).
[22] Dolgo-Saburoff, B.: Zur Frage über die Lagebeziehungen zwischen der A. subclavia und der Scalenusmuskulatur beim Menschen. Anat. Anz. (Jena) **76** (1933) 97–113.
[23] Eden, K. C.: The vascular complications of cervical ribs and first thoracic rib abnormalities. Brit. J. Surg. **27** (1939/40) 111–139.
[24] Ehlers, Chr.: Venographische Befunde bei der Schlüsselbein-Achselvenensperre (Paget-v.-Schroetter-Syndrom) Röntgenfortschritte **103** (1965) 464–472.
[25] Eisler, P.: Der Plexus lumbosacralis des Menschen. Anat. Anz. **6** (1891) 274–281.
[26] Eisler, P.: Der Plexus lumbosacralis des Menschen. Abhandl. d. naturf. Ges. zu Halle **17** (1892) 281–364.
[27] Eisler, P.: Die Muskeln des Stammes. In: Bardelebens Handbuch des Menschen, Bd. 2, Fischer, Jena 1912.
[28] Elze, C.: Headsche Zonen und Dermatome. Nervenarzt **28** (1957) 465.
[29] Etter, J. L. E.: Osseous abnormalities of the thoracic gage seen in forty thousand consecutive chest photoroentgenograms. Am. J. Roentgenol. and Radium therapy (Springfield/Ill.) **51** (1944) 359–363.
[30] Falconer, M. A. and F. W. P. Li: Resection of the first rib in costoclavicular compression of the brachial plexus. Lancet **1** (1962) 59.
[31] Falconer, M. A. and G. Wedell: Costo-clavicular compression of the subclavian artery and vein: Relation to the Scalenus Anticus Syndrome. Lancet **2** (1943) 539–543.
[32] Faller, A.: Statistische Untersuchungen über Ursprung und Kaliber der Arteria transversa colli beim Menschen. Archiv für Kreisl. Forsch. (Darmstadt) **18** (1952) 161–167.
[33] Fischer, J.: (1858) zit. nach Murphy (1906).
[34] Foerster, O.: Zur Kenntnis der spinalen Segmentinnervation des Muskeln. Neurol. Centralbl. (Leipzig) **32** (1913) 1202–1214.
[35] Foerster, O.: Methoden der Dermatombestimmung beim Menschen. Arch. Psychiatr. 77 (1926) 652–658.
[36] Foerster, O.: Symptomatologie der Erkrankungen des Rückenmarks und seiner Wurzeln. In Bumke, O., und O. Foerster: Handbuch der Neurologie. Bd. V. Springer, Berlin 1936.
[37] Frey, H.: Ein vertebro-clavicularer Muskel aus der Gruppe der supraclavicularen Gebilde. Gegenbaurs Morphol. Jahrb. **49** (1915) 389–391.
[38] Frykholm, R.: Deformities of dural puches and structures of dural sheaths in the cervical region procuding nerve-root compression. A contribution to the etiology and operative treatment of brachial neuralgia. J. Neurosurg. **4** (1947) 403–413.
[39] Frykholm, R.: Lower cervical nerve roots and their investments. Acta Chirurg. Scand. **101** (1951) 457–471.
[40] Gilliatt, R. W. and P. M. LeQuesne et al: Wasting of the hand associates with a cervical rib or band. J. Neurol. Neurosurg. Psychiat. **33** (1970) 615–624.
[41] Gilroy, J. and J. S. Meyer: Compression of the subclavian artery as a cause of ischemic brachial neuropathy. Brain **86** (1963) 733.
[42s Gol, A., D. W. Patrick and D. P. McNeel: Relief of costoclavicular syndrome by infraclavicular removal of first rib. J. Neurosurg. **28** (1968) 81–84.
[43] Gordon, T. E.: (1901) zit. nach Sunderland (1948).
[44] Gruber, W.: Über einen Musculus costocarocoideus supernumerarius beim Menschen. Bull. de l'Acad. Imp. d. sc. de St. Petersburg **17** (1872) 408–414.
[45] Halbertsma, J.: Über das Verhalten der Art. subclavia bei zufällig vorhandenen Halsrippen bei Menschen. Archiv für die holländischen Beiträge zur Natur- und Heilkunde. Bd. 1, 1858.
[46] Halsted, W. S.: An experimental study of circumscribed dilation of an artery immediately distal to a partially occluding band, and its bearing on the dilation of the subclavian artery observed in certain cases of cervical rib. J. Exper. Med. **24** (1916) 271.
[47] Hansen, K. und H. Schliack: Segmentale Innervation. Ihre Bedeutung für Klinik und Praxis. Thieme, Stuttgart 1962.
[48] Harris, W.: The true form of the brachial plexus and its motor distribution. J. Anat. Physiol. **38** (1904) 399–422.
[49] Haven, H.: Neurocirculatory scalenus anticus syndrome in the presence of developmental defects of the first rib. Yale J. Biol. **11** (1939) 443–448.

[50] Head, H.: On disturbances of sensation with especial reference to the pain of visceral disease. Brain (London) **16** (1893) 1–133.
[51] Head, H.: Die Sensibilitätsstörungen der Haut bei Visceralerkrankungen. Hirschwald, Berlin 1898.
[52] Helm, F.: Einseitige rudimentäre Entwicklung der ersten Rippe nebst einer Anzahl anderer Anomalien am Thorax einer und derselben Person. Anat. Anz. **10** (1895) 540–554.
[53] Henle, J.: Handbuch der systematischen Anatomie des Menschen. Bd. 3, 2. Abt. Vieweg, Braunschweig 1871.
[54] Herringham, W. P.: The minute anatomy of the brachial plexus. Proc. R. Soc. **41** (1887) 423–441.
[55] Hilbert, R.: Zur Kenntnis der Spinalnerven. Inaug. Diss. Königsberg 1878.
[56] Hirasawa, K.: Über den Plexus brachialis. I. Mitteilung. Die Wurzeln des Plexus brachialis. Universitatis Imperialis Kiotoensis **11** (1928) 161–186.
[57] Huber: (1744) zit. nach Henle (1871).
[58] Hunauld: (1740 und 1744) zit. nach Turner (1871).
[59] Hutchinson, E. C. and P. O. Yates: The cervical portion of the vertebral artery, a clinico-pathological study. Brain **79** (1956) 319–331.
[60] Hyrtl: (1836) zit. nach Henle (1871).
[61] Hyrtl, J.: Onomatologia Anatomica. Braumüller, Wien 1880.
[62] Jachimowicz, J.: Les variations du plexus brachial (résumé). Traduit par E. Loth. Mem. Anat. A., Univ. Varsoviensis (1925) 282–246.
[63] Kameda, Y.: An anomalous muscle (accessory subscapulairs-teres muscle) in the axilla penetrating the brachial plexus in man. Acta anat. (Basel) **96** (1976) 513–533.
[64] Keegan, J. J.: Relations of nerve roots to abnormalities of lumbar and cervical portions of the spine. Arch. Surg. **55** (1947) 246–270.
[65] Keen, W. W.: The symptomatology diagnosis, and surgical treatment of cervical ribs. Am. J. of the Medical Sciences **133** (1907) 173–218.
[66] Kendall und Kendall: (1949) zit. nach Coyne und Mitarb. (1968).
[67] Kerr, A. T.: The brachial plexus of nerves in man, the variations in its formation and branches. Am. J. Anat. **23** (1918) 285–345.
[68] Kirgis, H. D. and A. F. Reed: Anatomical relations of possible significance in the production of the scalenus anticus syndrome. Anat. Rec. **97** (1947) 348 (Abstracts).
[69] Kwaan, J. H. M. and I. Rappaport: Postoperative brachial plexus palsy: a study on the mechanism. Arch. Surg. **101** (1970) 612–615.
[70] Lang, J.: Über das Bindegewebe und die Gefäße der Nerven. Z. Anat. und Entwickl.-Gesch. **123** (1962) 61–79.
[71] Lang, J.: Praktische Anatomie: E. Lehr- u. Hilfsbuch d. anat. Grundlagen ärztl. Handelns/begr. von T. von Lanz, W. Wachsmuth. Fortgef. u. hrsg. von J. Lang, W. Wachsmuth. Springer, Berlin Heidelberg New York. NE: Lang, Johannes (Hrsg.); Lanz, Titus, von (Begr.) Teil 1: Bd. 1, Kopf. Teil B Gehirn- und Augenschädel/von J. Lang in Zsarb. mit K.-A. Bushe, W. Buschmann und D. Linnert (1979).
[72] Lang, J.: Funktionelle Anatomie der Halswirbelsäule und des benachbarten Nervensystems. In: Hohmann, D., Kügelgen, B., Liebig, K., Schirmer, M. (Hrsg.) Halswirbelsäulenerkrankungen mit Beteiligung des Nervensystems. (Neuroorthopädie 1). Springer, Berlin, Heidelberg, New York, Tokyo 1983.
[73] Lang, J. and C.-T. Bartram: Über die Fila radicularia der Radices ventrales et dorsales des menschlichen Rückenmarkes. Gegenbaurs Morphol. Jahrb. (Leipzig) **128** (1982) 417–462.
[74] Lanz, T. von: Über die Rückenmarkshäute. I. Die konstruktive Form der harten Haut des menschlichen Rückenmarks und ihrer Bänder. Arch. Entwickl. Mech. Org. **118** (1982) 417–462.
[75] Lassek, A. M. and G. L. Rasmussen: A quantitative study of the newborn and adult spinal cords of man. J. Comp. Neurol. **69** (1938) 371–379.
[76] LeDouble, A. F.: Traite des Variations du Systeme Musculaire de l'homme et de leur signification du point de vue de l'anthropologie-zooloque. Tome I. pag. 177. Schleicher Fréres, Paris 1897.
[77] Lindskog, G. E. and E. L. Howes: Cervical rib associated with aneurysm of subclavian artery: report of case and review of recent literature. Arch. Surg. **34** (1937) 310–319.

[78] Loeweneck, H., K. Schäfer und K. J. Pfeifer: Anatomische Hinweise zur Anlage von zentralen Venenkathetern. Chirurg **49** (1978) 615–619.
[79] Lord: zit. nach Clagett (1962).
[80] Lord, J. W. and L. M. Rosati: Neurovascular compression syndromes of the upper extremity. Clinical Symposia **10** (1958) 35–62.
[81] Luschka, H v.: Die Anatomie des Menschen. Bd. I, 2. Abt. Laupp, Tübingen 1863.
[82] Macalister, A.: The muscular anatomy of the Gorilla. Proc. R. Irish Acad. Ser. II, Vol. 1 (1874).
[83] Margono, F.: Wissenschaftliche Arbeit am Anatomischen Institut der Universität Würzburg, 1980.
[84] Menzler, W.: Wissenschaftliche Arbeit am Anatomischen Institut der Universität Würzburg, 1983.
[85] Michelsson, G.: Über eine obere Extremität mit mehrfachen Arterienvarietäten. Anat. Anz. (Jena) **53** (1920/21) 241–258.
[86] Moosman, D. A.: The anatomy of infraclavicular subclavian vein catheterization and its complications. Surg. Gynecol. Obstet. **136** (1973) 71–74.
[87] Müller, E.: Beiträge zur Morphologie des Gefäßsystems. Anat. Hefte (Wiesbaden) **22** (1903) 528–574.
[88] Müller, E.: Beiträge zur Morphologie des Gefäßsystems. II. Die Armarterien der Säugetiere. Anat. Hefte (Wiesbaden) **27** (1905) S. 71.
[89] Müller J.: Handbuch der Physiologie des Menschen. Hölscher, Coblenz 1833.
[90] Mumenthaler, M. und H. Schliack: Läsionen peripherer Nerven. Diagnostik und Therapie. 3. Aufl. Thieme, Stuttgart, New York 1977.
[91] Murphy, J. B.: Case of cervical rib with Symptoms Resembling Subclavian Aneurism. Ann. Surg. London) **41** (1905) 399–406.
[92] Murphy, J. B.: The clinical significance of cervical ribs. Surg. Gynec. Obstet. **3** (1906) 514–520.
[93] Naffziger, H. C. and W. T. Grant: Neuritis of the brachial plexus mechanical in origin. Surg. Gynec. Obstet. **67** (1938) 722–730.
[94] Okamoto, K.: Über das Foramen transversarium und die Eigentümlichkeit des Querfortsatzes am 7. Halswirbel. Anat. Anz. **58** (1924) 401–430.
[95] Pette, H.: Die akut entzündlichen Erkrankungen des Nervensystems. Monogr. Thieme Verlag, Stuttgart 1942.
[96] Pia, H. W.: Rückenmark. In: Lehrbuch der Chirurgie, 6. Aufl., hrsg. von H. Hellner, R. Nissen, K. Vossschulte. Thieme, Stuttgart 1970.
[97] Pichler, K.: Über den Langer'schen Achselbogenmuskel. Anat. Anz. **49** (1916/17) 310–320.
[98] Puusepp, L.: Kompression des Plexus brachialis durch die normale 1. Brustrippe (Verengung des Trigonum costo-interscalenicum). Folia neuropath. Estoniana **11** (1931) 93–100.
[99] Ramsay: Edinbourg. Med. Journ. Vol. VIII (1812) p. 281, zit. nach Tobler, 1902.
[100] Riolan: (1577–1657) Anthropographia Paris 1626, p. 103, zit. nach Hyrtl, Lehrbuch der Anatomie 1889.
[101] Rohr, H.: Segmentinnervation des Cervicalgebietes. Acta Neurochirurgica (Suppl. XI). Springer, Wien 1963.
[102] Roos, D. B.: Transaxillary Approach for First Rib Resection to Relieve Thoracic Outlet Syndrome. Ann. Surg. **163** (1966) 354–358.
[103] Rosati, L. M. and J. W. Lord: Neurovascular compression syndromes of the shoulder girdle. Modern Surgical Monographs. Grune and Stratton, New York 1961.
[104] Ruge, G.: Beiträge zur Gefäßlehre des Menschen. Gegenbaurs Morphol. Jahrb. **9** (1884) 329–388.
[105] Sato, T.: On the „Musculi Intervertebrales Laterales". From Proceedings of the Japan Academy, Vol. 49, Nr. 2 (1973).
[106] Schramm, U. und D. v. Keyserlingk: Eine Varietät des M. pectoralis major am Oberarm. Verh. Anat. Ges. **74** (1980) 813–815.
[107] Schumacker, H. N. jr.: Incisions in surgery of aneurysms. Ann. Surg. **124** (1946) 586–598.
[108] Schwegel: Über Muskelvarietäten. Sitzungsber. d. k. Akademie zu Wien **34** (1859) 47–62.
[109] Schwegel: Über einige Gefäß-Varietäten des menschlichen Körpers mit Bezugnahme auf Chirurgie und Physiologie. Vierteljahrschr. f. d. prakt. Heilkunde, Prag II (1859) 121–133.

[110] Sènècail, B.: Le plexus brachial de l'homme. Thése Reims **66** (1975).
[111] Sheehan, S., R. B. Bauer and J. S. Meyer: Vertebral artery compression in cervical spondylosis. Neurology **10** (1960) 968–986.
[112] Sherrington, C. S.: Experiments in the examination of the peripheral distribution of the fibres of the posterior roots of some spinal nerves. Part II. Phil. Trans. Roy. Soc. B., **190** (1898) 45–186.
[113] Shore, L. R.: An example of the muscle scalenus minimus. J. Anat. (Cambridge) **60** (1926) 418–419.
[114] Singer, E.: Human brachial plexus united into a single cord. Anat. Rec. **55** (1933) 411–419.
[115] Smith, E.: Rare Nerve and Muscle Anomalies. Journ. Anat. Phys. **29** (1895) 84.
[116] Spurling, R. G. and W. B. Scoville: Lateral rupture of the cervical intervertebral discs. A common cause of shoulder and arm pain. Surg. Gynec. Obst. **78** (1944) 350–358.
[117] Steinbach, K.: Über Varietäten der Unterzungenbein- und Brustmuskulatur. Anat. Anz. **56** (1923) 488–506.
[118] Stifler: Zur Pathologie der Halsrippen. Münch. Med. Wschr. XLIII, **23** (1896) 544–545.
[119] Stewart, T. D.: Spondylolisthesis without separate neural arch (Pseudospondylolisthesis of Junghanns). J. Bone & Joint. Surg. **17** (1935) 640–648.
[120] Stopford, J. S. B. and E. D. Telford: Compression of the lower trunk of the brachial plexus by a first dorsal rib. With a note on the surgical treatment. Brit. J. Surg. **7** (1919) 168–177.
[121] Stott, C. F.: A note on the scalenus minimus muscle. J. Anat. **62** (1928) 359–361.
[122] Sunderland, S.: The distribution of sympathetic fibres in the brachial plexus in man. Brain (New York) **71** (1948) 88–102.
[123] Sunderland, S.: Nerves and nerve injuries. Churchill Livingstone. Edinburgh/London 1968.
[124] Sunderland, S. and G. M. Bedbrook: Narrowing of the second part of the subclavian artery. Anat. Rec. **104** (1949) 299–307.
[125] Telford, E. D. and S. Mottershead: Pressure at the cervicobrachial junction. An operative and anatomical study. J. Bone Jt. Surg. **30** B (1948) 249–265.
[126] Telford, E. D. and J. S. B. Stopford: The vascular complications of cervical rib. Brit. J. Surg. **18** (1931) 557–564.
[127] Theile, F. W.: Die Lehre von den Muskeln. In: S. Th. v. Soemmering, Vom Baue des menschlichen Körpers. 3. Bd., 1. Abt. Leipzig 1841.
[128] Tobler, L.: Der Achselbogen des Menschen, ein Rudiment des Panniculus carnosus der Mammalier. Gegenbaurs Morphol. Jahrb. (Leipzig) **30** (1902) 453–507.
[129] Todd, T. W.: Relation of the thoracic operculum in reference to the anatomy of cervical ribs. Journ. of Anat. and Physiol. XLVI (1911/12) 244.
[130] Todd, T. W.: The descent of the shoulder after birth. Anat. Anz. **41** (1912) 385–397.
[131] Todd, T. W.: The hinter end of the brachial plexus in man and mammals. Anat. Anz. **42** (1912) 129–144.
[133] Turner, W. J.: On the so-called two-headed ribs in Whales and in man. J. Anat. Physiol. **5** (1871) 348–361.
[134] Turner, W. M.: Cervical ribs and the so-called bicipital ribs in man, in relation to corresponding structures in the cetacea. J. Anat. Physiol. **17** (1882/83) 384–400.
[135] White, J. C., M. H. Poppel and R. Adams: Congenital malformations of first thoracic rib, cause of brachial neuralgia, which simulates cervical rib syndrome. Surg. Gynec. Obstet. **81** (1945) 643–659.
[136] Wilson, S. A. K.: Neurology. Vol. 2, pp. 1406–1416. Williams and Wilkins, Baltimore 1940.
[137] Wree, A.: Kompression des Nervus radialis durch einen Musculus coracobrachialis minor. Eine anatomische Studie. Anat. Anz. **153** (1983) 459–464.
[138] Wright, I. S.: The neurovascular syndrome produced by hyperabduction of the arms. Am. Heart J. **29** (1945) 1–19.
[139] Yates, R. L. and F. Raine: From surgical diagnosis (E. A. Graham). Saunders, London and Philadelphia 1930.
[140] Ziehen, Th.: Nervensystem. 1. Teil: Makroskopische und mikroskopische Anatomie des Rückenmarks. In: Handbuch der Anatomie des Menschen. 4. Bd. Fischer, Jena 1899.

Degeneration und Regeneration nach Plexus-brachialis-Verletzungen

J. M. Schröder

Unter den Plexus-brachialis-Neuropathien sind die traumatischen oder mechanischen Läsionen mit einem Prozentsatz von etwa 90% mit Abstand die häufigsten (vgl. Tab. 16 bei [6]). Sie sind von den entzündlichen, infektiösen, postinfektiösen und postvakzinalen, ischämischen, aktinischen, toxischen, metabolischen, hereditären und blastomatösen Prozessen abzugrenzen. Die klinisch möglicherweise zweckmäßige Kategorie einer „kryptogenetischen" Neuropathie sei hier nur am Rande erwähnt.

Unter den traumatischen Plexusläsionen lassen sich nach topographischen bzw. makroskopischen Gesichtspunkten verschiedene Typen – oberer und unterer, isolierter segmentaler (C 7) und dorsaler, lateraler sowie medialer faszikulärer Lähmungstyp – abgrenzen. Aufgrund mikroskopischer bzw. funktioneller Aspekte sind innerhalb dieses Klassifikationsschemas wieder die bekannten Schweregrade der Nervenschädigung zu differenzieren, die von Seddon [18] wie folgt formuliert wurden: *Neurapraxie*, d. h. Unterbrechung der Nervenleitungsfunktion mit oder ohne segmentale oder paranodale Demyelinisation; *Axonotmesis*, d. h. Unterbrechung der Axone bei erhaltenem Nervenbindegewebe; und *Neurotmesis*, d. h. vollständige Unterbrechung des gesamten Nerven. Sunderland [20, 21] hat die axonalen Läsionen genauer unterschieden, indem er Axonveränderungen mit oder ohne Unterbrechung des endoneuralen, des endoneuralen *und* perineuralen sowie des endoneuralen, perineuralen *und* epineuralen Bindegewebes abgegrenzt hat.

Diese Schweregrade der Nervenverletzung sind für die Restitution von Struktur und Funktion und damit für die Prognose von entscheidender Bedeutung: Nach einer segmentalen Demyelinisation ist mit einer Remyelinisation und aufgrund dessen mit dem Beginn einer Restitution der Funktion schon nach wenigen Wochen zu rechnen. Nach einer Kontinuitätsunterbrechung müssen die Axone aus dem proximalen Stumpf mit der ihnen eigenen Wachstumsgeschwindigkeit von ca. 1 mm pro Tag erst wieder die gesamte Strecke bis zu dem ihnen gemäßen Endorgan zurücklegen. Erst dann ist eine morphologische und funktionelle Restitution möglich.

Voraussetzung für alle Formen der Nervenfaserregeneration und -restitution ist allerdings stets, daß nicht die Nervenwurzeln ausgerissen sind. Denn *Wurzelausrisse* sind prognostisch infaust. Eigene Untersuchungen zusammen mit Hase (unveröffentlichte Ergebnisse) haben zwar ergeben, daß auch noch von abgerissenen Spinalganglien eine ausgeprägte Regeneration von Nervenfasern ihren Ausgang nehmen kann (Abb. 1); doch muß eine derartige Form der Regeneration, was auch klinisch zu bestätigen war, frustran bleiben; denn strukturell und funktionell bedeutungsvolle Verbindungen mit dem Rükkenmark kommen dann nicht mehr zustande. Axonreflexe bleiben jedoch auslösbar [21].

Detaillierte Untersuchungen über die inkomplette Restitution der *Markscheidendicke* in regenerierten Nervenfasern sind an anderem Orte mitgeteilt worden [10, 11, 12]. Die

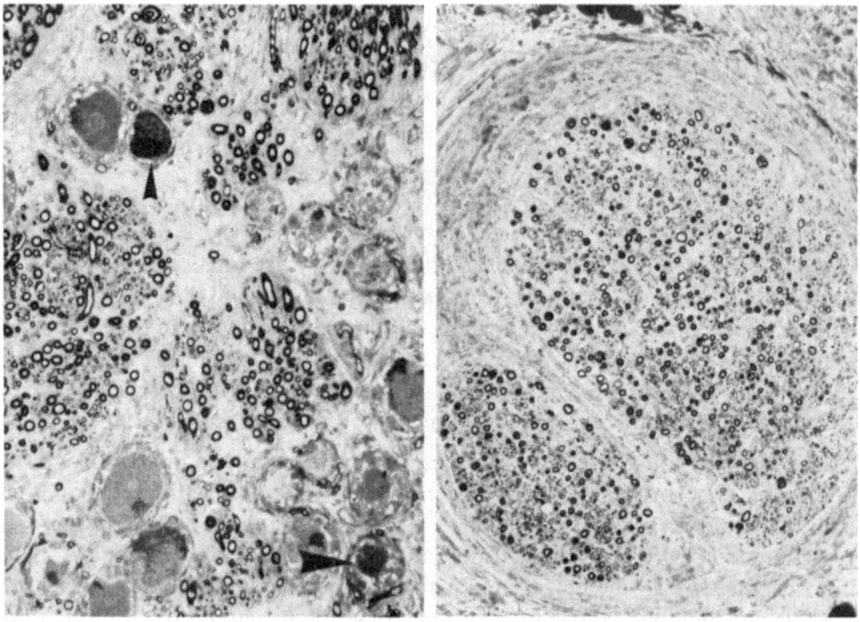

a b

Abb. 1. Wurzelausriß in Höhe von C 7–Th 1 mit ca. 4–5 cm distalwärts dislozierten, überlebenden Spinalganglienzellen (Pfeilköpfe), 5 Monate nach einem Unfall bei einem 17jährigen Patienten. Viele kleine markhaltige Nervenfasern in a) und vor allem in b) (distale Nervenfaszikel) sind regeneriert, obwohl die starke Dislokalisation des Ganglions zu einer Unterbrechung der versorgenden Blutgefäße geführt haben muß (wie bei heterotoper autologer Transplantation). Ein Teil der Nervenfasern erscheint jedoch im Hinblick auf die Axon-Markscheiden-Relation normal proportioniert, ist also vermutlich erhalten geblieben. Semidünnschnitte: Paraphenylendiamin; a) und b) x 108.

Probleme der Aufzweigung und Überschußproduktion regenerierender Axone [9], der abnormen *Kollateralen* und der funktionellen Folgen [2] derartiger anomaler Verzweigungen sind nach Nervenverletzungen ebenfalls zu berücksichtigen.

Besondere Beachtung verdienen auch die *retrograden Veränderungen* an den Axonen und Perikaryen der Nervenzellen proximal einer Läsion. Während anfangs nur wenige Nervenfasern retrograd (aufsteigend) degenerieren (Lit. s. [4, 21]), aber viele Axone atrophisch bzw. entrundet erscheinen [1, 3, 15], kommt es nach vollständigen Nervenunterbrechungen, z. B. proximal von Amputationsneuromen, im Laufe der Jahre zu einem progressiven, nach Jahrzehnten schließlich nahezu vollständigen Verlust vor allem der großen Nervenfasern proximal eines Neuroms (Abb. 2) sowie der motorischen Vorderhornzellen.

Neurome bieten klinisch-therapeutisch aufgrund von Kausalgien und Phantomschmerzen vielfach größere Probleme (vgl. [19]). Das morphologische Substrat für derartige Reizerscheinungen ist nicht nur terminal im Neurom selbst, sondern möglicherweise in den zentralen Endigungen der Schmerzfasern im Hinterhorn des Rückenmarks (in der Substantia gelatinosa) zu suchen (Lit. s. [22]). Versuche, Neuromschmerzen durch sogenannte *zentro-zentrale Anastomosen* [8] zu behandeln, d. h. durch End-zu-End-Vereini-

a
b

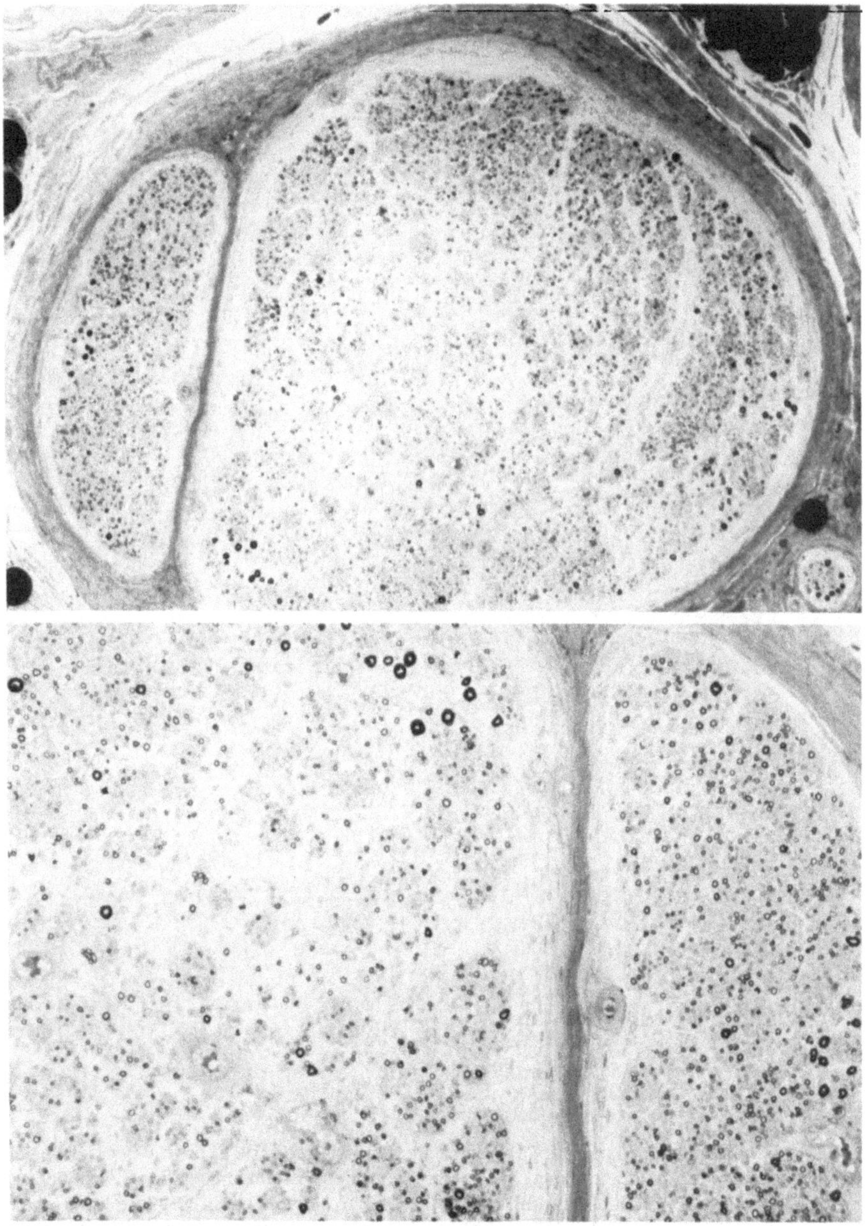

Abb. 2. Die retrograde Nervenfaserdegeneration in diesem Nervenabschnitt, ca. 3 cm proximal eines Amputationsneuroms des N. ischiadicus, 42 Jahre nach der Beinamputation im Alter von 4 Jahren, ist stark fortgeschritten. Große, vermutlich erhaltene Nervenfasern sind nur noch in sehr geringer Zahl übrig geblieben. Das Endoneurium ist weitgehend fibrosiert. Die verhältnismäßig zahlreichen dünnen markhaltigen Nervenfasern sind regeneriert und atrophisch. Semidünnschnitte: Paraphenylendiamin; a) x 72; b) x 149.

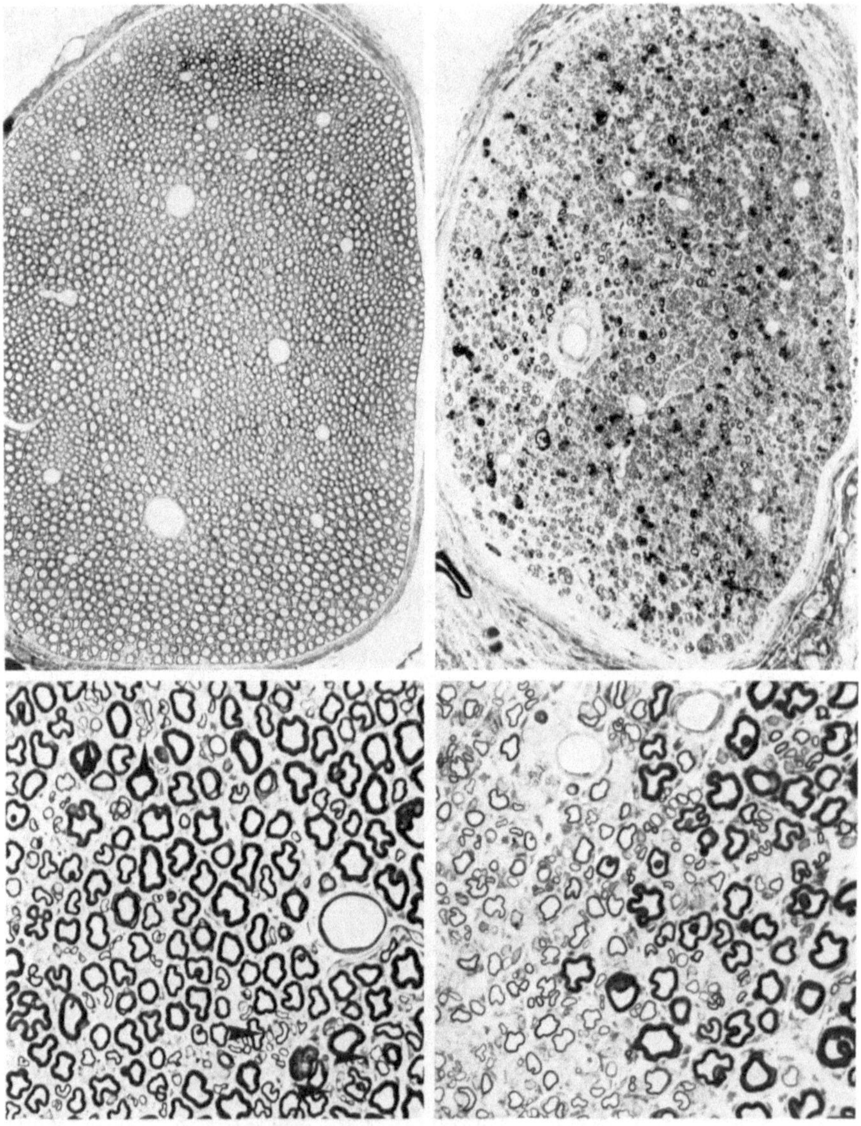

Abb. 3. N. ischiadicus, Wistarratte. a) Kontralateraler Kontrollnerv. b) proximaler Nerv ca. 5 mm oberhalb der Durchschneidungs- bzw. zentro-zentralen Vereinigungsstelle. Hier finden sich 35 Tage nach der Operation fast nur kleine regenerierte Nervenfasern. Größere Markscheidenabbauprodukte kommen ebenfalls vor. c) Ca. 2,5 cm oberhalb der zentro-zentralen Vereinigungsstelle finden sich 35 Tage nach der Operation nur wenige Bündel mit kleinen regenerierten Nervenfasern (Pfeile). d) Nur an einer Stelle ist subperineural eine größere Zahl regenerierter und entsprechend dünn myelinisierter Nervenfasern nachweisbar. Doch liegen hier reichlich proliferierte Schwannsche Zellen bzw. Zellkerne und Markscheidenabbauprodukte, so daß eine vorausgegangene „retrograde" Degeneration ortsständiger Nervenfasern nicht auszuschließen ist. Semidünnschnitte: Paraphenylendiamin; c) und c) x 442.

gung von Nervenfaszikeln, die in das Neurom hineinziehen, greifen möglicherweise nicht an der entscheidenden Stelle an. Eigene Versuche, durch zentro-zentrale Anastomosen bei der Ratte aussprossende Axone zentralwärts in den jeweils benachbarten Nervenfaszikel umzulenken und innerhalb des Endoneuriums zu halten, sind mißlungen: Die Axone wuchsen trotz primär guter Adaption der Faszikelenden am proximalen Stumpf vorbei in das angrenzende Muskel- und Bindegewebe. Die anfangs irrtümlich als proximalwärts einwachsend interpretierten Gruppen regenerierter Nervenfasern 1–2 cm oberhalb der Durchtrennungsstelle des N. ischiadicus (Abb. 3 b, d) kamen auch in Kontrollnerven vor, die lediglich durchtrennt, aber nicht zentro-zentral anastomosiert waren. Sie sind daher als von proximal her (zentrifugal) nach vorausgegangener retrograder Degeneration, nicht als zentripetal regenerierte Nervenfasern anzusehen [14].

Versuche, denerviertes Muskelgewebe durch *direkte Reizung* zumindest bis zur Reinnervation funktionstüchtig zu erhalten, sind im Tierversuch am Kaninchen immerhin partiell erfolgreich gewesen [5, 7, 13, 16]. Die Regeneration peripherer Nervenfasern hinsichtlich Qualität, Quantität und Richtung, wenn nicht durch autologe Nerventransplantation (vgl. [17]), dann durch andere Techniken zu beeinflussen, sollte Ziel weiterer experimenteller und klinischer Bemühungen sein.

Literatur

[1] Carlson, J., A. C. Lais and P. J. Dyck: Axonal atrophy from permanent peripheral axotomy in adult cat. J. Neuropath. exp. Neurol. **38** (1979) 579–585.

[2] Culp, W. J. and J. Ochoa (eds.): Abnormal nerves and muscles as impulse generators. Oxford University Press, New York, Oxford 1982. 750 p.

[3] Dyck, P. J., A. C. Lais, J. L. Karnes, M. Sparks, H. Hunder, P. A. Low and A. J. Windebank: Permanent axotomy, a model of axonal atrophy and secondary segmental demyelination and remyelination. Ann Neurol **9** (1981) 575–583.

[4] Gorio, A., H. Millesi and S. Mingrino (eds.): Posttraumatic peripheral nerve regeneration. Experimental basis and clinical implications. Raven Press, New York 1981. 636 p.

[5] Lømo, T., R. H. Westgaard and L. Engebretsen: Different stimulation patterns affect contractile properties of denervated rat soleus muscles. pp. 297–309. In: D. Pette (ed.), Pasticity of muscle. Walter de Gruyter, Berlin, New York 1980. 625 p.

[6] Mumenthaler, N. und H. Schliack: Läsionen peripherer Nerven. Diagnostik und Therapie. G. Thieme, Stuttgart, New York 1982. 363 S.

[7] Nemeth, P. M.: Electrical stimulation of denervated muscle prevents decreases in oxidative enzymes. Muscle & Nerve **5** (1982) 134–139.

[8] Samii, M.: Centrocentral anastomosis of peripheral nerves: A neurosurgical treatment of amputation neuromas. pp. 123–125 In: Phantom and Stump Pain. J. Siegfried, M. Zimmermann (eds.). Springer, Berlin, Heidelberg, New York 1981. 185 p.

[9] Schröder, J. M.: Die Hyperneurotisation Büngnerscher Bänder bei der experimentellen Isoniazid-Neuropathie: Phasenkontrast- und elektronenmikroskopische Untersuchungen. Virch. Arch. Abt. B Zellpath. **1** (1968) 131–156.

[10] Schröder, J. M.: Altered ratio between axon diameter and myelin sheath thickness in regenerated nerve fibers. Brain Res. **45** (1972) 49–65.

[11] Schröder, J. M.: Two-dimensional reconstruction of Schwann cell changes following remyelination of regenerated nerve fibers. pp. 299–304. In: Proceedings of the Symposium on Structure and Function of Normal and Diseased Muscle and Peripheral Nerve in Kazimierz upon Vistula, Poland, May 18–20, 1972. Ed.: I. Hausmanowa-Petrusewicz and H. Jedrzejowska. Polish Medical Publishers, 1974.

[12] Schröder, J. M.: Degeneration and regeneration of myelinated nerve fibers in experimental neuropathies. pp. 337–362. In: Peripheral Neuropathy. Eds.: P. J. Dyck, P. K. Thomas, E. H. Lambert. W. B. Saunders, Philadelphia, London, Toronto 1975.

[13] Schröder, J. M.: Pathologie der Muskulatur, 813 S. Bd. 15 in der Reihe: Spezielle pathologische Anatomie. Hrsg.: W. Doerr, G. Seifert, E. Uehlinger. Springer, Berlin, Heidelberg, New York 1982.

[14] Schröder, J. M. und M. Lammens: Unveröffentlichte Untersuchungsergebnisse, 1983.

[15] Schröder, J. M. and E. Müller: Fine structural, morphometric evaluation of secondary myelin changes in retrograde axonal atrophy. Arch. Suisses de Neurol., Neurochirurgie et de Psychiatrie **131** (1982) 254.

[16] Schröder, J. M. und W. Nix: Beeinflussung histochemischer Muskelfasertypen durch direkte niederfrequente elektrische Reizung. Autoreferat. Zbl. Allg. Pathol. u. pathol. Anat. **126** (1982) 543.

[17] Schröder, J. M. und K. E. Seiffert: Untersuchungen zur homologen Nerventransplantation. Morphologische Ergebnisse. Zbl. Neurochir. **53** (1972) 103–118.

[18] Seddon, H. J.: Three types of nerve injury. Brain **66** (1943) 237–288.

[19] Siegfried, J. and M. Zimmermann: Phantom and Stump Pain. Springer, Berlin, Heidelberg, New York 1981. 185 S.

[20] Sunderland, S.: A classification of peripheral nerve injuries producing loss of function. Brain **74** (1951) 491–516.

[21] Sunderland, S.: Nerves and nerve injuries. Second Edition. 1046 p. Churchill Livingstone, Edingburgh, London, New York 1978.

[22] Wall, P. D. and M. Devor: Consequences of peripheral nerve damage in the spinal cord and in neighboring intact peripheral nerves. pp. 588–603. In: Abnormal nerves and muscles as impulse generators. W. J. Culp, J. Ochoa (Eds.). Oxford University Press, New York, Oxford 1982. 750 p.

Klinik und Elektrophysiologie der Armplexusläsionen

H. P. Ludin

Einleitung

Es soll eine Darstellung der Armplexusparesen aus der Sicht des klinisch und elektrophysiologisch tätigen Neurologen gegeben werden. Diese Übersicht kann nicht vollständig sein, sie muß sich auf einige Punkte, die dem Autor besonders wichtig erscheinen, beschränken. Vielleicht werden die Akzente dabei etwas anders gesetzt sein, als es ein chirurgisch tätiger Kollege tun würde.

Klinische und elektrophysiologische Befunde bei Plexusläsionen

Die klinischen Befunde, welche bei Läsionen des Armplexus auftreten, sollen nicht in allen Einzelheiten geschildert werden. Dafür muß auf die einschlägigen Lehrbücher verwiesen werden (z. B. [5]). Lediglich die wichtigsten Punkte sollen kurz rekapituliert werden. Wie bei anderen peripheren Nervenläsionen finden sich *Atrophien* und *schlaffe Paresen, Sensibilitätsstörungen* sowie eine *Abschwächung der Eigenreflexe.* Daneben – und dies wird nicht selten übersehen – finden sich auch *vegetative Störungen* als Ausdruck der Läsion der sympathischen Fasern. In gewissen Fällen stehen *Schmerzen* ganz im Vordergrund des Krankheitsbildes. Es ist klar, daß je nach Ursache, Schwere und Lokalisation der Läsion verschiedene Plexusanteile in unterschiedlichem Ausmaß betroffen sein können. Von der totalen Armplexusläsion finden sich deshalb sämtliche Übergänge bis zur leichten Schädigung einzelner Äste. Die genaue Analyse der Ausfälle wird in vielen Fällen eine recht präzise topische Diagnostik erlauben. Es sei schon hier erwähnt, daß die elektromyographische Untersuchung dabei wertvolle Dienste leisten kann. Wenn die Mitarbeit des Patienten nicht optimal ist, wenn starke Schmerzen die Untersuchung erschweren oder wenn die Paresen nur diskret sind, ist es mit Hilfe des Elektromyogramms oft viel leichter und sicherer möglich, eine neurogene Läsion nachzuweisen als dies mit klinischen Mitteln allein der Fall ist.

Von den unvollständigen Plexusläsionen seien nur die obere, die erweiterte obere und die unteren Armplexusparese erwähnt. Bei der *oberen Armplexusparese*, der sogenannten Duchenne-Erbschen-Form, sind die Axone, welche aus den Wurzeln C5 und C6 hervorgehen, lädiert. Dementsprechend finden sich Paresen vor allem von Schultermuskeln, der Flexoren im Ellenbogengelenk, des M. supinator und der Dorsalextensoren der Hand. Der Arm hängt schlaff hinunter und ist im Schultergelenk nach innen rotiert. Der Bizeps- und der Brachioradialis-Reflex sind abgeschwächt und die Sensibilität auf der Außenseite des Oberarmes und auf der radialen Seite des Unterarms bis zum Thenar gestört. Bei der *erweiterten oberen Plexusparese* kommt noch eine Schädigung der Fasern aus der Wurzel C7 dazu. Die *untere Armplexusparese*, die Dejerine-Klumpke-Lähmung, beruht auf einer Schädigung der Fasern aus den Wurzeln C8 und Th1. Die kleinen Handmuskeln, die langen Fingerbeuger und seltener die langen Handbeuger sind paretisch. Die Sensibilität ist auf der ulnaren Seite der Hand und des Vorderarmes vermindert. Fast immer ist ein Hornersyndrom nachweisbar.

Je nach untersuchtem Krankengut ist die Häufigkeit der einzelnen Läsionstypen etwas unterschiedlich. Bei traumatischen Läsionen sind die vollständigen Plexusläsionen am häufigsten. Bei den unvollständigen sind die oberen viel häufiger als die unteren Plexuslähmungen [5].

Nach dieser summarischen Darstellung der klinischen Befunde soll die *elektrophysiologische Diagnostik* erörtert werden. Zuerst seien die Untersuchungsmethoden kurz erläutert (Tab. 1). Bei Plexusläsionen steht sicher die *Nadelmyographie* in der Diagnostik an erster Stelle. Sie erlaubt, in den untersuchten Muskeln eine neurogene Läsion nachzuweisen oder unwahrscheinlich zu machen. Die wichtigsten Parameter sind dabei das Auftreten von Fibrillationspotentialen und der Ausfall motorischer Einheiten. Mit dieser Methode kann aber auch eine Reinnervation sicher und relativ früh, jedenfalls bevor es klinisch möglich, nachgewiesen werden. Auch eine Fehlinnervation, bedingt durch ein fehlgeleitetes Aussprossen der Axone, kann damit objektiviert werden. Die *Elektroneurographie* ist bei den eigentlichen Plexusläsionen von geringerer Bedeutung. In der Differentialdiagnose der Plexusläsionen (siehe unten) kann sie aber recht wichtig sein. Die Aussagekraft der *F-Welle* ist umstritten, bei traumatischen Plexusparesen ist sie meines Erachtens aber gering. Über den diagnostischen Wert der *evozierten Potentiale* kann aufgrund der beschränkten vorliegenden Erfahrungen noch nichts Verbindliches gesagt werden.

Tabelle 1 Übersicht über die elektrophysiologischen Methoden

Nadelmyographie
Elektroneurographie
F-Welle
Evozierte Potentiale

Tabelle 2 Synopse der elektrophysiologischen Befunde nach traumatischen Nervenläsionen, aufgeteilt nach Läsionstypen

	Spontanaktivität	Anzahl mot. Einheiten	Nervenleitung distal der Läsion	Evozierte spinale Potentiale
Neurapraxie	–	vermindert	normal	pathologisch
Axonotmesis und *Neurotmesis*				
a) Unmittelbar posttraumatisch	–	vermindert	normal	pathologisch
b) Nach 10 Tagen	–	vermindert	lädierte Fasern leiten nicht mehr	pathologisch
c) Nach 20 Tagen	Fibrillationspot., positive scharfe Wellen	vermindert	lädierte Fasern leiten nicht mehr	pathologisch

In Tabelle 2 sind die elektrophysiologischen Befunde bei *traumatischen Plexusläsionen* in Abhängigkeit vom Untersuchungszeitpunkt und von der Schwere der Nervenläsion zusammengefaßt. Für die Schweregrade wurde die bekannte Unterteilung in Neurapraxie, Axonotmesis und Neurotmesis nach Seddon [7] gewählt. Feinere Unterteilungen sind klinisch und elektrophysiologisch nicht möglich. Um die Darstellung zu vereinfachen, wurden einheitliche Läsionen angenommen, was in Wirklichkeit sicher nicht häufig zutrifft. Für die Beurteilung der elektrophysiologischen Untersuchungen ist der Zeitpunkt in Bezug auf das Trauma sehr wichtig. Von Bedeutung ist, daß unmittelbar nach dem Trauma ein einfacher Leitungsblock mit guter Prognose elektrophysiologisch nicht von einer Kontinuitätsdurchtrennung zu unterscheiden ist. Nadelmyographisch kann in den ersten drei Wochen nach der Nervenläsion lediglich ein Ausfall motorischer Einheiten nachgewiesen werden, da Fibrillationspotentiale und positive scharfe Wellen erst nach dieser Zeit auftreten. Die Untersuchung des sogenannten Aktivitätsmusters ist stark von der Mitarbeit des Patienten abhängig, es sollte daher mit entsprechender Vorsicht interpretiert werden. Immerhin beweist das Vorliegen von Willküraktivität, daß die Kontinuität des entsprechenden Nerven wenigstens teilweise erhalten ist. Eine axonale Läsion kann elektroneurographisch frühestens nach etwa 10 Tagen sicher von einer Neurapraxie abgegrenzt werden, wenn nämlich bei der ersteren die lädierten Fasern ausdegeneriert sind und deshalb nicht mehr leiten. Immerhin kann bei vorwiegend demyelinisierenden Läsionen elektroneurographisch schon früher die Läsionsstelle bestimmt werden, was allerdings gerade bei proximalen Schädigungen nicht immer einfach ist. Ebenfalls hervorzuheben ist, daß eine Differenzierung zwischen Axonotmesis und Neurotmesis elektrophysiologisch erst zu einem späteren Zeitpunkt, nämlich wenn die Fehlregeneration nachgewiesen werden kann, eventuell möglich wird.

Aus diesen Ausführungen geht hervor, daß eine elektrophysiologische Untersuchung in der Regel erst 10–20 Tage nach einer traumatischen Plexusschädigung sinnvoll ist, da vorher kaum schlüssige Befunde erhoben werden können. Mit der Erstuntersuchung sollte aber nicht länger als 2–3 Monate zugewartet werden, da sonst bei allfällig vorhandener Willküraktivität nicht mit Sicherheit zwischen Restinnervation und Reinnervation unterschieden werden kann. Eine sichere Erkennung von Reinnervationspotentialen aufgrund morphologischer Kriterien ist nämlich kaum möglich [2]. Der Zeitpunkt weiterer elektrophysiologischer Kontrollen hängt so stark von den besonderen Gegebenheiten des einzelnen Falles ab, daß verbindliche Richtlinien nicht aufgestellt werden können.

Ursachen der Armplexusläsionen

Die Ursachen der Armplexusläsionen in der Reihenfolge ihrer Häufigkeit sind in Tabelle 3 aufgelistet. An erster Stelle bezüglich Häufigkeit stehen in allen Statistiken die traumatischen Läsionen. Bei diesen wiederum stehen die Verkehrsunfälle mit Abstand an erster Stelle. Besonders häufig betroffen sind Motorrad- und Fahrradfahrer. Dies erklärt auch, warum wir sehr viele junge Männer mit Plexuslähmungen sehen. Bei den sportbedingten Unfällen stehen in unserem Krankengut die Verletzungen beim Skifahren stark im Vordergrund. Schußverletzungen dagegen sind bei uns sehr selten. Bei den

Tabelle 3 Ursachen der Armplexusläsion in der Reihenfolge ihrer Häufigkeit (nach [5])

Traumatische Läsionen
- Verkehrsunfälle
- Berufs- und Sportunfälle
- Schußverletzungen
- Iatrogene Läsionen
Geburtstrauma
Röntgenschädigungen
Tumoren
Verschiedene Noxen (elektrischer Strom, virale Infekte usw.)

iatrogenen Schädigungen sei besonders auf diejenigen, welche durch Lagerung während der Narkose entstanden sind, hingewiesen. Solche Paresen können einerseits durch die Abduktion des Armes bedingt sein, andererseits - dann sind es nicht selten beidseitige Läsionen - auch durch Druck der Schulterstützen, besonders bei Operationen in Kopftieflage. Letztere Läsionsart, welche meist eine gute Prognose hat, wird besonders bei mageren Frauen gesehen.

Die geburtstraumatischen Plexusläsionen haben in den letzten Jahrzehnten deutlich abgenommen. Wichtig sind sicher auch die durch Röntgenstrahlen verursachten Armplexusläsionen. Diese treten mit einer Latenzzeit von Monaten bis Jahren nach einer lokalen Strahlenbehandlung auf. In den meisten Fällen stehen anfänglich Schmerzen, die kaum beeinflußt werden können, im Vordergrund. Erst später treten dann progredient motorische und sensorische Ausfälle dazu. Es sei noch festgehalten, daß in dieser Tabelle die Thoracic-outlet-Syndrome und die neuralgische Schulteramyotrophie nicht aufgeführt sind.

Es sei hier noch auf eine eigene Beobachtung an drei Patienten hingewiesen. Diese drei Patienten haben alle in suizidaler Absicht große Barbituratdosen eingenommen. Alle drei haben viele Stunden bewußtlos in Seitenlage auf harter Unterlage gelegen. Bei diesen drei Patienten fand sich in der Folge eine einseitige vollständige oder hochgradige Armplexusläsion mit elektrophysiologisch nachgewiesenem massivem axonalem Untergang. Das Erstaunliche bei diesen drei Patienten war, daß bei zweien klinisch keinerlei Sensibilitätsstörungen nachgewiesen werden konnten und daß sie beim dritten Patienten nur sehr diskret waren.

Differentialdiagnose der Armplexuslähmungen

Bei den *Wurzelläsionen* steht bei den traumatischen Fällen sicher der Wurzelausriß im Vordergrund des Interesses. Die Prognose ist dabei erheblich schlechter als bei den eigentlichen Plexusläsionen. Die Differenzierung zwischen traumatischer Armplexuslähmung und Wurzelausriß ist klinisch oft nicht sicher möglich. Als wichtigste diagnostische Hilfsmittel müssen die Liquoruntersuchung, die Myelographie und die elektrophysiologische Untersuchung erwähnt werden. Ein blutiger, bzw. xanthochromer Liquor darf allerdings nur als Hinweis auf einen Wurzelausriß verwertet werden, wenn sicher keine kontusionelle Hirn- oder Rückenmarksschädigung vorliegt. In der Myelographie kann meistens, aber keineswegs immer eine leere Wurzeltasche oder das Fehlen der Wurzel selbst nachgewiesen werden. Elektrophysiologisch spricht einerseits das Erhaltenbleiben von sensiblen Nervenaktionspotentialen (frühestens 10 Tage nach dem Trauma) trotz schwerer Sensibilitätsstörung für einen Wurzelausriß, da die Läsion hier proximal des Spinalganglions liegt und die peripheren Fasern daher nicht degenerieren. Das Fehlen eines sensiblen Nervenaktionspotentials schließt aber einen Wurzelausriß nicht aus, da es sich um eine kombinierte Läsion handeln kann. Anderseits weisen Fibrillationspotentiale in der autochthonen Rückenmuskulatur (frühestens 3 Wochen nach dem Trauma) auf einen Wurzelausriß hin. Wegen der Schwierigkeiten bei der Unterscheidung zwischen Willkür- und Spontanaktivität in diesen Muskeln und der schlechten Entspannung bei vielen Patienten, ist diese Untersuchung nur in der Hand des sehr Geübten einigermaßen verläßlich. Auch bei den nicht traumatischen Fällen kann die Differentialdiagnose zwischen Plexusaffektion und Wurzelläsion manchmal sehr schwierig sein. Ein vertebrales Blockierungssyndrom spricht für die radikuläre Genese. Vielfach werden in solchen Fällen erst die Myelographie und die radiologische Abklärung der oberen Thoraxapertur (inkl. Computertomographie) Klarheit schaffen.

Medulläre Läsionen sind nach Unfällen leichter von Plexusläsionen abzugrenzen als radikuläre. Bei sorgfältiger Untersuchung wird man klinisch oder mindestens anamnestisch Störungen der langen Bahnen finden.

Die Unterscheidung zwischen *multiplen Nervenläsionen* am Arm und einer Armplexuslähmung kann sehr schwierig sein. Am ehesten helfen einerseits das genaue Studium der Läsionsmechanismen und gelegentlich die Verteilung der Sensibilitätsstörungen weiter. Anderseits ist es nicht selten möglich, die Läsionsstelle elektroneurographisch zu lokalisieren.

Erfahrungsgemäß bietet die Diagnose einer *Ruptur der Rotatorenmanschette* häufig Schwierigkeiten. Tatsächlich kann das Bild einer oberen Armplexuslähmung sehr ähnlich aussehen. Wichtig ist, daß trotz fehlendem Bewegungseffekt Muskelkontraktionen palpiert werden können und daß die elektromyographischen Befunde in den scheinbar gelähmten Muskeln normal sind. Sensibilitätsstörungen fehlen selbstverständlich, Muskelatrophien (als Folge der Inaktivität) sind aber manchmal recht ausgeprägt. Schwierig ist die genaue Diagnose, wenn ein Rotatorenmanschettenabriß mit einer Nervenläsion kombiniert ist. Hier ist eine exakte Diagnose eigentlich nur mit Hilfe von Elektromyogramm und Arthrogramm des Schultergelenkes möglich [3].

Hin und wieder kann eine schmerzhafte *Schultergelenksaffektion* differentialdiagnostisch schwer von einer oberen Plexusläsion abzugrenzen sein. Klinisch sind hier die passiv eingeschränkte und schmerzhafte Beweglichkeit des Schultergelenks, das Fehlen von Sensibilitätsstörungen und die normalen Eigenreflexe in erster Linie zu berücksichtigen. In einzelnen Fällen wird man auch elektromyographische Untersuchungen hinzuziehen müssen. Die normalen Befunde, außer einem schmerzbedingten Innervierungsdefizit, sprechen für die Schultergelenksläsion.

Zuletzt sei hier noch das Krankheitsbild der *neuralgischen Schulteramyotrophie* [6] erwähnt. Es ist durch einen heftigen Schulterschmerz gekennzeichnet, dem nach Stunden bis Tagen motorische Paresen folgen. Vorwiegend sind dabei Muskeln, welche vom oberen Armplexus bzw. von den Wurzeln C5 und C6 versorgt werden, betroffen. Die Sensibilität ist in den meisten Fällen normal. Das Krankheitsbild, welches meist einen gutartigen Verlauf nimmt, ist in seiner Genese weitgehend ungeklärt. Mangels einer besseren Erklärung wird von einer »entzündlich-allergischen Armplexusläsion« gesprochen.

Therapie der traumatischen Armplexusläsionen und Operationszeitpunkt

Bei offenen Verletzungen des Armplexus wird je nach Situation eine primäre oder eine sekundäre operative Versorgung vorgenommen werden. Bei geschlossenen Armplexusläsionen dagegen werden vorerst konservative Maßnahmen zum Zuge kommen, deren Möglichkeiten allerdings recht beschränkt sind. Vorerst wird auf eine Lagerung zu achten sein, bei der möglichst wenig Zug auf den geschädigten Plexus ausgeübt wird. Die Gelenke am betroffenen Arm müssen regelmäßig passiv durchbewegt werden, wobei dies am Schultergelenk in den ersten Wochen allerdings nur mit großer Vorsicht erfolgen darf. Mit aktiven Bewegungsübungen soll schon bald begonnen werden. Es ist wahrscheinlich, daß das Aussprossen der Axone dadurch günstig beeinflußt wird [1]. Von der Elektrotherapie konnte bisher beim Menschen noch nie ein eindeutig positiver Effekt nachgewiesen werden [4]. Die Elektrotherapie unter klinischen Bedingungen entspricht kaum je derjenigen im Tierexperiment, so daß Quervergleiche zumindest fraglich sind. Eine medikamentöse Beeinflussung der Regeneration bei peripheren Nervenläsionen des Menschen konnte bis heute nicht bewiesen werden. Weder von Schilddrüsenhormonen oder Kortikosteroiden noch von zerebralen Gangliosiden konnte bisher ein eindeutiger Effekt nachgewiesen werden [4].

Besonders die Fortschritte der Mikrochirurgie haben der chirurgischen Therapie der Armplexusläsionen in den letzten Jahren neue Impulse gegeben. Da dieser Therapie noch weitere Kapitel dieses Buches gewidmet sind, soll hier lediglich noch zur Frage des *Operationszeitpunktes* Stellung genommen werden.

Es ist allgemein anerkannt, daß die Regenerationsfähigkeit der peripheren Nerven nach einer axonalen Schädigung mit zunehmendem zeitlichem Abstand immer kleiner wird. Dieses ist wohl das wichtigste Argument für eine möglichst frühe Intervention. Auf der anderen Seite ist bekannt, daß sich Armplexuslähmungen auch spontan erholen können. Selbstverständlich möchte man diesen Patienten eine überflüssige Operation ersparen. Diese Überlegung würde für einen möglichst späten Operationszeitpunkt sprechen, wenn eine spontane Besserung ausgeschlossen werden kann.

Leider ist es uns nicht möglich, die Regeneration mit klinischen oder elektrophysiologischen Mitteln nachzuweisen, bevor die aussprossenden Axone ihr Endorgan erreicht haben. Außerdem müssen bei Armplexusläsionen die regenerierenden Fasern über recht große Distanzen auswachsen, was bei einer durchschnittlichen Regenerationsgeschwindigkeit von 1 mm pro Tag meist größere Zeiträume erfordert.

Bei der Festlegung des Operationszeitpunktes muß ein möglichst vernünftiger Kompromiß zwischen den sich widersprechenden Forderungen gesucht werden. Es gibt Autoren, welche nach 2 Monaten bei klinisch und elektromyographisch fehlenden Regenerationszeichen in proximalen Muskeln die Indikation zur operativen Revision stellen [5]. Persönlich scheint mir dieser Zeitpunkt zu früh zu sein, gerade so gut könnte man sofort nach dem Unfall revidieren, da nach 2 Monaten die Wahrscheinlichkeit, daß regenerierende Fasern einen Muskel erreicht haben, sehr klein ist. Ich halte es für sinnvoller, diese Zeitspanne auf 4 bis 6 Monate auszudehnen. Diese 4 bis 6 Monate beziehen sich nur auf klinisch und elektromyographisch vollständig denervierte Muskeln. Falls noch Restaktivität vorhanden ist, sollte unbedingt länger gewartet werden.

Es müssen aber auch noch andere Faktoren berücksichtigt werden. Das Alter des Patienten spielt eine wichtige Rolle. Bei älteren Patienten wird man mit der Revision sicher zurückhaltender sein als bei jüngeren. Wir lehnen sie bei über 60jährigen Patienten in der Regel überhaupt ab. Im weiteren ist der Allgemeinzustand wichtig. Bei einem Patienten mit einem zusätzlichen traumatischen psychoorganischen Syndrom wird man sicher länger warten als bei einem sonst gesunden. Auch der Unfallmechanismus muß bei der Festlegung des Zeitpunktes mitberücksichtigt werden. Falls Hinweise für eine Zerreißung von Nervengewebe bestehen, wird man sich früher zur Revision entschließen. Nicht zuletzt spielen auch das Ausmaß und die Lokalisation der Plexusläsion eine wichtige Rolle. Distale Lähmungen haben mit und ohne Operation eine schlechtere Prognose als proximale. Wahrscheinlich, weil bei den letzteren viel kürzere Distanzen überbrückt werden müssen. Bei vorwiegend proximalen Läsionen, wo der Patient die größten Chancen hat, von einem Eingriff zu profitieren, wird man daher rascher dazu bereit sein als bei distalen.

Literatur

[1] Holler, M. und H. C. Hopf: Posttraumatische Synkinesien zwischen Zwerchfell und Muskeln des Plexus brachialis. Dtsch. Z. Nervenheilk. **193** (1968) 141.

[2] Ludin, H. P.: Praktische Elektromyographie. 2. Aufl. Enke, Stuttgart 1981.

[3] Ludin, H. P., M. Haertel, R. P. Meyer und B. Noesberger: Die Kombination der traumatischen Ruptur der Rotatorenmanschette mit Nervenläsionen. Dtsch. med. Wschr. **100** (1975) 142.

[4] Mamoli, B.: Electromyographic evaluation of non surgical treatment of traumatic peripheral nerve lesions. In: G. Caruso, H. P. Ludin (Hrsg.), Electromyography in the diagnosis and management of peripheral nerve injuries. Huber, Bern 1983. S. 61.

[5] Mumenthaler, M. und H. Schliack: Läsionen peripherer Nerven. 4. Aufl. Thieme, Stuttgart 1982.

[6] Parsonage, M. J. and A. W. Turner: Neuralgic amyotrophy. The shoulder-girdle syndrome. Lancet **I** (1948) 973.

[7] Seddon, H. J.: Three types of nerve injury. Brain **66** (1943) 237.

Das Myelogramm beim zervikalen Wurzelausriß

P. Stoeter, U. Gröger, R. Bergleiter

Seit der Beschreibung durch Murphy et al. [4] wird die Myelographie als eine entscheidende diagnostische Hilfe bei der Abgrenzung eines zervikalen Wurzelausrisses von einer Schädigung des Plexus brachialis, die sich eventuell operativ angehen läßt, angesehen. Die Aussage- und Fehlermöglichkeiten dieser Methode bei der Beurteilung von Wurzel- oder Plexusläsionen werden zusammenfassend erläutert.

Technik der zervikalen Myelographie

Zum Nachweis eines Wurzelausrisses ist eine gute Kontrastierung erforderlich. Daher wird die direkte Eingabe des Kontrastmittels durch eine hohe laterale Punktion bei C 1/2 gegenüber dem „Hochschaukeln" nach lumbaler Injektion bevorzugt. Die Punktion und Kontrastmittelinjektion erfolgt in Bauchlage unter Durchleuchtung mit einem schwenkbaren C-Bogen. Eine leichte Schräglagerung von Kopf und Hals in Lordose während der Injektion führt zu einer besonders intensiven Kontrastmittelanreicherung auf der unten liegenden Seite. Da die Wurzeltaschen- bzw. Zystenfüllung manchmal verzögert erfolgt, soll die Beobachtungszeit wenigstens 10 Minuten betragen. Wegen der guten Resorption und geringen Nebenwirkungen und vor allem auch der hervorragenden Detaildarstellung kommen bei der Frage eines Wurzelausrisses nur noch wasserlösliche, nicht ionische Kontrastmittel, wie z. B. Amipaque® oder Solutrast®, zur Verwendung.

Das normale zervikale Myelogramm

Bei langsamer Injektion sammelt sich das Kontrastmittel vorwiegend im Subarachnoidalraum vor dem Rückenmark an. Neben dem Markschatten, der sich in Höhe der zervikalen Intumeszens verbreitert, stellen sich die Aussparungen der Nervenwurzeln dar. Die relativ breiten und innerhalb des Markschattens gelegenen Ursprungszonen der Wurzelfilamente aus dem Rückenmark lassen sich aber nicht scharf abbilden, so daß auch ein Ausriß nicht direkt erkennbar ist. Die Filamente ziehen schräg über den Markschatten nach unten und außen und vereinigen sich dabei zur Nervenwurzel. Die unteren Wurzeln verlaufen steiler und stellen sich zumeist als zwei parallele, durch einen zentralen Kontrastmittelstreifen getrennte Aussparungszonen dar, während die oberen Wurzeln bis C5 fast waagrecht verlaufen und sich aus mehreren Filamenten zusammensetzen. Bei einer Kontrastmittelansammlung im ventralen, vor dem Rückenmark gelegenen Anteil des Subarachnoidalraumes stellen sich vor allem die Vorderwurzeln, bei einer vollständigen Füllung auch die Hinterwurzeln dar. Bei sehr guter Bildqualität ist eine Differenzierung durch die Verschiebung der Wurzelaustrittszonen in der Schrägprojektion möglich, und zwar werden die vorderen Austrittszonen nach lateral und die hinteren zur Markschattenmitte hin projiziert (Abb. 1). Die Kontrastmittelfüllung der Wurzeltaschen endet als stumpfwinkliges Dreieck im Zwischenwirbelloch. Die Seiten des Dreiecks werden durch die Recessus supra- et subradiculares gebildet. An der Spitze befinden sich die Kontrastmittelaussparungen der austretenden Nervenwurzeln vor Bildung des Ganglions.

Das Myelogramm bei Wurzelausriß

Ein Kontrastmittelaustritt aus dem Zwischenwirbelloch gilt als typischer myelographischer Befund beim Wurzelausriß. Von dieser Regel gibt es aber zahlreiche Abweichungen in der einen oder anderen Richtung. Folgende Konstellationen sind möglich und beschrieben.

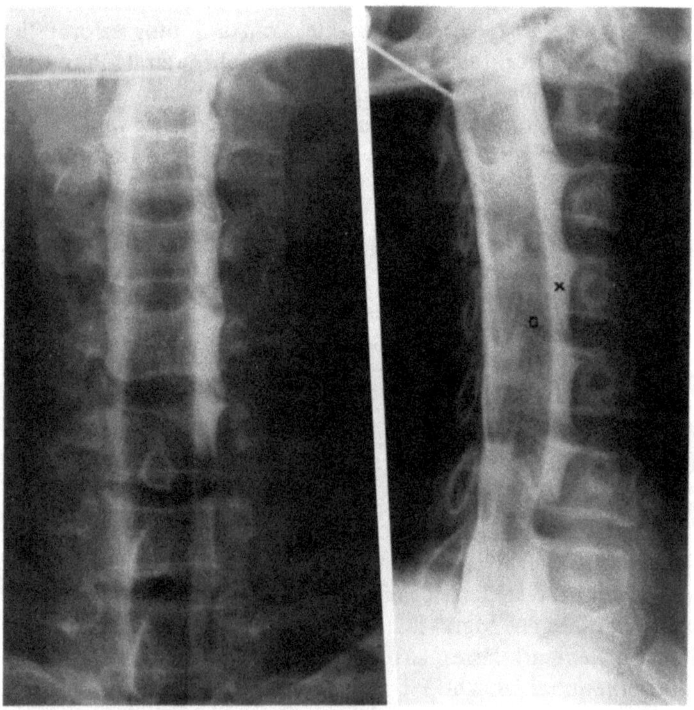

Abb. 1. Zervikales Myelogramm mit Bandscheibenvorfall bei C6/7 li.: Gute Darstellung der zervikalen Nervenwurzeln als Aussparungen im Subarachnoidalraum, die sich zentral in den Markschatten hinein verfolgen lassen und peripher im Zwischenwirbelloch enden. Die oberen zervikalen Wurzeln stellen sich als Bündel aus mehreren, die unteren als Bündel aus zwei Filamenten dar. Die Wurzeltaschenanfärbung endet mit einem Rec. supra- und infraradicularis im Zwischenwirbelloch. Die Ursprungszonen der linken Wurzelfilamente liegen im a.-p.-Bild paramedian und projizieren sich im Schrägbild nach lateral (Vorderwurzeln = x) bzw. in die Markschattenmitte. (Hinterwurzel = o).

Traumatische Wurzeltaschenruptur

Das Kontrastmittel fließt aus der Wurzeltasche in einen zystenartigen Raum, der sich entweder intraspinal im Subarachnoidalraum nach oben oder unten erstreckt (Abb. 2) oder durch das Zwischenwirbelloch nach peripher reicht. Dabei kann entweder nur die Wurzeltasche verplumpt und leicht erweitert sein (Abb. 3), oder eine stumpf-, zysten- oder fingerartige Kontrastmittelansammlung reicht weiter nach peripher, unter Umständen bis in die Infraklavikulargrube (Abb. 4 u. 5). Nach Sunderland [8] beruht die Wurzeltaschenruptur primär auf einer von peripher her kommenden Traktion und geht daher meist mit einer zusätzlichen Plexusschädigung einher. Obwohl erfahrungsgemäß bei einem solchen myelographischen Befund meistens auch ein Wurzelausriß vorliegt, ist es keineswegs immer so, wie mehrfach mitgeteilt wurde [2, 3, 6] und auch ein eigener Fall beweist (Abb. 2).

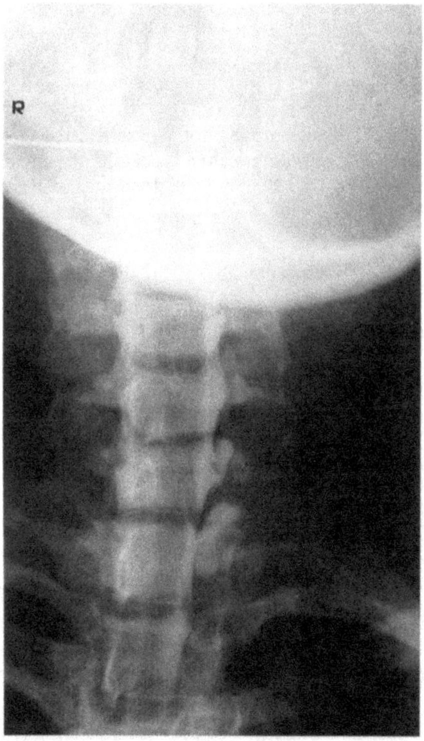

Abb. 2. Wurzeltaschenruptur C7 und C8 li.: Ausbildung von zwei Wurzeltaschendivertikeln der Wurzeln C7 und C8 li. mit vorwiegender intraspinaler Ausdehnung im Subarachnoidalraum. Das untere Divertikel geht vom Rec. subradicularis aus und erstreckt sich etwas durch das Zwischenwirbelloch nach außen. Der Rec. supraradicularis dieser Wurzel ist komprimiert. Die Wurzeldarstellung selbst ist etwas verplumpt, aber deutlich erkennbar. Ein Wurzelausriß war klinisch auszuschließen.

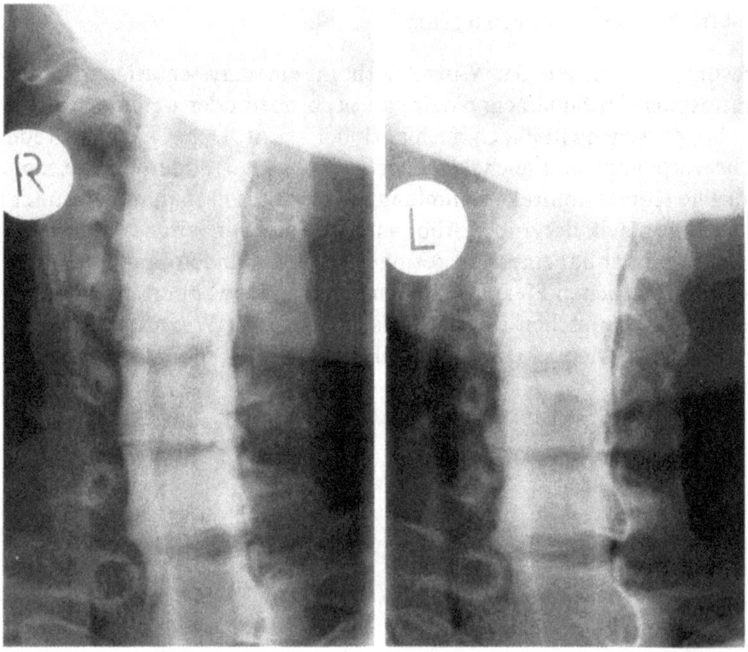

Abb. 3. Wurzelausriß C7 und C8 li.: Erweiterung und Verplumpung der Wurzeltaschen C7 und C8 li., die auch etwas weiter in die Zwischenwirbellöcher hineinreichen als die darüberliegenden Wurzeltaschen. Im Vergleich mit der Gegenseite unzureichende bis fehlende Darstellung der Wurzelaussparungen C7 und C8 li.

In diesen Fällen liegt nur ein Einriß der Wurzeltasche vor, während die Nervenwurzel selbst dem Zug offenbar standgehalten hat. Auch gibt es gelegentlich angeborene Arachnoidalzysten und Divertikel, die in der Zervikalregion allerdings relativ selten sind [7] und Kugelform sowie eine regelrechte Wurzelzeichnung aufweisen [10].

Inkomplette Wurzeltaschendarstellung

Durch Narbenbildungen kann es zu einer inkompletten bis fehlenden Kontrastmittelfüllung der Wurzeltasche kommen mit unzureichender Darstellung der supra- und subradikulären Recessus [5], wie man sie auch beim Bandscheibenvorfall findet (Abb. 6). Außerdem kann eine Wurzeltaschenkompression durch eine den Subarachnoidalraum einengende und den Markschatten verlagernde Raumforderung, wie z. B. einen Erguß oder ein altes Hämatom, verursacht werden. Diese Befunde zeigen natürlich lediglich die Alteration der Wurzeltasche und deuten damit auf die Möglichkeit einer zusätzlichen Wurzelschädigung hin, ohne sie zu beweisen.

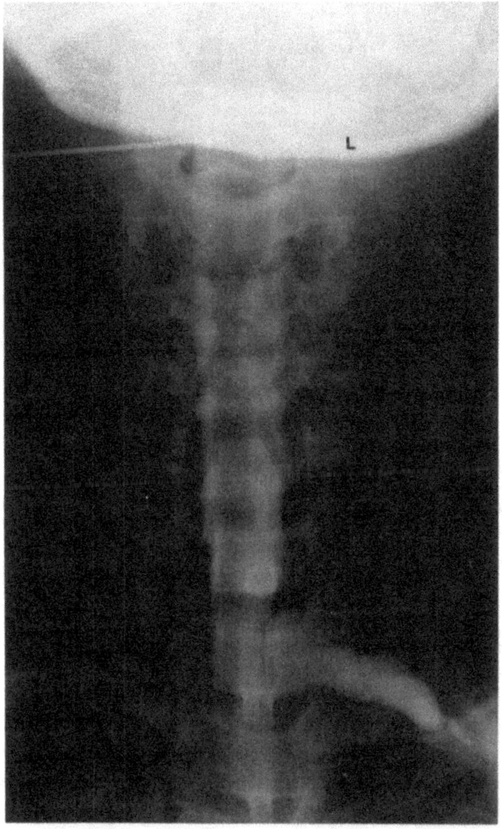

Abb. 4. Wurzelausriß C8 und D1 li.: Großes Wurzeltaschendivertikel bei D1, das sowohl intraspinal liegt und den Markschatten nach re. verlagert als auch durch das Zwischenwirbelloch weit nach peripher reicht. Die Wurzeltasche D8 ist dagegen deutlich verkürzt. Unzureichende Darstellung der Wurzelaussparungen C8 und D1 li.

Unauffälliges Myelogramm

Auch bei einer regelrechten Wurzeltaschenfüllung kann ein Wurzelausriß vorliegen [1, 2, 9].

Dabei ist in erster Linie eine zentrale Traktion, das heißt eine momentane Verschiebung des Rückenmarkes gegenüber den Wurzeln ohne besondere Zugwirkung auf die lateralen Anteile der Wurzeltasche als auslösender Mechanismus vorstellbar [8]. Eigene Beobachtungen fehlen. Es ist denkbar, daß in einem solchen Fall jedoch die Wurzeldarstellung im Subarachnoidalraum unzureichend oder verändert ist, wie wir es auch bei einigen Patienten mit Wurzeltaschenvernarbungen (Abb. 6) und -zysten (Abb. 3 u. 4) gesehen haben. Auf diese Darstellung der Wurzelverläufe, deren Fehlen beim Ausriß bereits von Davies et al. [1] beschrieben wurde und die mit den neuen Kontrastmitteln wesentlich besser abgebildet werden können, muß daher besonders geachtet werden.

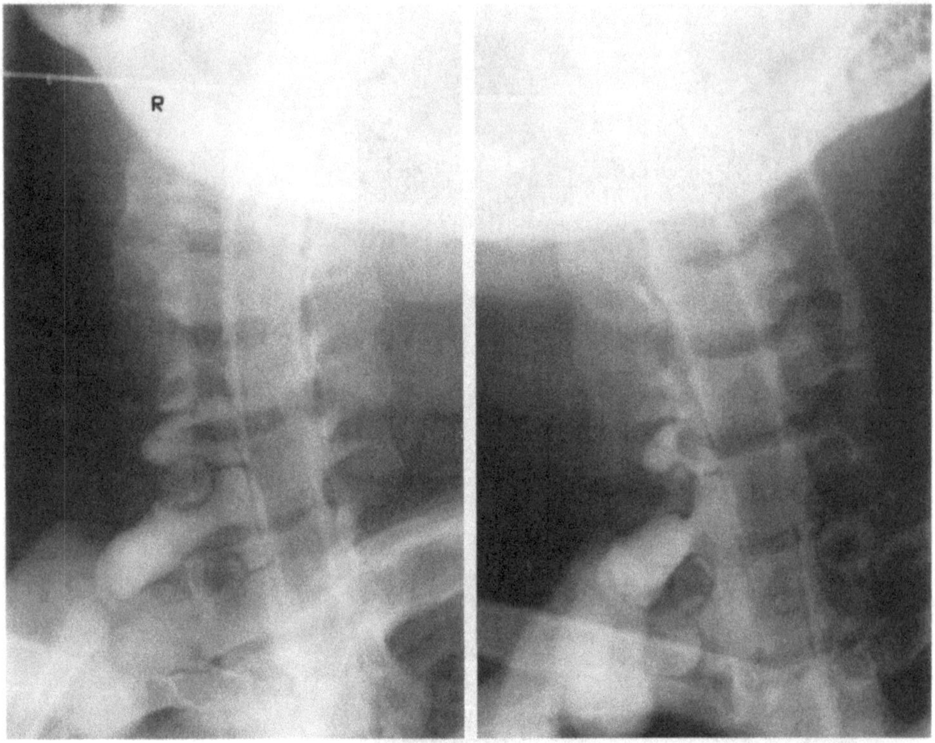

Abb. 5. Wurzelausrisse C7, C8 und D1 re.: Ausbildung großer Wurzeltaschendivertikel bei C7, C8 und D1 mit intra- und extraspinaler Ausdehnung, von denen die unterste bis in die Infraklavicular-grube reicht.

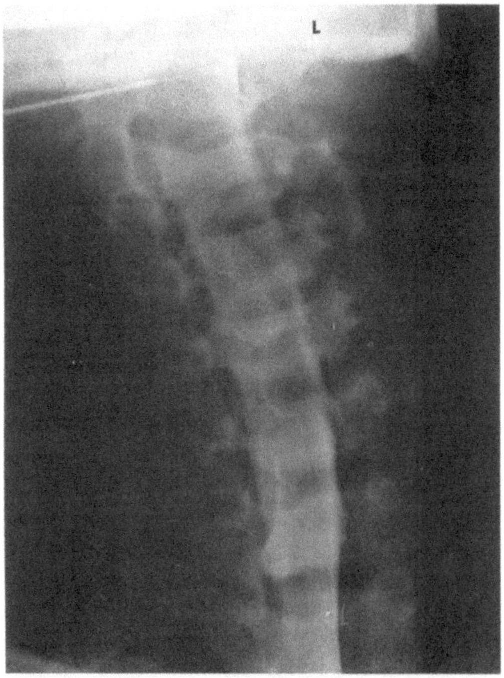

Abb. 6. Wurzelausrisse C8 und D1 li.: Deutliche Verkürzung der Wurzeltasche C8 und völlig fehlende Darstellung der Wurzeltasche D1. Gleichzeitig wird der Subarachnoidalraum ab Unterkante HWK 7 komprimiert und der Markschatten von den Bogenwurzeln abgedrängt und nach rechts verlagert. Fehlende Darstellung der Wurzelaussparungen von C8 und D1.

Literatur

[1] Davies, L., D. Sutton and A. S. Bligh: Myelography in brachial plexus injuries. Brit. J. Radiol. **39** (1966) 362–372.

[2] Jelasic, F. and K. Piepgras: Functional restitution after cervical avulsion injury with „typical" myelographic findings. Europ. Neurol. **11** (1974) 158–163.

[3] Kewalramani, L. S. and R. G. Taylor: Brachial plexus root avulsion: Role of myelography. Review of diagnostic procedures. J. Trauma **15** (1975) 603–608.

[4] Murphey, F., W. Hartung and J. W. Kirklin: Myelographic demonstration of avulsing injury of the brachial plexus. Amer. J. Roentgenol. **58** (1947) 102–105.

[5] Nashold, B. S. and R. H. Ostdahl: Dorsal root entry zone lesions for pain relief. J. Neurosurg. **51** (1979) 59–69.

[6] Robles, J.: Brachial plexus avulsion. A review of diagnostic procedures and report of six cases. J. Neurosurg. **28** (1968) 434–438.

[7] Sunderland, S.: Nerve and nerve injuries. Livingstone, Edinburgh – London – New York 1968.

[8] Sunderland, S.: Mechanisms of cervical nerve root avulsion in injuries of the neck and shoulder. J. Neurosurg. **41** (1974) 705–714.

[9] Taylor, P. E.: Traumatic intradural avulsion of the nerve roots of the brachial plexus. Brain **85** (1962) 579–602.

[10] Tänzer, A.: Die Myelographie mit positiven Kontrastmitteln. In: L. Diethelm, et al.: Handbuch der medizinischen Radiologie. Bd. 14, Teil 2, S. 437–526. Springer, Berlin, Heidelberg, New York 1977.

Operative Behandlung der Armplexusläsionen

Indikation und Auswahl der Operationstechnik im Rahmen der chirurgischen Behandlung von Läsionen des Plexus brachialis

H. Millesi

Einleitung

Die chirurgische Behandlung von Läsionen des Plexus brachialis stellt eine alte Herausforderung an die Rekonstruktive Chirurgie dar. Versuche, mit einer solchen Verletzung fertig zu werden, gehen bis in die Mitte des vorigen Jahrhunderts zurück. Immer wieder wurde über Erfolge berichtet, ohne daß diese Ergebnisse einer kritischen Beurteilung standhielten. Besonders intensive Anstrengungen wurden im 4. und 5. Jahrzehnt unseres Jahrhunderts von Merle d'Aubigné und Herbert Seddon unternommen. Sir Herbert Seddon konnte interessante Ergebnisse erzielen. So berichtete er über fünf Patienten mit einer oberen Plexuslähmung, bei denen die Kontinuität im Bereich der oberen Wurzeln und des Truncus superior durch Nerventransplantate wiederhergestellt wurde. In zwei von diesen fünf Fällen trat eine nützliche Funktion ein. Trotz dieses ermutigenden Ergebnisses gab Sir Herbert Seddon weitere Anstrengungen in dieser Richtung auf, da in der Zwischenzeit Clark die Methode des Bizepsersatzes durch Transfer des M. pectoralis major entwickelt hatte und somit für die obere Plexusläsion eine verläßlichere Behandlungsmethode zur Verfügung stand. Weiter berichtet Sir Herbert Seddon über eine Funktionsrückkehr im M. biceps brachii durch Neurotisation des distalen Stumpfes des N. musculocutaneus mit Hilfe eines Interkostalnerventransfers. Auch in diesem Fall konnte eine befriedigende Beugung im Ellenbogengelenk erzielt werden. Diese Methode wurde von Tsuyama und Mitarbeitern [17] weiter entwickelt. Diese Autoren führten bei allen Patienten mit einer kompletten Plexuslähmung, bei denen Anhaltspunkte für das Vorliegen eines Wurzelausrisses gegeben waren, ohne Freilegung des Plexus brachialis, einen solchen Nerventransfer aus und berichteten über günstige Ergebnisse. Es ist evident, daß in einem solchen Krankengut auch Fälle enthalten sein müssen, die keinen Ausriß aller Wurzeln erlitten haben, sondern bei denen auch einzelne Wurzeln in der Kontinuität erhalten geblieben sind. Eine echte Bewertung dieser Behandlungsergebnisse ist daher nicht möglich. Die genannten Autoren haben dieses Vorgehen inzwischen auch aufgegeben [18].

Der aktuelle Stand der Plexuschirurgie wurde beim 10. Kongreß der Societé International de Chirurgie Orthopédique et Traumatologique im September 1966 in Paris zusammengefaßt. Merle d'Aubigné und Sir Herbert Seddon stellten fest, daß bei einer kompletten Lähmung des Plexus brachialis eine chirurgische Behandlung keine Aussicht hat, ein funktionell befriedigendes Ergebnis zu erreichen. Als Standardbehandlung wurde die konservative Therapie empfohlen, um alle Möglichkeiten der spontanen Regeneration auszunützen. Bei Vorliegen einer kompletten Lähmung wurde die Versteifung des Schultergelenkes und die Oberarmamputation mit nachfolgender Ausstattung des Patienten mit einer Prothese empfohlen. Die operative Freilegung wurde vorwiegend deshalb vorgenommen, um die exakte Diagnose zu klären. Bei Nachweis einer Kontinuitätsunterbrechung wurde der Patient der oben erwähnten chirurgischen Behandlung zugeführt, während bei Vorliegen einer Läsion mit erhaltener Kontinuität die konservative Behandlung fortgesetzt wurde. Die Durchführung einer intraneuralen Neurolyse, wie sie von Bateman [2] gefordert wurde, lehnte Sir Herbert Seddon ab mit der Begründung, daß dadurch die Möglichkeiten einer spontanen Regeneration zunichte gemacht werden könnten.

Merle d'Aubigné berichtete 1976 über Spätergebnisse bei derart behandelten Patienten. Das überraschende Ergebnis war, daß die Mehrzahl dieser Patienten die Prothesen nicht benutzen. Darüber hinaus war es auffallend, daß bei vielen Patienten doch noch spontane Regenerationen aufgetreten sind und zwar in Muskelgruppen, die primär für irreparabel denerviert gehalten wurden. Dies zeigt, daß offenbar die Diagnose im Rahmen der operativen Freilegung nicht immer richtig war. Diese Beobachtung läßt den Schluß zu, daß bei Durchführung einer Dekompression durch intraneurale Neurolyse, die spontane Regeneration früher und wirksamer in Erscheinung hätte treten können.

Durch die Entwicklung der Mikrochirurgie wurde die Situation grundlegend verändert. Mit Hilfe der mikrochirurgischen Präparation ist es möglich, eine intraneurale Neurolyse auszuführen, ohne Nervengewebe mit Aussicht auf spontane Regeneration zu schädigen. Im Gegenteil, wie bereits oben erwähnt, kann durch eine Dekompression aufgrund einer Epineurotomie bzw. partiellen Epineurektomie die Regeneration in Gang gebracht bzw. beschleunigt werden. Die Methode der mikrochirurgischen Nerventransplantation [8] erhöhte die Aussichten bei Überbrückung von Defekten auch über lange Strecken. Folgerichtig haben wir seit 1963 begonnen, Läsionen des Plexus brachialis operativ anzugehen und darüber mehrfach berichtet [7, 10, 11]. Dieses Vorgehen wurde in der Folge von anderen Kollegen aufgenommen, die ebenfalls über Erfolge berichten konnten.

Problemstellung

Die Hauptfrage, die man sich im Zusammenhang mit der chirurgischen Behandlung von Läsionen des Plexus brachialis stellen muß, geht dahin, ob die zu erwartenden Ergebnisse mit dem notwendigen Aufwand in Einklang zu bringen sind. Diese Frage führt zu den Kriterien, die zur Beurteilung der Behandlungsergebnisse heranzuziehen sind. Wann kann man von einem befriedigenden Ergebnis sprechen?

Es ist klar, daß ein *wirklich gutes* Ergebnis nur dann vorliegt, wenn der Patient eine annähernd normale Funktion erreicht. Bei Vorliegen einer Kontinuitätsunterbrechung mehrerer Wurzeln gelingt es jedoch nicht, dieses Ziel zu erreichen. Gute Ergebnisse in diesem Sinne traten nur dann ein, wenn die Kontinuität nicht in großem Ausmaß unterbrochen war und man durch eine Neurolyse günstige Voraussetzungen für eine spontane Regeneration schaffen konnte. Es muß aber betont werden, daß diese Fälle nur deswegen operiert wurden, weil eine großzügige Indikation zur Freilegung gestellt wurde. Hätte man diese Fälle nicht operiert, wäre es wohl zu einer spontanen Regeneration gekommen, diese hätte aber möglicherweise Jahre in Anspruch genommen (siehe oben Merle d'Aubigné) und wäre aufgrund der inzwischen erfolgten Muskelatrophie qualitativ minderwertig geblieben.

Ein *befriedeigendes* Ergebnis liegt dann vor, wenn durch die Operation erreicht wurde, daß der Patient den schlaff gelähmten Arm nicht mehr als hinderlich empfindet, sondern nützlich einsetzen kann. Ein solches Ergebnis ist gegeben, wenn folgende Kriterien erfüllt sind:

1. Der Patient kann das Schultergelenk kontrollieren. Dazu ist kein großes Bewegungsausmaß nötig. Es besteht aber keine Luxation mehr und eine aktive Beweglichkeit ist möglich.
2. Der Patient kann das Ellenbogengelenk aktiv beugen.
3. Der Patient ist in der Lage, Unterarm und Hand als unterstützendes Glied einzusetzen. Dazu ist es notwendig, daß der Patient entweder das Handgelenk aktiv kontrollieren kann oder daß das Handgelenk in Funktionsstellung versteift ist.
4. Es soll eine primitive Sensibilität vorhanden sein, und es sollen keine trophischen Störungen vorliegen.
5. Es dürfen keine Schmerzen bestehen.

Das Behandlungsergebnis kann als *gut* eingestuft werden, wenn darüber hinaus

6. eine primitive Greiffunktion gegeben ist und
7. der Patient im Schultergelenk eine Außenrotation durchführen kann.

Zur Verfügung stehende Behandlungsverfahren

1. Konservative Therapie;
2. Ersatzoperationen bei Teillähmung;
3. Neurolyse bei erhaltener Kontinuität;
4. Wiederherstellung der Kontinuität bei Ruptur oder scharfer Durchtrennung;
5. gezielte Neurotisation nach operativem Nachweis eines Wurzelausrisses;
6. Neurotisation nach lediglich klinischem Nachweis eines Wurzelausrisses;
7. Ersatzoperation nach Teilregeneration.

Diese Liste spiegelt die Vielfalt der Möglichkeiten wider. Jede dieser Möglichkeiten hat ihre Indikation und bei richtiger Indikationsstellung ihre Prognose. Es muß aber betont werden, daß ein optimales Ergebnis nur dann zu erzielen ist, wenn bei einer kompletten Lähmung die Verfahren 1., 3., 4., 5. und 7. nach einem Plan im Sinne einer globalen Therapie je nach Ausmaß der Schädigung und nach Qualität der erfolgten Regeneration eingesetzt werden. Das Verfahren 2. ist naturgemäß auf Teillähmungen beschränkt. Auch in diesem Zusammenhang erhebt sich die Frage, ob man bei Vorliegen einer Teillähmung sofort zu einer Ersatzoperation schreiten soll, oder ob man den Versuch einer Wiederherstellung der normalen Innervation machen sollte. Wir glauben, daß der zuletzt genannten Vorgangsweise der Vorzug zu geben ist. Nicht zuletzt auch deswegen, weil der für die Ersatzoperation herangezogene Muskel in seiner ursprünglichen Funktion erhalten bleibt bzw. zu einer weiteren Verbesserung mit einer anderen Aufgabenstellung verwendet werden kann. Als Beispiel sei die Möglichkeit einer oberen Plexuslähmung erwähnt. Der M. pectoralis major kann im Sinne von Clark zum Ersatz der Bizepsfunktion verlagert werden. Wenn es aber gelingt, durch direkte Wiederherstellung eine Reinnervation des M. biceps zu erreichen, kann der M. pectoralis major zur Erzielung einer Außenrotation herangezogen werden, was nicht möglich ist, wenn dieser Muskel zum Ersatz des Bizeps verwendet wurde.

Die unter 6. genannte Methode der Neurotisation nur nach klinischem Nachweis eines Wurzelausrisses ohne Bestätigung durch operative Freilegung, halten wir für schlecht. Dieses Vorgehen sollte nicht angewendet werden.

Einteilung der Läsionen des Plexus brachialis

Die in der klinischen Praxis vorkommenden traumatischen Läsionen des Plexus brachialis können nach folgenden Gesichtspunkten eingeteilt werden:

1. Das klinische Erscheinungsbild zum Zeitpunkt der Verletzung

Eine *offene Läsion des Plexus brachialis* mit Verletzung der *Ateria bzw. V. subclavia* stellt eine akute Operationsindikation dar. Die Blutung muß so schnell wie möglich beherrscht werden. Die Rekonstruktion der Arterie ist anzustreben. Dasselbe gilt naturgemäß für Verletzungen im Bereich der A. axillaris bzw. brachialis. Die Verletzung des Plexus brachialis selbst tritt im Rahmen der Akutversorgung in den Hintergrund. Die Tatsache der Plexusverletzung wird festgehalten, es ist aber nicht angezeigt eine komplizierte Präparation durchzuführen, um das ganze Ausmaß des Plexusschadens festzustellen. Die Versorgung des Plexus brachialis erfolgt in einer zweiten Sitzung.

Bei Vorliegen einer *offenen Verletzung ohne Arterienläsion* kommt eine Versorgung durchtrennter Anteile des Plexus brachialis dann in Frage, wenn diese Durchtrennung durch eine scharfe Gewalteinwirkung erfolgt ist und glatte Schnittränder ohne Defekt vorliegen. In allen anderen Fällen ist die frühe Sekundärversorgung vorzuziehen.

Eine *geschlossene Verletzung* des Plexus brachialis mit Gefäßläsion und Ausbildung eines ausgedehnten Hämatomes stellt ebenfalls eine akute Operationsindikation dar. Die Blutung wird gestillt, die A. subclavia bzw. axillaris im Falle einer Verletzung rekonstruiert und die Versorgung der Plexusverletzung der frühen Sekundärversorgung vorbehalten.

Bei Vorliegen einer Läsion des Plexus brachialis und einer gleichzeitigen *Fraktur der Klavikula*, wird der Bruch des Schlüsselbeines durch eine Osteosynthese versorgt, da der anhaltende Druck durch die Knochenfragmente die Plexusläsion verschlimmern kann.

Bei einer *geschlossenen Plexusverletzung ohne Knochen- bzw. Gefäßbeteiligung* ergibt sich eine Operationsindikation nur dann, wenn der Eindruck einer anhaltenden Kompression, z. B. durch das Vorliegen eines ausgedehnten Ödemes, besteht. Alle anderen Fälle werden konservativ behandelt.

2. Das klinische Erscheinungsbild geschlossener Plexusverletzungen nach der Akutphase

Man kann unterscheiden:

- *Die komplette Plexusläsion*

  Es sind alle fünf Wurzeln betroffen, der Arm hängt schlaff herab, es besteht eine Tendenz zur Innenrotation. Der ganze Arm ist anästhetisch mit Ausnahme eines Streifens an der Innenseite des Oberarmes (Nn. intercostobrachiales). Sind die Mm. supra- und infraspinati (N. suprascapularis) frei, ergibt sich ein Anhaltspunkt dafür, daß die Läsion im peripheren Anteil der Primärstämme bzw. im Bereich der Faszikel lokalisiert ist. Wenn der M. serratus anterior (N. thoracicus longus) nicht gelähmt ist, kann die Lokalisation in dem peripheren Wurzelabschnitt bzw. in Höhe der Primärstämme lokalisiert werden. Eine Mitbeteiligung des genannten Muskels spricht für einen Ausriß der Wurzeln C5, C6, C7. Das Vorhandensein eines Hornersyndroms spricht für einen Ausriß im Bereich der unteren Wurzel (C8 und Th1).

- *Die obere Plexuslähmung*
  Klinisch können grundsätzlich zwei Bilder unterschieden werden:
  - Die Verletzung der Wurzeln C5 und C6, bzw. des Truncus superior mit Ausfall der aktiven Beweglichkeit der Schulter und der Ellenbogenbeugung.
  - Die Verletzung der Wurzeln C5, C6 und C7, bei der zusätzlich auch die über den N. radialis innervierten Muskeln gelähmt sind.
    Eine periphere Läsion des N. axillaris, des N. musculocutaneus und des N. suprascapularis, kann eine obere Plexuslähmung vortäuschen.
- *Die untere Plexuslähmung*
  Durch die Verletzung der Wurzeln C8 und Th1, besteht ein Ausfall der aktiven Beweglichkeit im Bereich des Unterarmes und der Hand, sowie ein Verlust der Pronation. Dadurch stehen Unterarm und Hand aufgrund der kräftigen Innervation des M. biceps brachii in Supinationsstellung.

3. Höhe der Läsion

Grundsätzlich können vier charakteristische Lokalisationshöhen, zwischen denen natürlich Übergänge bestehen, unterschieden werden.

I *Der Wurzelausriß*

Diese Läsion wird im anglo-amerikanischen Schrifttum als supraganglionäre Läsion bezeichnet. Bei einem Wurzelausriß besteht nicht die geringste Hoffnung auf eine spontane Regeneration. Eine Wiederherstellung der Kontinuität wäre nur durch Wiedereinpflanzen der Filamente in das Rückenmark vorstellbar und ist derzeit technisch ausgeschlossen. In der Vergangenheit wurden große Anstrengungen gemacht, durch entsprechende Untersuchungsmethoden das Vorliegen eines Wurzelausrisses sicher nachweisen zu können. Bei Nachweis eines Wurzelausrisses wurde, je nach Schule, entweder der Patient als inoperabel erklärt und einer Arthodese des Schultergelenkes bzw. Oberarmamputation, wie oben ausgeführt, zugewiesen oder es wurde die Indikation für einen Nerventransfer gestellt. Zum Nachweis eines Wurzelausrisses können herangezogen werden

- die Myelographie: Bei Vorliegen eines Wurzelausrisses besteht eine Unregelmäßigkeit der Begrenzung des Duralraumes und eine Meningozele. Es gibt aber auch falsche positive und falsche negative Befunde.

  Bei Vorliegen eines Wurzelausrisses sind auch die tiefen Halsmuskeln des entsprechenden Segmentes gelähmt, da die nach dorsal ziehenden motorischen Äste sehr weit proximal abgehen. Ein Ausfall der dorsalen Halsmuskeln kann durch eine elektromyographische Untersuchung nachgewiesen werden.

- Die elektroneurographische Untersuchung sensibler Fasern des entsprechenden peripheren Versorgungsgebietes zeigt erhaltene Leitfähigkeit, obwohl eine Anästhesie besteht. Da die Läsion proximal des Ganglion liegt, ist die Verbindung zwischen Neuron im Spinalganglion und Axon im peripheren Nerv erhalten, es kommt nicht zur Wallerschen Degeneration der sensiblen Fasern. Sensible Reize werden aber vom Spinalganglion nach zentral nicht mehr weitergeleitet.

  Das Tinel-Hofmannsche-Zeichen ist negativ, da aufgrund der erhaltenen Kontinuität zwischen Spinalganglion und peripheren Nervenfasern keine Aussprossung mit Neurombildung erfolgt.

II *Der Wurzelabriß*
Bei der infraganglionären Wurzelläsion ist die Verbindung zwischen Spinalganglion und peripheren Anteilen der Nervenfasern unterbrochen, es kommt zur Wallerschen Degeneration auch sensibler Nervenfasern und es bildet sich im Bereich des proximalen Stumpfes ein Neurom mit einem positiven Tinel-Hoffmannschen-Zeichen, das eine Ausstrahlung in das Versorgungsgebiet der betroffenen Wurzel zeigt. Die Elektroneurographie ergibt keine Leitfähigkeit sensibler Fasern. Das Elektromyogramm der dorsalen Halsmuskeln ist normal. Ebenso ist das Myelogramm unauffällig.

I + II Bei einem *Wurzelausriß* kann der Schaden auch den peripheren Anteil der Wurzel betreffen, so daß die oben genannten Unterscheidungskriterien zwischen Wurzelausriß- und Wurzelabriß eine Unterscheidung nicht mehr zulassen.

I/II Die Unterscheidung zwischen Wurzelausriß und Wurzelabriß kann auch dadurch erschwert werden, daß von zwei *benachbarten Wurzeln* die eine ausgerissen und die andere abgerissen ist.

Zusammenfassend kann man sagen, daß die obengenannten Untersuchungsmethoden wohl gute Argumente liefern, ob Wurzelausrisse- bzw. Wurzelabrisse vorliegen. Ihre Aussage ist aber nicht so beweiskräftig, daß wichtige Entscheidungen hinsichtlich der weiteren Behandlung darauf begründet werden können. Solche Entscheidungen sind erst nach operativer Freilegung und tatsächlichem Nachweis zu treffen.

III *Läsion der Primärstämme*
Bei einer solchen Läsion ist der M. serratus anterior nicht gelähmt. Es besteht ein stark positives Tinel-Hoffmannsches-Zeichen in der Fossa supraclavicularis.

IV *Läsion der Faszikel*
Das Punctum maximum des Tinel-Hoffmannschen Zeichens ist in der Fossa infraclavicularis situiert.

III + IV Eine Läsion im Bereich der Primärstämme kann sich soweit nach distal ausdehnen, daß auch die Faszikel mitbetroffen sind.

4. Laterale Ausdehnung

Die Ausführungen unter 3. haben sich im wesentlichen auf eine Wurzel bzw. ihre Fortsetzung in peripherer Richtung bezogen. Die fünf Wurzeln des Plexus brachialis (C5 bis Th1) können in verschiedenem Ausmaß gelitten haben. Es kann ein wichtiger Zuzug von

C4 zum Plexus vorliegen, der in die Verletzung miteinbezogen ist oder ausgespart bleibt. Es kann sich um eine sogenannte Präfixation (der Plexus brachialis besteht aus den Wurzeln C4 bis C8), oder um eine Postfixation (der Plexus brachialis besteht aus den Wurzeln C6 bis Th2) handeln. Die drei Primärstämme (Truncus superior, Truncus intermedius und Truncus inferior) können gleichmäßig oder unterschiedlich betroffen sein. In Höhe der Faszikel ist ebenfalls eine verschieden starke Beteiligung des Fasciculus lateralis, dorsalis und medialis möglich.

5. Schwere der Läsion

Der Schweregrad einer Schädigung von Teilen des Plexus brachialis bzw. peripherer Nerven überhaupt muß nach zwei Gesichtspunkten beurteilt werden. Es kommt darauf an, inwieweit die Strukturen des Nervs ihre Kontinuität verloren haben oder nicht. Auf dieser Überlegung beruht die Einteilung nach Sir Sydney Sunderland. Bei Sekundäroperationen kommt es aber auch darauf an, inwieweit das unspezifische Bindegewebe des Nervs reagiert hat. Eine solche Reaktion führt zu einer beträchtlichen Fibrose, die auch bei erhaltener Kontinuität eine theoretisch mögliche Regeneration behindern oder verhindern kann. Weil man auch hierbei verschiedene Grade unterscheiden kann, erscheint eine ergänzende Einteilung notwendig.

a) *Schweregrade nach Beurteilung der Kontinuität verschiedener Gewebsstrukturen* [16]

I. Es besteht eine Unterbrechung der Leitfähigkeit, ohne daß morphologisch faßbare Veränderungen nachweisbar sein müssen. In diese Gruppe wird auch die segmentale Entmarkung bei Erhaltung der Kontinuität des Axons eingereiht. Dieser Grad der Läsion entspricht der Neurapraxie nach Seddon [14]. Nach einer derartigen Schädigung besteht Aussicht auf Restitutio ad integrum, wenn die Regeneration nicht durch Vorliegen einer äußeren oder inneren Kompression verhindert wird.

II. Die Kontinuität des Axons ist unterbrochen, es kommt zur Axonolyse und zur Wallerschen Degeneration peripher der Läsionsstelle. Alle übrigen Strukturen bleiben erhalten. Dieser Grad der Schädigung entspricht der Axonotmesis nach Seddon. Es erfolgt immer eine spontane Regeneration durch Aussprossen des Axons. Da die Endoneuralrohre erhalten sind, werden die Axone immer zum entsprechenden Erfolgsorgan geleitet und es erfolgt daher in der Regel eine Restitutio ad integrum, sofern die Regeneration nicht durch äußere oder innere Kompression verhindert wird. Die Regeneration nimmt allerdings wesentlich längere Zeit in Anspruch als bei einer Schädigung ersten Grades.

III. Dieser Grad der Schädigung ist durch eine Läsion der Nervenfasern innerhalb eines Faszikels charakterisiert. Das Perineurium blieb aber erhalten und die Faszikelstruktur ist daher nicht verändert. Eine spontane Regneration ist möglich, wenn dies nicht durch eine äußere oder innere Kompression verhindert wird. Da die Axone aber innerhalb der Faszikel irregulär aussprossen, bleibt die Regeneration immer unvollständig.

IV. Die Schädigung des Nervs hat ein solches Ausmaß erreicht, daß auch die Faszikelstruktur verloren gegangen ist. Die Kontinuität des Nervs wird durch das epineurale Gewebe aufrecht erhalten. Grundsätzlich ist es nicht unmöglich, daß die auf diese Weise entstandene unstrukturierte Bindegewebszone von Axonsprossen durchwachsen wird. Die Rückkehr einer nützlichen Funktion ist aber unwahrscheinlich. Ein derart geschädigtes Gewebsstück wird daher in der Regel reseziert und es wird die Kontinuität durch Nerventransplantation wiederhergestellt. Zwischen dem Schaden III. und dem Schaden IV. Grades gibt es alle Übergänge. Man trifft immer wieder auf Fälle, bei denen die Faszikelstruktur weitgehend aber nicht vollständig verloren gegangen ist. Wenn unter diesen Umständen die Kollagenisierung der betroffenen Zone nicht weit fortgeschritten ist, so daß eine »weiche« Fibrose besteht, kann man mit einer Teilregeneration rechnen. Solche Zonen werden daher nicht reseziert.

V. Es besteht eine komplette Durchtrennung. Eine Regeneration ist nicht möglich. Es ist eine Wiederherstellung der Kontinuität nach Anfrischung der Stümpfe durch Nerventransplantation angezeigt.

b) *Einteilung nach dem Grad der Fibrose*

A Fibrose des epifaszikulären Epineuriums

Das epifaszikuläre Epineurium ist fibrös verändert und geschrumpft, so daß der gesamte Nerv wie durch einen zu engen Strumpf komprimiert erscheint. Das interfaszikuläre Epineurium und die Faszikel selbst stehen unter Druck, sind aber im übrigen nicht sichtbar verändert. Eine solche Fibrose vom Typ A kann sowohl beim Grad I (i.e. I A), wie beim Grad II (i.e. II A) nach Sunderland vorkommen. Eine einfache Spaltung des epifaszikulären Epineuriums *(Epineurotomie)* führt zur Dekompression und ermöglicht das Ingangkommen der für eine Schädigung des Grades I bzw. II typischen spontanen Regeneration. Auch bei Vorliegen einer Schädigung III. Grades kann die Regeneration durch eine Fibrose des Grades A behindert werden (i.e. III A).

B Fibrose des epi- und interfaszikulären Epineuriums

Die Fibrose erstreckt sich auch zwischen die Faszikel hinein. Die Faszikel selbst stehen unter Druck, sind aber im übrigen intakt. Eine Fibrose des Grades B kann sowohl bei einer Schädigung I. Grades (i.e. I B), II. Grades (i.e. II B) bzw. III. Grades (i.e. III B), vorkommen. Bei einer solchen Läsion führt die Epineurotomie alleine nicht zum Ziel. Es muß vielmehr ein mehr oder weniger ausgedehnter Teil des epifaszikulären Epineuriums reseziert werden *(epifaszikuläre Epineurektomie)*. Darüber hinaus werden auch fibrös veränderte Anteile des Epineuriums zwischen den Faszikeln reseziert, bis die Dekompression der Faszikel erreicht wird (i.e. *interfaszikuläre Epineurektomie*). Eine völlige Separation der Einzelfaszikel ist nicht nur nicht notwendig, sondern kontraindiziert, um das chirurgische Trauma so klein wie möglich zu halten und die Blutversorgung der Faszikel nicht zu gefährden. Die Epineurektomie wird sofort eingestellt, sobald das Ziel, die einzelnen Faszikel zu dekomprimieren, erreicht wurde.

C Fibrose des endoneuralen Bindegewebes

Bei Erhaltung der Faszikelstruktur kann der Inhalt der Faszikel so geschädigt sein, daß er in hartes, fibröses Gewebe umgewandelt und verlötet wurde. Eine Regeneration durch dieses Gewebe ist nicht möglich, so daß eine Resektion des so veränderten Anteiles mit nachfolgender Wiederherstellung der Kontinuität angezeigt ist. Eine solche Fibrose kann bei einem Schaden des Grades III. Vorkommen (i.e. III C)

6. Der pathologisch-anatomische Befund

Für Entscheidungen hinsichtlich der weiteren Behandlung bzw. der Auswahl der Methode ist einzig und alleine der pathologisch-anatomische Befund entscheidend, der durch die operative Freilegung des Plexus geklärt werden muß. Da Höhe der Läsion, seitliche Ausdehnung und Schwere der Läsion bei ein und demselben Plexus an verschiedenen Stellen verschiedene Werte annehmen können, kann letztlich nur der durch die operative Freilegung geklärte pathologisch-anatomische Befund für jede weitere Beurteilung ausschlaggebend sein.

Einteilung der Läsionen des Plexus brachialis nach dem pathologisch-anatomischen Befund

Die exakte Auswertung einer Serie von 152 Fällen mit einer partiellen oder kompletten Läsion des Plexus brachialis ergab folgendes Bild:

Bei 49 Fällen handelt es sich um eine Teilläsion und
bei 103 Fällen um eine komplette Lähmung des Plexus brachialis.
Unter den kompletten Lähmungen waren
- 82 Wurzelläsionen und
- 21 periphere Läsionen enthalten.

Die Beteiligung der einzelnen Wurzeln zeigt Tabelle 1. Aus den Tabellen 2 und 3 kann entnommen werden, in welcher Häufigkeit die einzelnen Kombinationen, sowohl bei partiellen als auch bei kompletten Läsionen, vorkamen.

Tabelle 1 Befall der einzelnen Wurzeln bei 82 Patienten mit kompletter Plexus-brachialis-Lähmung bei Wurzelläsion

	Zahl der Patienten	Wurzeln
Plexus brachialis C_5–Th_1	76	380
Plexus brachialis C_4–Th_1	4	24
Plexus brachialis C_4–C_8	2	10
	82	n = 414

Art der Läsion	C_4	C_5	C_6	C_7	C_8	Th_1	Summe
Wurzelabriß	5	57	40	10	6	9	127
Wurzelabriß	1	22	39	68	53	43	226
Läsion in Kontinuität	–	3	3	4	23	28	61
	6	82	82	82	82	80	414

Tabelle 2 (Erklärungen siehe Text)

Komplette Plexus-Läsion	103
Partielle Plexus-Läsion	49
Gesamtzahl der Patienten	152

Tabelle 3 (Erklärungen siehe Text)

Wurzelläsion	82
Periphere Läsion	21
Komplette Plexus-Läsion	103

Tabelle 4 (Erklärungen siehe Text)

Partielle Plexus-Läsion	49
Obere Plexus-Läsion	37
Klinisch obere Plexus-Läsion (tatsächliche Läsion peripher)	4
Obere Plexus-Läsion mit Läsion des unteren Plexus nach Grad II	3
Mittlere Plexus-Läsion	1
Untere Plexus-Läsion	2
Irreguläre partielle Plexus-Läsion	2

Operationsindikation

Eine Läsion des Grades I nach Sir Sydney Sunderland kann durch die reizelektrische Untersuchung erfaßt werden. Da bei einer solchen Läsion die Kontinuität der Axone nicht verloren geht, bleibt die elektrische Reizbarkeit der klinisch gelähmten Muskulatur erhalten und zwar auch zu einer Zeit nach der Verletzung, nach welcher bereits die Wallersche Degeneration bei Vorliegen einer stärkeren Schädigung eingesetzt hätte. Mit anderen Worten, die klinisch gelähmten Muskeln lassen sich auch nach ein bis zwei Wochen nach der Verletzung elektrisch reizen. Unter diesen Umständen kann man eine spontane Regeneration erwarten. Wenn diese nach drei bis sechs Monaten nicht eingesetzt hat, liegt offensichtlich ein Schaden im Sinne von I A oder I B vor und die Durchführung einer Neurolyse ist angezeigt.

Die Schädigungsgrade II bis V können vorerst klinisch nicht unterschieden werden. Bei Vorliegen einer Schädigung II. Grades kann man jedoch erwarten, daß eine Regeneration in Gang kommt, was sich durch das Distalwandern des Punctum maximum des Tinel-Hoffmannschen Zeichens manifestiert. Auch ein Schaden vom Grad III kann ein solches Distalwandern des Tinel-Hoffmannschen Zeichens zeigen. Bei einer Schädigung IV. bzw. V. Grades bleibt das Punctum maximum des Tinel-Hoffmannschen Zeichens proximal des Niveaus der Verletzung. Die einzige Möglichkeit des Vorliegens eines Schadens vom Grad II zu erkennen, besteht in der sorgfältigen Beobachtung des Verlaufes, und zwar sowohl klinisch wie durch wiederholte elektromyographische Untersuchung.

Da die spontane Regeneration bei Vorliegen eines reinen Schadens II. Grades mehrere Monate in Anspruch nehmen kann, wird man diese Entscheidung erst nach dem 3. oder 4. Monat nach der Verletzung treffen können. Wenn bis zu diesem Zeitpunkt die Regeneration nicht in Gang gekommen ist, liegt offenbar ein Schaden vom Grad II A, II B, III, IV oder V vor.

Da in all diesen Fällen die Indikation zur operativen Freilegung des Plexus brachialis besteht, ist eine weitere Differenzierung nicht notwendig.

Da nach Ablauf von sechs Monaten nach der Verletzung die Erfolgsaussichten zu sinken beginnen, soll die Plexusfreilegung innerhalb von sechs Monaten nach der Verletzung durchgeführt werden. Aus dem Gesagten ergibt sich, daß für die Freilegung daher die Monate 4 bis 6 nach der Verletzung in Frage kommen und zwar je nach der Eindeutigkeit des Verlaufes.

Wird beispielsweise durch eine Myelographie das Vorliegen mehrerer Wurzelausrisse wahrscheinlich gemacht, oder lag ursprünglich eine offene Verletzung vor, bei der die Durchtrennung von Teilen des Plexus brachialis visuell erkannt wurde, braucht man selbstverständlich nicht so lange zuzuwarten und wird die Plexusfreilegung wesentlich früher in Angriff nehmen.

Operatives Vorgehen und zu erwartende Ergebnisse

Es ist nicht die Aufgabe dieser Arbeit, die operative Technik im einzelnen zu schildern. Im allgemeinen wird die Freilegung in Rückenlage bei abgespreiztem Arm durchgeführt. Sie erstreckt sich von den oberen Wurzeln im Bereich der Fossa supraclavicularis bis zum Oberarm, wenn die Ausdehnung der Veränderung dies notwendig macht. Eine Freilegung von dorsal, mit Hilfe der Laminektomie, ergibt zwar einen wesentlich besseren Überblick über die Wurzeln, die peripheren Anteile können aber von diesem Zugang her nicht dargestellt werden.

Bei der Plexusfreilegung kann man grundsätzlich zwei Vorgangsweisen unterscheiden. Eine Reihe von Operateuren bevorzugt eine völlige Freilegung mit Osteotomie der Klavikula und Durchtrennung aller anderen, den Plexus kreuzenden Strukturen. Andere Operateure, zu denen ich selbst gehöre, bemühen sich, bei der Freilegung möglichst viele Gewebsstrukturen zu erhalten. Die Klavikula wird zwar isoliert und, je nach Bedarf, nach kranial und kaudal verzogen, aber nur im Notfall durchtrennt. Auch alle anderen, den Plexus kreuzende Strukturen wie der M. omohyoideus, M. subclavius, M. pectoralis major und minor, werden zwar mobilisiert und bei Bedarf entsprechend verzogen, aber nicht durchtrennt. Es steht außer Zweifel, daß eine solche Vorgangsweise die Freilegung etwas erschwert. Anderseits ergibt sich aber nach der Operation eine hervorragende Deckung der neurolysierten Teile des Plexus bzw. der zur Kontinuitätswiederherstellung verwendeten Transplantate durch Weichteile.

Das Grundprinzip der operativen Freilegung besteht darin, daß man die Präparation im gesunden Gewebe beginnt. Bei schweren Veränderungen im Bereich der oberen Wurzeln, wird zuerst der N. phrenicus aufgesucht und nach zentral bis zur Wurzel C4 verfolgt. Nach Darstellung dieser Wurzel findet man leicht die richtige Schicht, in der auch die Wurzeln C5 und C6 zu suchen sind. Peripher wird zuerst in der Fossa infraclavicularis begonnen. Finden sich hier ausgedehnte narbige Veränderungen, werden die Anteile des Plexus brachialis lateral des M. pectoralis minor aufgesucht. Liegen auch hier noch starke narbige Veränderungen vor, wird die Inzision auf den Oberarm verlängert, es werden die peripheren Nerven definiert und man präpariert von hier aus in Richtung Axilla bzw. Fossa infraclavicularis.

Nach der Freilegung wird jeder einzelne Abschnitt des Plexus brachialis gesondert auf das Ausmaß der Schädigung geprüft. Bei erhaltener Kontinuität werden die verschiedenen Schritte der intraneuralen Neurolyse, wie oben besprochen, durchgeführt. Man muß damit rechnen, daß nebeneinander verschiedene Schädigungsgrade vorkommen.

Bei Verlust der Kontinuität und Vorliegen eines proximalen Stumpfes mit Neurombildung, wird eine entsprechende Anfrischung vorgenommen und die Kontinuität durch Nerventransplantation wiederhergestellt. Als Transplantate werden die beiden Suralnerven und der N. cutaneus antebrachii ulnaris herangezogen. Wenn der Ausriß der Wurzeln C8 und Th1 eindeutig nachgewiesen werden konnte, kann man auch den N. ulnaris als Nerventransplantat verwenden. Grundsätzlich bieten sich drei Möglichkeiten der Verwendung an:

- Der N. ulnaris kann von mehreren queren Hautschnitten aus exzidiert werden und unter dem Mikroskop der Länge nach in einzelne Faszikelgruppen gespalten werden. Diese Faszikelgruppen werden dann wie freie Hautnerventransplantate verwendet.
- Eine weitere Möglichkeit, auf die Anderl [1] hingewiesen hat, besteht in der gestielten Verlagerung des N. ulnaris. Der Nerv bleibt hierbei an sein Gefäßsystem angeschlossen.
- Als dritte Möglichkeit kommt die Verwendung des N. ulnaris als vaskularisiertes Nerventransplantat in Frage [3].

Ein Beweis für die Überlegenheit der Verwendung vaskularisierter Nerventransplantate steht noch aus.

Eine gleichmäßige Wiederherstellung der Kontinuität aller Anteile des Plexus brachialis ist in der klinischen Praxis nicht möglich, weil in der Regel die einzelnen Teile verschieden stark geschädigt sind und bei gleichzeitigem Abriß von 4 oder 5 Wurzeln zu wenige Transplantate zur Verfügung stehen, um eine gleichmäßige Wiederherstellung vorzunehmen. In eine solche Situation sind wir aber nur dreimal gekommen (s. Tab. 5). Die Situation ist also als eher selten anzusehen.

In der Regel stehen zu wenige proximale Stümpfe zur Verfügung und man muß daher auf der peripheren Seite Prioritäten setzen. Die Priorität für die Wiederherstellung ergibt sich aus der Wichtigkeit der Funktion für den Patienten und aus der Erfolgsaussicht.

- Der wichtigste Nerv, der immer neurotisiert werden soll, ist der N. musculocutaneus zur Wiederherstellung der Bizepsfunktion.
- An zweiter Stelle rangiert der Wichtigkeit nach der N. suprascapularis, da durch die Neurotisation dieses Nervs die Stabilisierung im Schultergelenk erreicht werden kann (M. supraspinatus).
- Ein weiterer wichtiger Nerv ist der N. axillaris zur Stabilisierung und Kontrolle des Schultergelenkes.
- Auch der N. thoracodorsalis und der N. thoracicus longus haben große Bedeutung und relativ gute Aussicht auf Regeneration.

Tabelle 5 Pathologisch-anatomischer Befund und Ergebnis nach direkter Wiederherstellung und palliativer Chirurgie bei einem Teil der Fälle

Art der Läsion	Zahl	Nützliches Ergebnis im Bereich von					
		Schulter und Ellenbogengelenk	Ellenbogen allein	Schulter allein	Regeneration nicht nützlich	Keine Regeneration	Noch nicht abgeschlossen
5 Ausrisse	12	1	4*	–	1	1	5
5 Ausrisse, C_4 abgerissen	1	–	–	1	–	–	–
4 Ausrisse	10	3	–	–	3	1	3
5 Abrisse	1	1	–	–	1	–	–
4 Abrisse	2	1	–	–	1	–	–
3 Abrisse	1	–	–	1	–	–	–
3 Ausrisse	26	12	–	2	4	1	7
2 Ausrisse	12	4	–	1	1	2	4
1 Ausriß	17	8	–	1	1	1	6
Periphere Läsion	21	10	1	1	1	2	6
Obere Plexusläsion							
$C_{5,6}$ ausgerissen	9	7**	–	–	–	–	2
$C_{5,6}$ abgerissen	12	8***	–	1	–	–	3
$C_{5,6,7}$ ausgerissen	2	1	–	1	–	–	–
$C_{5,6,7}$ abgerissen	3	2	–	–	–	–	1
Kontinuität erhalten	7	5	–	1	–	–	1
Periphere Läsion und untere Plexusläsion (2. Grades)	3	1	–	–	–	1	1
untere / mittlere / irreguläre Plexusläsion	5	4	–	–	–	–	1

* Nach erfolgter Verstärkung durch palliative Eingriffe
** Bei drei Fällen erfolgte die Verbesserung nach zusätzlichem Muskeltransfer
*** Bei vier Fällen erfolgte die Verbesserung nach zusätzlichem Muskeltransfer

- Die Neurotisation des N. medianus wird vorwiegend im Hinblick auf die Sensibilitätsrückkehr im Medianusgebiet auch in der Hoffnung auf eine Regeneration im Bereich der Unterarmmuskeln vorgenommen.
- Im Bereich des N. radialis hat der M. triceps brachii besondere Bedeutung und eine gesonderte Neurotisation der Äste zum M. triceps brachii kann erwogen werden. Von den vom N. radialis innervierten Muskeln zeigen der M. brachioradialis und die Handgelenksstrecker manchmal eine nützliche Regeneration.
- Im Gegensatz dazu kann man sich von den vom N. ulnaris versorgten Muskeln, vor allem den kurzen Handmuskeln, keine befriedigende Regeneration erwarten. Der N. ulnaris rangiert daher als letzter auf der Liste. Seine mögliche Verwendung als Nerventransplantat wurde bereits erwähnt. Trotz der relativ schlechten Regenerationstendenz bei Wiederherstellung der Kontinuität kommt es aber relativ häufig zu einer guten Regeneration, wenn der Truncus inferior bzw. die Wurzeln C8 oder Th1 in ihrer Kontinuität erhalten geblieben sind und man eine Neurolyse durchgeführt hat.

Bei Vorliegen von drei brauchbaren Wurzelstümpfen stehen genügend proximale Stümpfe zur Verfügung, und es kann auf einen Nerventransfer verzichtet werden. Ein solcher gewinnt dann an Bedeutung, wenn nur zwei, einer, oder kein Wurzelstumpf zur Verfügung steht.

Für einen Nerventransfer kommen die Interkostalnerven II bis VIII in Frage. Sie können entweder in ganzer Länge freipräpariert und direkt auf die peripheren Stümpfe der zu neurotisierenden Nerven übertragen werden oder sie werden im Bereich der mittleren Axillarlinie durchtrennt und über Nerventransplantate mit den peripheren Stümpfen verbunden. Die kranialen Interkostalnerven enthalten relativ mehr sensible Fasern und eignen sich daher zur Neurotisierung des N. medianus. Die mehr kaudal gelegenen Interkostalnerven IV bis VIII werden zur Neurotisation des N. musculocutaneus herangezogen, wenn kein brauchbarer Nervenstumpf zur Verfügung steht. Im Falle eines brauchbaren proximalen Stumpfes, vor allem, wenn C6 als Stumpf vorhanden ist, wird dieser Stumpf zur Neurotisation des N. musculocutaneus herangezogen. Die Transferierung von Axonen aus den Interkostalnerven auf antagonistisch wirkende Muskeläste, wie beispielsweise auf den N. musculocutaneus für den Biceps brachii und auf den N. radialis für den Triceps brachii, hat wenig Sinn, außer man faßt von vorneherein die Möglichkeit eines Transfers des M. triceps auf den M. biceps ins Auge.

Als weitere Spendernerven für einen Nerventransfer kann man:
- motorische und sensible Äste aus dem Plexus cervicalis bzw.
- den proximalen Stumpf des N. accessorius heranziehen. Der N. accessorius wird nach Abgang des 1. Muskelastes durchtrennt, so daß dadurch der M. trapecius nicht völlig denerviert wird.

Diese Nerven werden in erster Linie für die Neurotisation der die Schultermuskeln innervierenden Nerven (N. axillaris und N. suprascapularis) herangezogen, da dies ihrer normalen Funktion am ehesten entspricht. Es gibt aber auch Vorschläge, sie zur Neurotisation des M. biceps brachii oder der Radialismuskulatur zu verwenden.

Ersatzoperationen

Man muß grundsätzlich Ersatzoperationen bei Teillähmungen von solchen nach Regeneration bei ursprünglich kompletter Lähmung unterscheiden:
- Bei Teillähmungen hat man praktisch normal innervierte Muskeln für den Transfer zur Verfügung und es gelten die für solche Fälle üblichen Voraussetzungen.
- Bei der Verwendung von ursprünglich gelähmten Muskeln hat man mit größeren Schwierigkeiten zu kämpfen. Die vorhandene motorische Kraft des Muskels kann präoperativ nicht so gut beurteilt werden. Es ist auch schwer vorhersagbar, wie dieser Muskel auf eine Veränderung seiner Grundspannung und seiner Angriffsrichtung reagieren wird. Die Erfolge dieser Operation sind daher weniger gut voraussagbar, man hat aber keine andere Wahl.

1. Ersatzoperationen bei Teillähmungen

Arthrodese des Schultergelenkes:
- Durch eine Arthrodese des Schultergelenkes wird nicht nur die Subluxation im Schultergelenk behoben, sondern es kann auch eine wesentliche Verbesserung der Beweglichkeit des Armes erreicht werden, wenn die das Schulterblatt bewegenden Muskel funktionieren. Die Schlüsselfunktion kommt in diesem Zusammenhang dem M. serratus anterior zu. Unserer Meinung nach ist eine Arthrodese des Schultergelenkes nur dann sinnvoll, wenn dieser Muskel gut funktioniert, was nur bei peripheren Lähmungen der Fall ist.

Wiederherstellung der Außenrotation:
- Die Wiederherstellung der Außenrotation kann durch Verlagerung des Ansatzes des M. pectoralis major bzw. durch Transfer des M. pectoralis minor erreicht werden.

Muskelverpflanzung zur Wiederherstellung der Ellenbogengelenkbeugung:
- Die klassische Methode des Muskeltransfers zur Wiederherstellung der Ellenbogengelenkbeugung ist die Verpflanzung des M. pectoralis major nach Clark. Auch die Verpflanzung des M. latissimus dorsi kommt in Frage und kann sehr gute Ergebnisse bringen. Wenn die Unterarmbeuger kräftig sind, gelingt es, durch Verpflanzung des gemeinsamen Kopfes der Unterarmbeuger auf den Humerusschaft im Sinne von Steindler [15] eine brauchbare Ellenbogengelenkbeugung zu erzielen.

Radialisersatzoperation bei oberer Plexuslähmung unter Einschluß von C7:
- Es wird ein typischer Transfer mit Verpflanzung des M. pronator teres auf den Extensor carpi radialis brevis, Transfer des Flexor carpi ulnaris auf den Extensor digitorum communis und den Extensor pollicis longus, sowie ein Transfer des M. palmaris brevis auf den Abductor pollicis vorgenommen.

Medianus- und Ulnarisersatzoperationen bei unterer Plexuslähmung:
- Bei normaler Innervation im Versorgungsgebiet des N. radialis können Sehnentransfers für Medianus- und Ulnarislähmung in üblicher Weise vorgenommen werden.

2. Ersatzoperationen nach teilweiser Regeneration bei ursprünglich kompletter Lähmung

Stabilisierung des Schultergelenkes durch Transfer des M. trapezius. Der horizontale Anteil des M. trapezius wird mobilisiert und von seinem Ansatz am Akromion einschließlich einer Knochenlamelle abgelöst. Der Muskel wird am Collum humeri eingepflanzt. Durch diesen Transfer gelingt die Stabilisierung des Schultergelenkes. Ein wesentlicher Gewinn hinsichtlich der aktiven Beweglichkeit ist nicht zu erwarten.

Wiederherstellung der Ellenbogengelenkbeugung durch Trizepstransfer:
- Bei Ausbleiben der Regeneration des M. biceps, aber kräftiger Regeneration des M. triceps, kann die Ellenbogengelenkbeugung durch Vorverlagerung der Sehne des M. triceps brachii auf die Bizepssehne wiederhergestellt werden. Dieselbe Operation wird auch dann durchgeführt, wenn der M. biceps brachii und triceps brachii simultan innerviert werden und ihre Wirksamkeit dadurch aufheben. Durch die Verlagerung der Trizepssehne wirken beide als Ellenbogengelenkbeuger, wodurch die Ellenbogenge-

lenkbeugung wesentlich verstärkt wird. Die Ellenbogengelenkstreckung wird der Schwerkraft überlassen.

Operation zur Verbesserung der Wirksamkeit des M. biceps brachii:
- Bei Teilregeneration des M. biceps brachii und Ausbleiben der für die volle Ellenbogengelenkbeugung notwendigen Kraft kann der Wirkungsgrad des M. biceps brachii durch Verlagerung der Sehne nach peripher verbessert werden. Auch die Verlagerung des M. brachialis auf die Bizepssehne kann in einer solchen Situation die Funktion verbessern.

Arthrodese des Handgelenkes:
- Dieser Operation kommt eine besondere Bedeutung zu. Die Rückkehr einer guten Beugefunktion im Ellenbogengelenk kann nicht entsprechend ausgenützt werden, so lange das Handgelenk nicht kontrolliert werden kann. Bei einer Versteifung des Handgelenkes in Funktionsstellung dagegen, kann der Patient Unterarm und Hand als unterstützendes Glied einsetzen. Die Handgelenkarthrodese ist durch Einbringen einer Platte entlang des Radius und des Metacarpale III zu erreichen und zwar so, daß Pro- und Supination erhalten bleiben.

Rekonstruktion einer primitiven Greiffunktion:
- Eine primitive Greifmöglichkeit kann dadurch erreicht werden, daß entweder ein Spitzgriff zwischen Daumen- und Zeigefinger oder ein Schlüsselgriff zwischen Daumen und Radialseite der Grundphalange des Zeigefingers zustande kommt. Die Voraussetzung hierfür ist eine Regeneration zweier Unterarmmuskeln. Die IP-Gelenke der Finger werden in Funktionsstellung versteift, ebenso das MP-Gelenk und das IP-Gelenk des Daumens. Die vorhandenen Muskeln werden so transferiert, daß der eine Muskel die Finger im MP-Gelenk beugt, der andere Muskel eine Antepulsion bzw. eine Adduktion des Daumens herbeiführt.

Diskussion und Zusammenfassung

Die eingangs gestellte Frage, ob die chirurgische Behandlung des Plexus brachialis sinnvoll ist, kann eindeutig mit Ja beantwortet werden. Für die Patienten bedeutet das erzielbare Ergebnis eine entscheidende Verbesserung, auch wenn diese Verbesserung nicht immer in einer Verminderung der Rente zum Ausdruck kommt. Der Funktionsgewinn ist naturgemäß dem Schweregrad der Verletzung angepaßt und bei den einzelnen Verletzungsformen verschieden. Nützliche Ergebnisse können aber nur dann erreicht werden, wenn diese Operationen von erfahrenen Operateuren durchgeführt werden. Die vorausschauende Planung der Rekonstruktion ist von großer Bedeutung. Prä- und postoperativ müssen die Patienten einer entsprechenden physikalischen Behandlung zugeführt werden. Für die psychologische und berufliche Betreuung ist Sorge zu tragen. Nach erfolgter Regeneration ist von einschlägig erfahrenen Spezialisten ein Plan für die weitere Verbesserung der Funktion durch palliative Maßnahmen zu erstellen und durchzuführen. Optimale Bedingungen liegen dann vor, wenn sowohl die operative Phase am Plexus als auch die palliative Phase mit der Durchführung von Ersatzoperationen von einer Stelle aus geplant und durchgeführt wurden.

Literatur

[1] Anderl, H.: Persönliche Mitteilung. 21. Jahrestagung d. Österreichischen Gesellschaft für Plastische Chirurgie, Linz, 18.–19. November 1983.

[2] Bateman, J. E.: Trauma to Nerves in Limbs. Saunders, Philadelphia 1962.

[3] Birch, R.: Persönliche Mitteilung. Herbsttagung der British Society for Surgery of the Hand, London, November 1982.

[4] Clark, J. M. P.: Reconstruction of biceps brachii by pectoral muscle transplantation Br. J. Surg. **34** (1946) 180.

[5] Merle d'Aubigné, R. et A. Deburge: Etiologie, évolution et pronostic des paralysies traumatiques du plexus brachial. Rvue Chir. orthop. répar. Apparmoteur **53** (1967) 23.

[6] Merle d'Aubigné, R.: Persönliche Mitteilung. Symposium anläßlich des 25jährigen Bestehens der Abteilung für Plastische Chirurgie der I. Chirurgischen Univ.-Klinik Wien, Oktober 1976.

[7] Millesi, H.: Résultats tardifs de la greffe nerveuse interfasciculaire. Chirurgie réparatrice des lésions du plexus brachial. Vortrag gehalten am 18. Februar 1969 in Lausanne auf Einladung von Professor Dr. Claude Verdan. Erschienen in: Revue Médicale de la Suisse Romande. Tome 93, No. 7, juillet 1973, p. 511–519.

[8] Millesi, H.: Zum Problem der Überbrückung von defekten peripheren Nerven. Wien. Med. Wschr. **118** (1968) 182.

[9] Millesi, H., J. Ganglberger und A. Berger: Erfahrungen mit der Mikrochirurgie der peripheren Nerven. Langenbecks Arch. klin. Chir. **316** (1966) 723.

[10] Millesi, H., J. Ganglberger und A. Berger: Erfahrungen mit der Mikrochirurgie peripherer Nerven. Chir. plast. Reconstr. **3** (1967) 47.

[11] Milesi, H., G. Meissl und H. Katzer: Zur Behandlung der Verletzungen des Plexus brachialis. Vorschlag einer integrierten Therapie. Bruns' Beitr. klin. Chir. **220** (1973) 429.

[12] Seddon, H. J.: Three types of nerve injury. Brain **66** (1943) 237.

[13] Seddon, H. J.: Nerve grafting. J. Bone Jt. Surg. **45B** (1963) 447.

[14] Seddon, H. J.: Nerve suture and nerve grafts in the upper limb. 10th International Congress of the Société Internationale de Chirurgie Orthopédique et de Traumatologie. Acta Medica Belgica, Brüssel 1951, p. 739.

[15] Steindler, A.: The Traumatic Deformities and Disabilities of the Upper Extremity. Thomas, Springfield 1946.

[16] Sunderland, S.: A classification of peripheral nerve injuries producing loss of function. Brain **74** (1951) 491.

[17] Tsuyama, N. R., T. Sakaguchi, T. Hara, S. Kondo, M. Kaminuma, M. Ijichi and D. Ryn: Reconstructive surgery in brachial plexus injuries. Proc. 11th Ann. Meet. Jap. Soc. of the Hand, Hiroshima 1968, p. 39.

[18] Tsuyama, N. T.: Persönliche Mitteilung. 2nd Int. Congr. of the Int. Fed. of Societies for Surgery of the Hand, Boston, 16.–21. Okt. 1983.

Ersatzoperationen nach Plexus-brachialis-Verletzungen

A. Berger

Die Behandlung der Läsionen des Plexus brachialis ist in einem gesamten Behandlungskonzept zu sehen [2]. Wenn die Möglichkeiten der Rekonstruktion im Nervenbereich auch voll ausgeschöpft sind, ist das Behandlungsprogramm der Plexus-brachialis-Läsion noch nicht voll ausgeschöpft.

Die Rekonstruktion durch Nerventransplantate und die konsequente Nachbehandlung benötigt eine gewisse Zeit. Im Durchschnitt wird man unter 1½ Jahren kein Ergebnis erwarten können. Nach 2 Jahren läßt sich dann meistens feststellen, was durch die nervale Wiederherstellung erreichbar war. In Einzelfällen, wo ein kompletter Ausriß besteht und nur durch einen Interkostalis-Transfer eine teilweise Rekonstruktion möglich erschien, kann auch schon zu einem früheren Zeitpunkt die Indikation zu ergänzenden Maßnahmen im Sinne von Ersatzoperationen vorhanden sein.

Gesamtkonzept

1. Nervenwiederherstellung;
2. Muskeltransposition;
3. Arthrodesen;
4. Orthesen;
5. Rehabilitationsprogramm mit Kostenträger.

Indikation und Voruntersuchung

Wesentlich ist, daß eine genaue Bestandsaufnahme der erreichten Regeneration im Bereich der Muskeln der Schulter, des Oberarmes, des Unterarmes und der Hand exakt festgelegt wird, als *zweites* die erreichte Qualität und das Ausmaß der Sensibilität. Als *drittes* ist es wesentlich, die Kraft der einzelnen Muskeln zu bestimmen und den Grad der Regeneration sowie die Möglichkeit, eventuell diesen oder jenen Muskel für eine Umsetzung heranziehen zu können. Die Indikation zur Ergänzungs- und Ersatzoperation muß auch mit dem Patienten genau abgesprochen werden, um ihm klar darstellen zu können, daß erstens noch eine Verbesserung seines derzeitigen Zustandes möglich ist, zweitens aber nur eine Ersatzoperation durchgeführt wird und daher nicht eine Restitutio ad integrum erwartet werden kann. Von besonderer Bedeutung ist es, den Patienten zu motivieren, daß seine aktive Mitarbeit bei dem postoperativen Verlauf nach der Ersatzoperation voll gegeben ist.

Als Kandidaten kommen die Patienten der sogenannten Spätphase [6] infrage – d. h.: nach einem Eingriff am Nerven oder auch wenn der Patient erst 2 Jahre nach seiner Verletzung zur operativen Maßnahme vorgestellt wird. Ein wesentlicher Punkt der Voruntersuchung muß beachtet werden: Daß es sich hier immer wieder um regenerierte oder auch teilregenerierte und reinnervierte Muskeln handelt und nicht um Muskeln, die keinerlei Schaden erlitten haben.

Technik

Als Ersatzoperationen können eingesetzt werden:

1. Dynamische Methoden;
2. Statische Methoden.

Zu 1.
Zu den dynamischen zählen Muskelumsetzungen, Sehnentransfers, wobei hier auch Muskeln von der gesunden Seite mit Hilfe mikrovaskulärer Methoden Verwendung finden können.

Zu 2.
Statische Operationen sind Arthrodesen im Schultergelenksbereich, im Handgelenksbereich, Tenodesen für Handgelenksfeststellung, Opposition und ähnliches.

1. Dynamische Operationen

Für die dynamischen Ersatzoperationen haben sich im Schulterbereich erstens zur Besserung der Fixation im Schultergelenk sowie Abduktion die Transposition des kranialen Anteiles des Tapezius bewährt. Es kann jedoch von dieser Operation nur eine Abduktion von etwa 10–15° erwartet werden und eine nicht sehr starke Kraftentwicklung. Es wird dabei der Ansatz des Trapezius abgetrennt von seinem Ursprung und mit dem Ansatz des Deltoideus sowohl sehnig als auch muskulär fest verbunden (Abb. 1a, b, c).

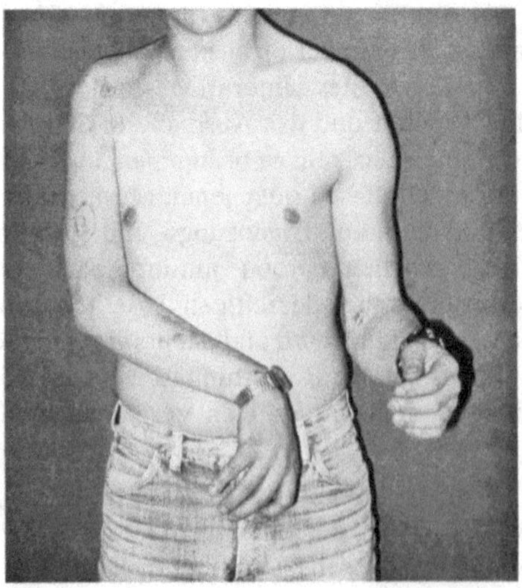

Abb. 1a 19jähr. Patient, Teilregeneration nach Neurolyse. Trapeziustransfer vorgesehen.

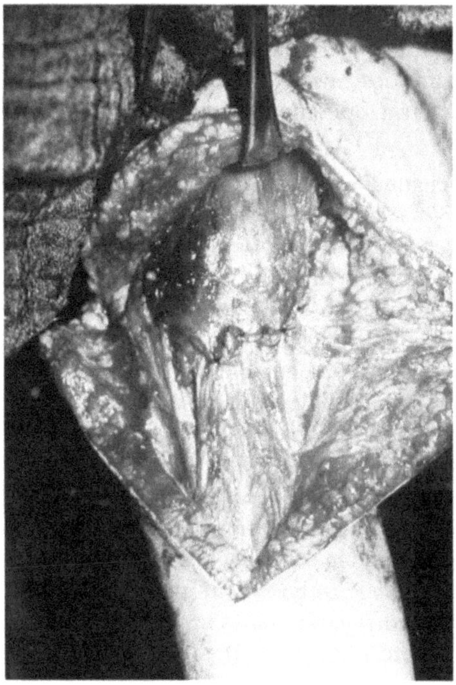

Abb. 1b 19jähr. Patient, Trapeziustransfer auf dem Oberarm, Ansatz des M. deltoideus.

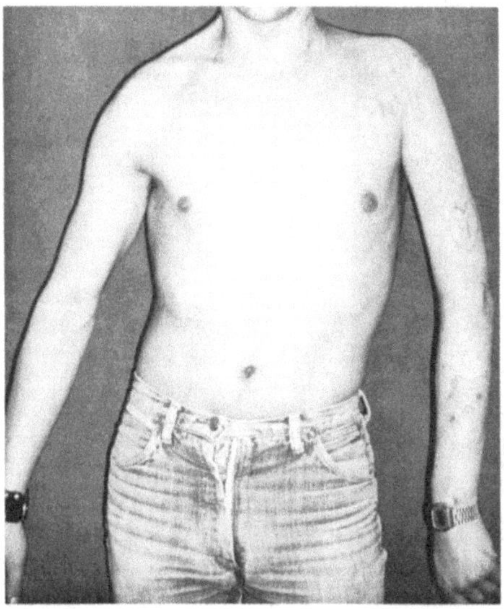

Abb. 1c 19jähr. Patient, St. p. Trapeziustransfer. Abduktion gebessert, aber mehr als 15–20 ° nicht erreichbar. Stabilisierung des Schultergelenkes ausreichend.

Wichtig für die Funktion eines Armes ist auch die der Außenrotation, so daß der Arm nicht immer nur am Körper entlangstreift, sondern auch zu aktiver Tätigkeit verwendet werden kann. Hier hat sich die Umsetzung des Ansatzes des Latissimus bewährt, wenn er innerviert ist und nicht für eine andere Ersatzoperation gebraucht wird, sowie die Transposition des Pectoralis minor [6, 13].

Zur Rekonstruktion der Ellenbogenbeugung – wohl einer der wichtigsten Funktionen – ist die Operation nach Clark mit der Versetzung des Pectoralis major zu erwähnen, die wir jedoch in der letzten Zeit nicht mehr praktizieren, da die Transposition des Latissimus eventuell sogar als freies muskulo-vaskuläres Transplantat von der gesunden Seite her eine wesentlich bessere Kraftentfaltung ergibt und eine bessere Steuerfähigkeit der Funktion. Der Muskel hat außerdem die notwendige Länge, so daß sowohl am Akromion wie auch im Bereich des Ansatzes des Biceps eine sehnige Insertion durchgeführt werden kann. Die Operation wird so vorgenommen, daß der Muskel dorsal freipräpariert, sein Stiel identifiziert wird, eine Testreizung vorgenommen wird, um feststellen zu können, ob auch genügend Kraft im Muskel vorhanden ist. Dann wird er durch einen Tunnel nach ventral gebracht zum Akromion, eventuell auch mit Hilfe einer Schraube fixiert, durch einen stumpfen Kanal wird ein Tunnel gebildet zum Ellenbogengelenk, hier eröffnet und der sehnige Anteil in den Lacertus fibrosus und in der Bicepssehne verankert. Wichtig ist die Vorspannung des Muskels und seine Länge zu beachten, um hier eine gleiche Spannung zu erreichen. Man kann etwas überkorrigieren, da es immer wieder zu einer Dehnung dieser Muskulatur kommt [12, 16] etc.) (Abb. 2a–d).

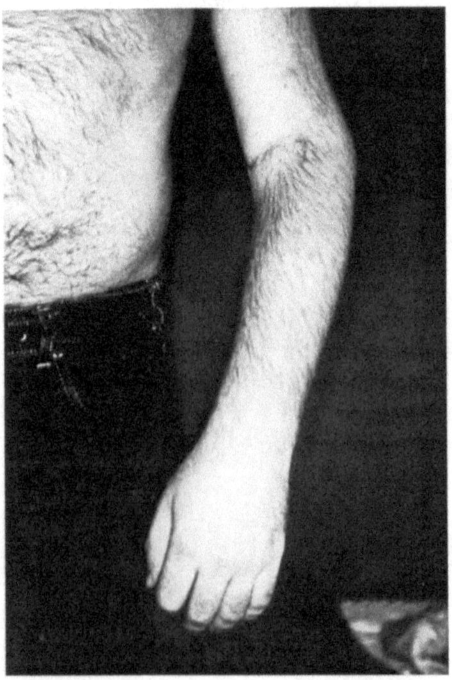

Abb. 2a Teilregeneration nach Plexus-Läsion. 2½ Jahre nach Nerventransplantation. Bicepsersatzplastik vorgesehen.

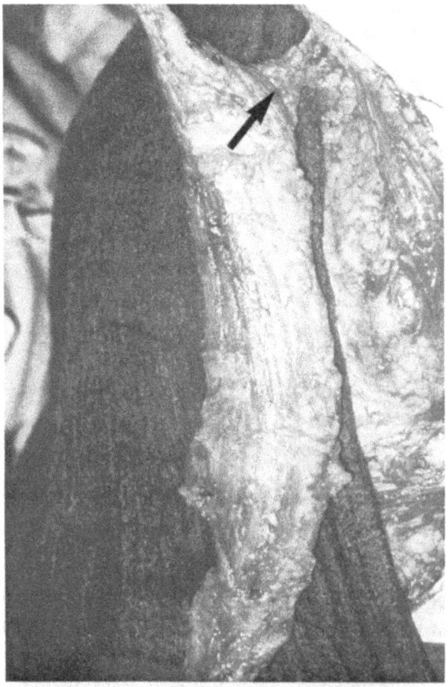

b

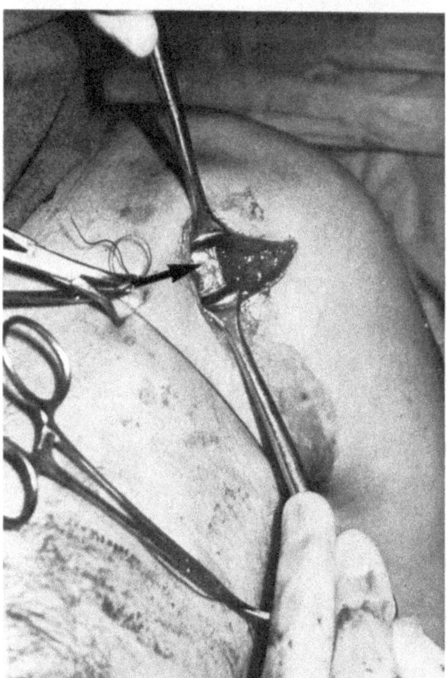

c

Abb. 2b u. c Bicepsersatz mit ipsilateralem M. latissimus dorsi. Insertion am Akromion und an Bicepssehne.

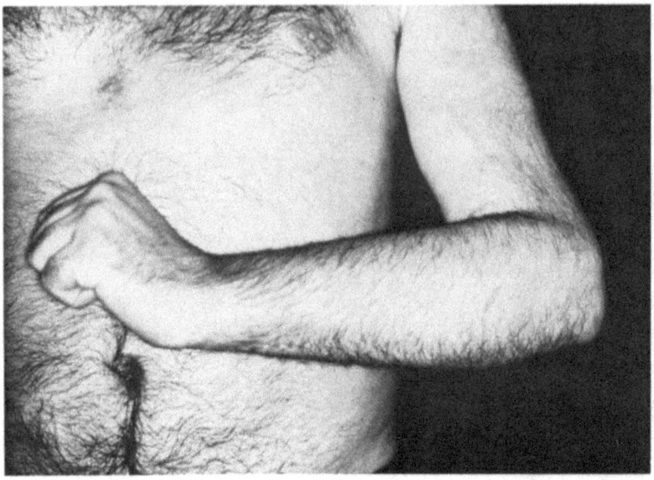

Abb. 2d Ergebnis der Latissimus-dorsi-Transposition nach 4 Monaten. Beugung 90 °, Streckung 150 °.

Als weiterer Muskel ist auch noch die Verpflanzung des M. obliguus externus (Millesi) zu erwähnen. Zur Ellenbogenbeugung kann auch – sollte eine Regeneration im Unterarmbereich vorhanden sein – die Steindlersche Operation, d. h. die Verpflanzung des Beugeransatzes nach kranial hin, angewandt werden. Hier hat sich bewährt, den Ansatz der Beuger mit einer Knochenlamelle zu entfernen und knöchern etwa 9–10 cm proximal des Ellenbogengelenkes in den Humerus zu inserieren (Abb. 3a, b, c).

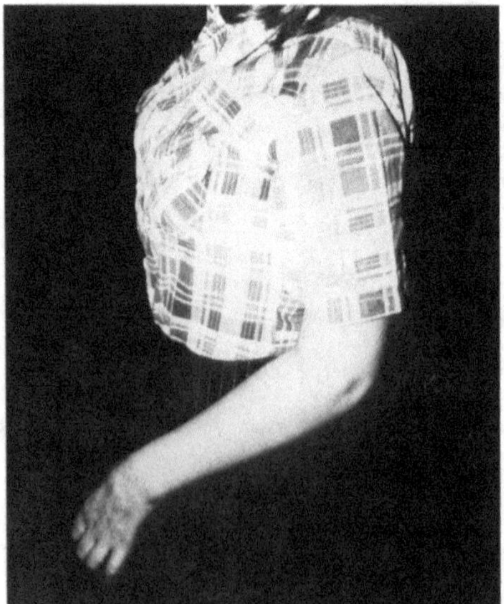

Abb. 3a 25jähr. Patientin, Teilregeneration nach Plexus-Läsion, Neurolyse und Nerventransplantation. Bicepsfunktion fehlt.

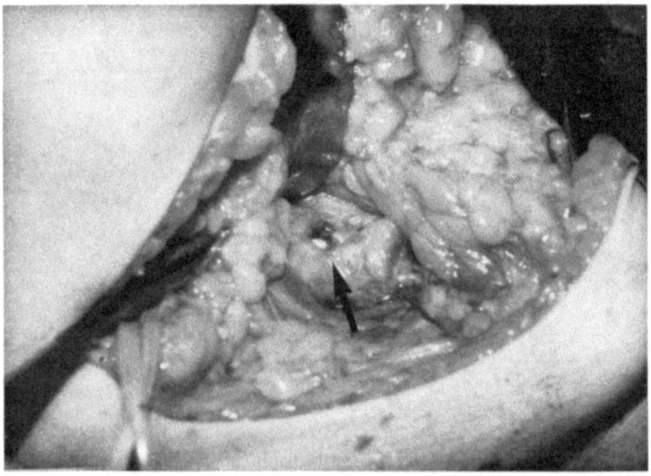

Abb. 3b 25jähr. Patientin, Ersatzoperation nach Steindler. Ansatz der Unterarmbeuger wird kraniel auf den Humerus versetzt.
(Pfeil: Knochenlamelle, Spongiosaschraube).

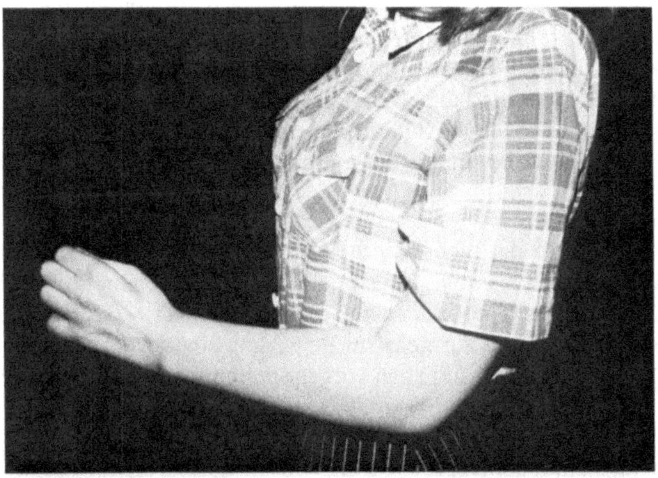

Abb. 3c 25jähr. Patientin, Zustand nach Steindlerscher Operation. Beugung bis 75 ° möglich.

Im Bereich des Unterarmes sind – sollte es sich um Teilregenerationen handeln – alle klassischen Ersatzoperationen für Ausfälle peripherer Nerven anzuwenden, wie z. B. die Merle-d'Aubignésche Operation zum Ersatz der Radialisfunktion (Abb. 4a, b, c).

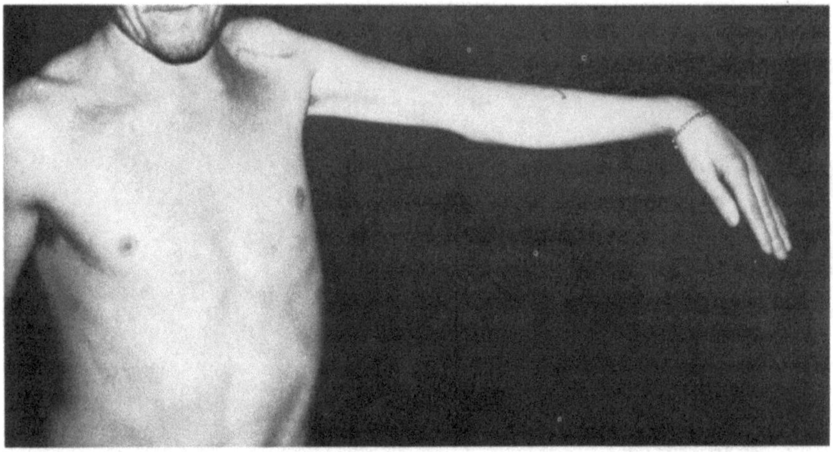

Abb. 4a 22jähr. Patient, gute Regeneration nach Nerventransplantation bei kompletter Plexus-Läsion, 2 Jahre postop. Radialisfunktion im Handbereich fehlt.

Zum Ersatz der Opposition hat sich, wenn der Sublimis regeneriert ist, der Sublimis-4 empfohlen oder andere Operationsmethoden, wie Tubiana und Wintsch [14, 15] sie beschreiben. Es hängt ja immer davon ab, welche Muskeln regeneriert sind und hier zur Verfügung stehen.

Im Ausnahmefall, wenn es sich um einen kompletten Ausriß handelt und hier keine Muskulatur vorhanden ist, kann mit Hilfe von Tenodesen im Sinne von Nigst noch eine Oppositionshaltung und dadurch eine Griffmöglichkeit, erreicht werden. Bei Regeneration des Medianus und Radialis sind die Operationsmethoden nach Zancolli [16, 11] zur Behandlung der Krallenhand sowie die Sublimisumstellung zur Verbesserung der Intrinsic-Funktion zu empfehlen. Diese sind in der einschlägigen Literatur [3, 4, 6, 9, 10] zu ersehen.

Die mikrovaskuläre Chirurgie hat hier weitere Möglichkeiten aufgezeigt, wie sie an einem Patienten diskutiert werden sollen. Es handelt sich hier um einen kompletten Ausriß, wobei durch die primäre Operation eine Regeneration im Supraskapularbereich erreicht werden konnte. Es konnte nurmehr zur Besserung einer eventuellen Sensibilität ein Interkostalis-Transfer auf den Medianus vorgenommen werden. Da zusätzlich eine Läsion der Äste zum Thoracodorsalis bestand, kann der Latissimusdorsi der verletzten Seite nicht Verwendung finden. Es wird daher der Latissimusdorsi der gesunden Seite mikrovaskulär übertragen und der Nervenstiel an 3 Interkostalnerven angeschlossen. Die postoperative Therapie ist hier von besonderer Wichtigkeit, daß der Muskel auch maximal erhalten bleibt, bis die Regeneration vom Interkostalnerven beginnt (Abb. 5a, b, c).

Zusätzlich durch dynamische Maßnahmen konnte dann bei diesem Patienten im Unterarmbereich eine gewisse Greifhand erzeugt werden (Prinzip der Faziofazialen Anastomose [2].

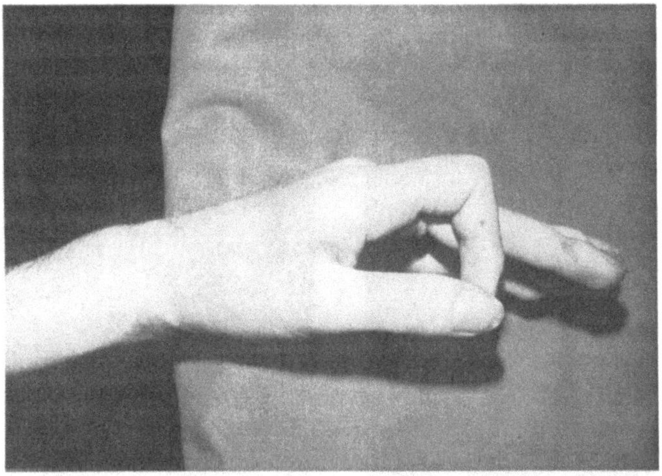

b

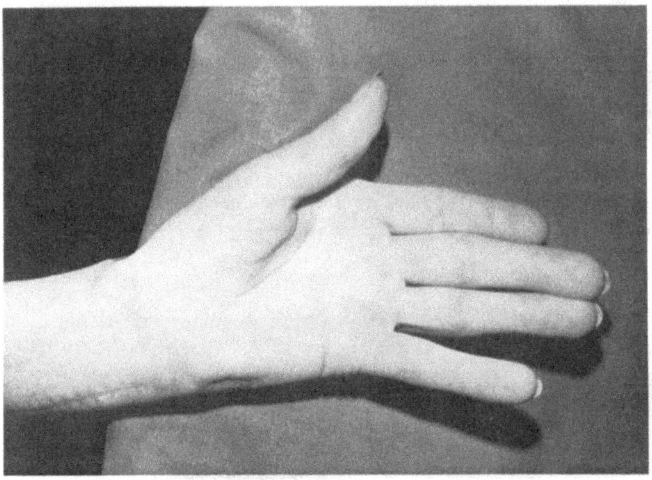

c

Abb. 4b u. c 25jähr. Pat., St. p. Teilregeneration nach kompletter Plexus-Läsion. Ergänzung nach Radialisersatzplastik (Streckung Handgelenk und Finger, Abduktion Daumen).

2. Statische Operationen

Wenn es keine weitere Möglichkeit im Bereich des Schultergelenkes gibt, zu einer Verbesserung der Luxation zu kommen, so ist hier die Schultergelenks-Arthrodese mit Hilfe einer AO-Platte die Methode der Wahl (Abb. 6a, b).

Im Ellenbogengelenk neigen wir zu keiner Arthrodese, da diese hier die Beweglichkeit des Armes wesentlich einschränken würde und somit den Patienten durch die dauernde Beugefixation im Ellenbogengelenk stören könnte.

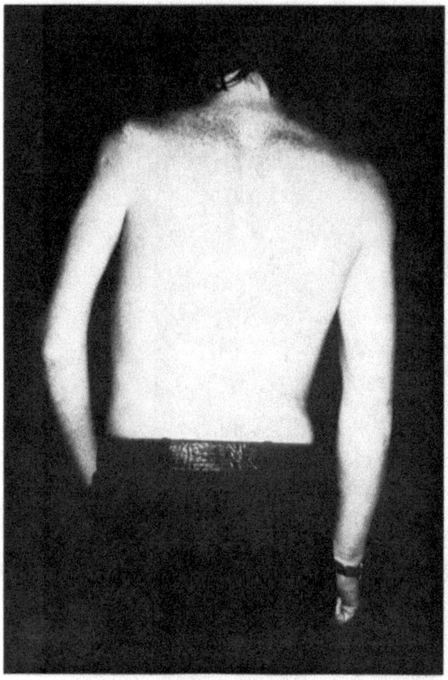

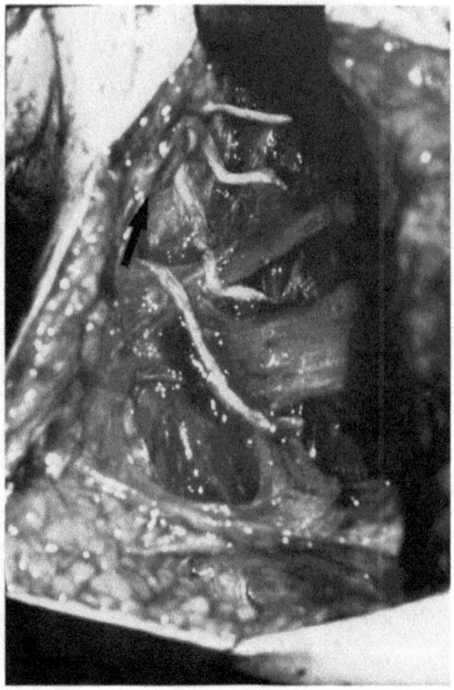

Abb. 5a u. b Ersatzplastik mit ipsilateralem M. latissimus dorsi nicht möglich, daher M. lat. dorsi der gesunden Seite mit Anschluß an Interkostalnerven und axillären Gefäßen durchgeführt.

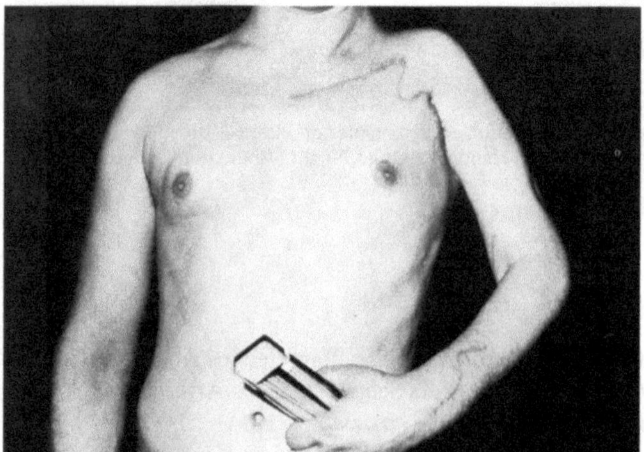

Abb. 5c Ersatzplastik des Biceps und Tenodese im Handgelenk. Lat. dorsi der gesunden Seite. 3 Monate postop.

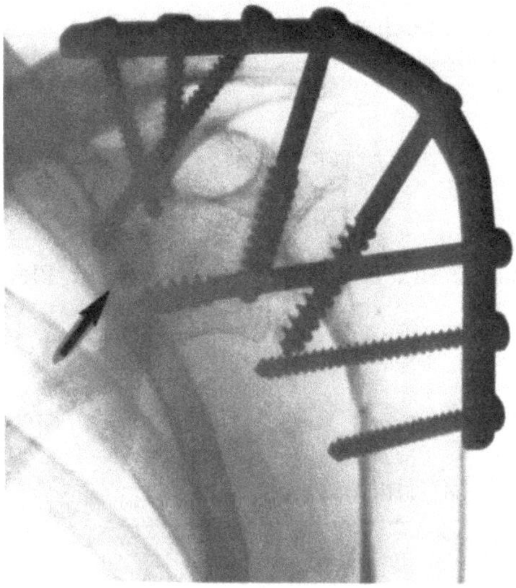

a

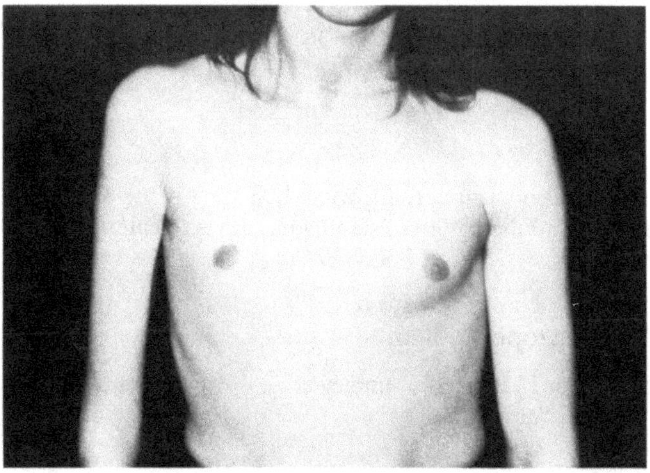

b

Abb. 6a u. b Schultergelenksarthrodese mit AO-Platte bei kompletter Plexus-Läsion und Ersatzplastiken für den Unterarm und die Hand.

Auch im Bereich des Handgelenkes geht man heute immer mehr von der Arthrodese ab und neigt zur Tenodese in klassischer Form mit Durchflechtung des Radius durch die Sehnen des Extensor carpi radialis longus und brevis, so daß hier eine federnde Fixation erreicht wird. Steht nur ein Motor zur Verfügung, so kann man hier noch durch die Tenodese im Handgelenk die mögliche aktive Beugung im Ellenbogengelenk, die Oppositionstenodese – hier eventuell auch durch Span – bei Extension im Ellenbogengelenk ein Öffnen der Hand und beim Beugen ein Schließen der Hand erreichen [1, 5].

Selbstverständlich sind dies Maßnahmen, die keine große Kraftentfaltung erreichen, wenn aber eine protektive Sensibilität noch zusätzlich vorhanden ist, kann der Patient doch diese Hand wesentlich besser als eine Prothese als Zusatzhand gebrauchen.

Material

Wir haben an 52 Patienten in den letzten 2½ Jahren einen Eingriff im Plexus-brachialis-Bereich durchgeführt (Tab. 1).

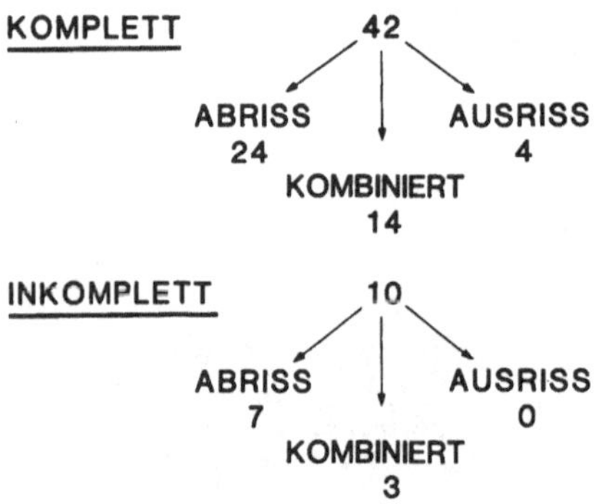

Die Ersatzplastiken haben wir unterteilt, wie schon am Anfang erwähnt, in a) Spätfälle und b) Regeneration und dann Vervollständigung des erreichten Resultates.

I. Dynamische Ersatzoperationen

Es wurden insgesamt an 14 Patienten, und zwar an 6 Ergänzungsfällen und 8 Spätfällen, Ersatzplastiken durchgeführt (Tab. 2).

Tabelle 2 Dynamische Ersatzoperationen

n = 14	Ergänzungen (n = 6)	Spätfälle (n = 8)
Latissimus dorsi Transfer	4	3
Tricepstransposition	1	1
Steindlersche Operation	2	–
Radialisersatzplastik	3	2
Oppositionsersatzplastik	2	1
Trapeziustransposition	–	2
	12 Op. (6 Pat.)	9 Op. (8 Pat.)

7 × wurde der Latissimus dorsi zum Ersatz des Biceps verwendet, 2 × eine Umstellung des Triceps durchgeführt, um bei einer Teilregeneration des Biceps und simultaner Innervation des Triceps und des Biceps eine Beugefunktion zu erreichen, 2 × wurde die Steindlersche Operation durchgeführt, 5 × eine Radialis-Ersatzplastik und 3 × eine Opponens-Ersatzplastik vorgenommen. In 80% der Fälle konnte eine kraftvolle, brauchbare Funktion erreicht werden, wobei die Patienten, bei denen eine Ergänzung zur Regeneration vorgenommen wurde, selbstverständlich das bessere Gesamtresultat aufweisen.

II. Statische Maßnahmen

Arthrodesen wurden in 14 Fällen vorgenommen, wobei bei 3 Patienten eine Schulterarthrodese, bei 4 Patienten eine Arthrodese im Bereich des Handgelenkes und bei 3 Patienten eine Arthrodese des Daumensattelgelenkes und Grundgelenkes in Oppositionsstellung durchgeführt wurde und in 10 Fällen Fingergelenks-Arthrodesen vorgenommen wurden.

Auf die allgemeinen Prinzipien der Ersatzoperationen soll nochmals hingewiesen werden, nämlich daß der zu wählende Muskel eine 1. synergistische Funktion ausüben soll, 2. er soll über eine ausreichende Exkursion verfügen, 3. seine Kraft soll der ihm nun übertragenen Funktion adäquat sein, 4. er soll möglichst übereinstimmende Zugrichtung haben, so daß durch die Transferierung eine möglichst geringe Änderung in der Zugrichtung notwendig wird. 5. ist es wichtig, daß eine ausreichende Sensibilität vorhanden ist, um vor Verletzungen bzw. Verbrennungen geschützt zu sein. Kompliziertere Greifakte können nämlich nur bei Vorhandensein entsprechender taktiler Sensibilität ausgeführt werden. Anzustreben ist immer eine Fixation oder Beweglichkeit mit geringer Abduktion und Außenrotation im Schultergelenk bei einer Beugung im Ellenbogengelenk sowie eine Mittelstellung im Unterarmbereich mit geringer Pro- und Supinationsmöglichkeit. Im Handbereich ist der Spitzgriff sowie der Schlüsselgriff eine zu erstrebende und erreichbare Greifform und zusätzlich noch der gesamte Grobgriff der Hand, um von hier aus noch die Funktion unterstützen zu können.

Auf die Besonderheiten reinnervierter Muskeln muß hier geachtet werden, um keine weitere Schädigung sondern eine Besserung der Funktion zu erreichen.

Das postoperative krankengymnastische sowie ergotherapeutische Training ist gerade bei den Ersatzoperationen ein wesentlicher Bestandteil des Gesamt-Behandlungskonzeptes.

Ersatzoperationen im Bereich der Plexus-Chirurgie stellen daher einen wesentlichen Teil des Gesamtkonzeptes der Behandlung dieser schweren Verletzungen dar. Um Erreichtes von der nervalen Seite her mit Ersatzoperationen zu optimieren und so oft erst eine ausreichende Funktion der Hand zu erreichen und, wenn keine andere Möglichkeit einer Operation am Nerven mehr vorhanden ist, wenigstens eine gewisse Gebrauchsfähigkeit der verletzten Extremität wieder herzustellen [2, 6, 8].

Unsere Meinung ist daher, die Therapie des Plexus brachialis in folgender Reihenfolge durchzuführen: *1. Eine Therapie, die unmittelbar* nach der Verletzung mit der Bewahrung der Muskulatur durch krankengymnastische und elektrophysiologische Behandlung beginnt, *2. im richtigen Zeitraum*, d. h. etwa um 6 Monate herum, mit der Operation am Plexus selbst, eventuell Nerventransplantation oder auch Neurotisation fortgesetzt wird. *3. Nach Erreichung* des durch diesen Plan möglichen Ergebnisses sollen alle weiteren Möglichkeiten durch *Ersatzoperationen und Muskelumstellungen* auch mit Hilfe der mikrovaskulären Chirurgie voll ausgeschöpft werden.

Während der ganzen Zeit soll der Patient unter krankengymnastischer und ergotherapeutischer Kontrolle stehen. Dann ist auch bei so schweren Verletzungen eine Besserung des Ergebnisses für den einzelnen Patienten und vor allem für seine Re-Integration in das normale und Berufsleben in vielen Fällen möglich.

Literatur

[1] Baumann, J. U.: Lähmungen: Handoperationen bei Schädigung peripherer Nerven. In: Spezielle Orthopädie: Obere Extremität, Band 2. Thieme, Stuttgart 1983.

[2] Berger, A. und H. Millesi: Die chirurgische Therapie des Plexus brachialis. In: Nervenverletzungen. Bericht über die 6. Murnauer Unfalltagung am 14. Juni 1980. BG Schriftreihe, München 1980.

[3] Brand, P. W.: Tendon grafting. In: Illustration by new operation for intrinsic paralysis of the fingers. J. Bone Jt. Surgery **43 B** (1961) 444.

[4] Entin, M. A.: Restoration of function of paralysed hand. Surg. Clin. North America **44** (1964) 1049.

[5] Hentz, V. R., M. Brown and L. Keochian: Upper limb reconstruction in quadriplegia. Functional assessurent and proposed treatment modifications. J. Hand Surg. **8** (1983) 119.

[6] Millesi, H.: Wiederherstellung der Greiffunktion bei Lähmungen nach Verletzung peripherer Nerven durch Operation am Nerven bzw. durch Ersatzplastiken. Langenbecks Archiv Chir. **339** (1975) 337.

[7] Millesi, H.: Zur Operationstechnik im Rahmen der Mikrochirurgie der peripheren Nerven. Acta Chir. Austriaca **9** (1977) 25.

[8] Omer, G. E.: Evaluation and reconstruction of the forearm and hand after acute traumatic peripheral nerve injuries. J. Bone Jt. Surgery **50 A** (1968) 1454.

[9] Schink, W.: Motorische Ersatzoperationen nach Nervenverletzungen. In: Handchirurgie, Band 2. Thieme, Stuttgart 1983.

[10] Schneider, L. H.: Tendon transfer in the upper extremity, In: Rehabilitation of the hand. Mosby Comp., Saint Louis 1978.

[11] Smith, R. J.: Extensor carpi radialis brevis tendon transfer for thumb adduction – A study of power pinch. J. Hand Surg. **8** (1983) 4.

[12] Stern, B. J., H. W. Neale, R. O. Gregory and J. G. Kreilein: Latissimus dorsi musculocutaneous flap for elbow flexion. J. Hand Surg. **7** (1982) 25.

[13] Tsai, T.-M., M. Kalisman, J. Burns and H. E. Kleinert: Restoration of elbow flexion by pectoralis major and pectoralis minor transfer. J. Hand Surg. **8** (1983) 186.

[14] Tubiana, R. und M. Talke: Die Lähmung der Daumenbinnenmuskulatur. Handchirurgie **12** (1980) 143.

[15] Wintsch, K.: Motorische Ersatzoperationen. In: Ersatzoperationen für Motorik und Sensibilität der Hand. Enke, Stuttgart 1980.

[16] Zancolli, E. and H. Mitre: Latissimus dorsi transfer to restore elbow flexion. J. Bone Jt. Surg. **55 A** (1973) 1265.

Schmerz und Schmerzbehandlung bei Armplexusläsionen

Schmerzen nach traumatischen Armplexusläsionen und zervikalen Wurzelausrissen

S. Hübschle, U. Thoden

Bei den Verletzungen des Plexus brachialis nach Traumatisierung des Schulter-Hals-Bereiches lassen sich im Prinzip 3 Läsionstypen unterscheiden:

a) Überdehnungsschäden, bei denen die Kontinuität der epineuralen Strukturen erhalten und damit eine spontane Regeneration möglich ist.

b) Rupturen der Nerven zwischen den Verankerungspunkten am Foramen intervertebrale und dem Faszienbereich zwischen Klavikula und M. pectoralis und

c) Wurzelausrisse ohne die Möglichkeit einer neuronalen Regeneration [3].

Diagnostische Kriterien eines Wurzelausrisses bei der häufig komplexen Beurteilung traumatischer Schulter-Arm-Verletzungen sind neben der intraoperativen Darstellung radiologische Zeichen bei der Myelographie (Divertikel der Wurzeln, Zysten sowie Zeichen einer intraspinalen Raumforderung), der elektromyographische Nachweis einer erhaltenen Nervenleitung im sensiblen Nerven, der das anästhetische Areal versorgt, Denervierungsaktivität der paravertebralen segmental innervierten Muskeln und evozierte Potentiale vom N. medianus und ulnaris, wobei mit Oberflächenelektroden über dem Plexus brachialis, über HWK 2 und dem sensorischen Kortex abgeleitet wird. Gesunde zeigen hierbei eine N 9 Antwort über dem Plexus, eine N 13 über HWK 2 und N 20 über dem kontralateralen Kortex. Findet sich nur eine N 9 Antwort über dem Plexus, spricht dies für eine Läsion proximal der Hinterwurzelganglien.

In den vergangenen Jahren wurden schwere Amputationsschmerzen operativ mit Hinterstrangstimulatoren versorgt. Hierbei zeigten Patienten mit Armamputationen, insbesondere nach Motorradunfällen, relativ schlechte Ergebnisse [1]. Bei diesen Patienten traten nach Hinterstrangreizung über dem unteren Zervikalmark nie Reizempfindungen im plegischen, denervierten Arm auf. Diese fehlenden Reizeffekte könnten durch Wurzelausrisse erklärt werden, bei denen es auch zu einer zentralen Störung durch Degeneration aszendierender Rückenmarksbahnen kommt.

Jeder Durchtrennung eines peripheren Nerven folgt eine Neurombildung. Diese Neurome übernehmen eine Funktion als pathologische Nocizeptoren [4]. Somit ist es prinzipiell wahrscheinlich, daß, wie an peripheren Nerven, so auch bei Verletzungen im Bereich des Armplexus neurominduzierte Schmerzsyndrome entstehen können.

Bei Wurzelausrissen ist der pathophysiologische Mechanismus einer Schmerzentstehung sicher anders, da hier deafferenzierte Zellen im Bereich der Substantia gelatinosa eine Denervierungshypersensitivität entwickeln, was die Spontanaktivität verstärkt und zu vermehrter Aktivität im Schmerzleitungssystem führt. Der Schmerz nach Wurzelausrissen ist folglich als zentraler Deafferenzierungsschmerz zu deuten.

In einer großen Studie von Wynn Parry [3] über insgesamt 412 Patienten mit traumatischen Läsionen des Plexus brachialis, fand sich bei 290 Patienten eine Schädigung des

Armplexus ohne Wurzelausrisse. Keiner dieser Patienten klagte über signifikante Schmerzen. 122 Patienten zeigten Zeichen eines Wurzelausrisses. In dieser bisher größten untersuchten Gruppe von Wurzelausrissen klagten 90% der Patienten über Schmerzen. Hieraus wäre zu folgern, daß schwere Brachialgien nach traumatischen Plexusverletzungen immer auf einen Wurzelausriß hindeuten.

Im folgenden sollen die von Wynn Parry [3] aufgestellten Hypothesen mit eigenen Beobachtungen verglichen werden, die bisher an 17 Patienten mit gesicherten Wurzelausrissen und 4 Patienten mit rein traumatischen Plexusläsionen gemacht wurden. Die Patienten aus dem Krankengut der Freiburger Neurologischen und Neurochirurgischen Universitätsklinik waren zwischen 17 und 58 Jahre alt. 17 hatten einen oder mehrere myelographisch nachgewiesene Wurzelausrisse: 5 einen, 6 zwei, 5 drei und 1 Patient sogar sechs Ausrisse. Die Patienten wurden zu einer Nachuntersuchung mit Fragebogenerhebung bestellt. Die Daten wurden auch in einem Schmerzprofil zusammengefaßt. Dieses Schmerzprofil beurteilt fünf Parameter in Fünferskalierung (0–4), so a) die prozentuale Schmerzdauer, b) die geschätzte durchschnittliche Schmerzintensität, c) den Einfluß der Schmerzen auf die Alltagsaktivität, d) auf die Stimmung und das Verhalten und e) den Medikamentenverbrauch.

Von 17 Patienten mit Wurzelausrissen berichteten 16 über Schmerzphänomene. Diese Schmerzen nach Wurzelausrissen beginnen in der Regel in den ersten 4 Wochen nach dem Trauma (Tab. 1). Nur 4 Patienten gaben einen späteren Schmerzbeginn an. Sie hatten Ausrisse von 1 bzw. 2 Wurzeln und beschrieben Schmerzen von uncharakteristischer Lokalisation und geringer Gesamtpunktezahl im Schmerzprofil. Systematische Beziehungen zwischen Händigkeit und Schmerzerlebnis bestanden nicht.

Nach Wynn Parry [3] werden Schmerzen unabhängig von der Höhe des Wurzelausrisses praktisch immer in der Hand empfunden, so Ausrisse der Wurzeln C6 in Daumen und Zeigefinger, der Wurzeln C7 bis Th1 in Ellenbogen und Hand. Nur wenige Ausnahmen von Ausrissen der Wurzel C5 werden erwähnt. Diese Angaben lassen sich nicht durchgehend bestätigen. 4 unserer Patienten zeigten keine Handschmerzen, sie hatten Wurzelausrisse der Wurzel C6/7 und zweimal von C5/6.

Tabelle 1 Schmerzbeginn

Wynn Parry (n = 110)		Eigene Patienten
a) sofort	40%	8
b) 1–4 Wochen	20%	3
c) 4–12 Wochen	8%	2
d) ≧ 3 Monate–1 Jahr	–	3
e) kein Schmerz	7%	1
f) unklar	25%	
Gruppe c): Wurzelausrisse	**– Lokalisation**	**Intensität nach Schmerzprofil**
C_6	– Arm	2
C_7	– Innenseite Handgelenk	7
$C_{5/6}$	– Schulterblatt	2
$C_{6/7/8}$	– Hand	8

Die Schmerzen treten entweder als Paroxysmen oder als Dauerschmerz mit verstärkenden Paroxysmen in etwa jeweils der Hälfte der untersuchten Gruppe auf. Diese zeitliche Verteilung des Schmerzes korreliert nicht mit der Anzahl der Wurzelausrisse, allerdings haben alle Patienten mit Dauerschmerzen mindestens 2 Ausrisse.

Zur verbalen Beschreibung der Paroxysmen werden die Begriffe glühend-brennend (6) stechend (5) ziehend (4) zuckend (3) verkrampfend (3) und kribbelnd (2) gebraucht, während der Dauerschmerz als brennend-glühend (6) kribbelnd (3) drückend (3) oder scharf-stechend (2) charakterisiert wird.

Nur 4 der Patienten mit nachgewiesenen Mehrfachausrissen (C7/8, C7 bis Th1, C7 bis Th1), C4 bis Th1) gaben die von Amputierten bekannten schmerzhaften Phantomempfindungen an, wobei immer die Hand zur Faust verkrampft empfunden wurde. Eine Patientin verstärkte ihren Schmerz durch die bloße Vorstellung einer Handbewegung, während ein anderer Patient durch die gleiche Methode eine Schmerzminderung erzielte.

Die Anzahl der nachgewiesenen Wurzelausrisse korreliert mit der Gesamtpunktezahl des Schmerzprofiles (Abb. 1). Wenn man die bisherigen eigenen Erfahrungen mit denen der Literatur vergleichend zusammenfaßt, läßt sich folgende Hypothese aufstellen: Schmerzen in den ersten Wochen nach traumatischer Plexusverletzung sind sehr verdächtig für einen Wurzelausriß, wobei sich Schmerzsegment und Wurzelausriß relativ gut decken. Darüber hinaus stehen Intensität des Schmerzes und Anzahl der ausgerissenen Wurzeln in Relation. Die überwiegende Mehrzahl der nach Plexusläsionen myelographierten Patienten zeigte Wurzelausrisse. Nur 2 Patienten zeigten myelographisch keine Zeichen eines Ausrisses. Einer hatte keine Schmerzen, der andere aber einen schweren Schmerz in der Hand.

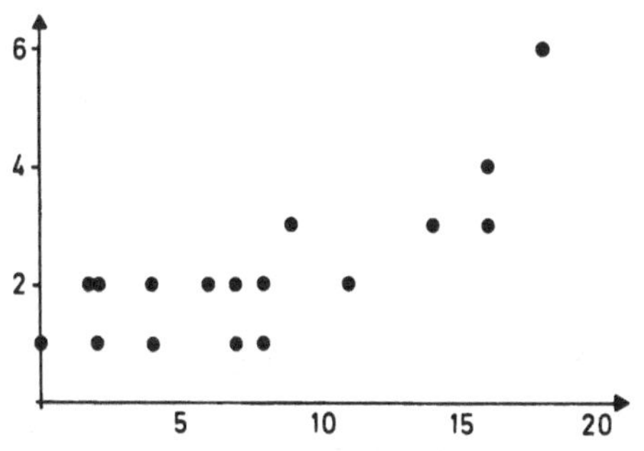

Abb. 1 Korrelationen von Anzahl der Wurzelausrisse (Ordinate) und Gesamtpunktezahl des Schmerzprofiles (Abszisse).

Bei der Befragung nach schmerzmodulierenden Faktoren (Tab. 2) fanden sich viele Angaben, die die Schmerzen nach Wurzelausrissen in die Nähe der Amputationsbeschwerden rücken.

Verschlechternd wirken hier Einflüsse des Wetters, eine Zunahme der Schmerzen bei Entspannung oder ein Temperaturwechsel, eine lokale Abkühlung, ein längeres Nichtbewegen des Armes sowie die Anstrengung beim Stuhlgang. *Schmerzlindernd* wirken

Tabelle 2 Schmerzmodulierende Faktoren

Verschlechternd		Verbessernd	
Wetter	13	Lokale Manipulation	7
Entspannung	6	Ablenkung	6
Lokale Kälte	4	Alkohol	5
Nichtbewegen	3	Körperliche Bewegung	5
Stuhldrang	2	Wärme	
Temperaturwechsel	2		

hingegen lokale Manipulationen im Bereich von Schulter und Arm, körperliche Bewegung und Wärme, Ablenkung und Alkohol.

Die mit oder ohne Erfolg durchgeführten medikamentösen und nicht medikamentösen Therapien sind folgende: Medikamentös wirken nur schwere Analgetika, nämlich Valoron®, Tramal® und Fortral® schmerzmindernd. Aus der Gruppe der Thymoleptika wurden Anafranil® und Neurocil® mit Erfolg angewandt. Als Selbsthilfemethoden wurden autogenes Training und meditative Übungen genannt.

Erfolglose Therapiemethoden waren leichtere Analgetika, gelegentlich auch Neuroleptika. Das Carbamazepin, für das immer wieder günstige Effekte bei neurogenen Schmerzen beschrieben werden, zeigte in dieser Gruppe, wie übrigens auch bei einer eigenen größeren Gruppe von Amputierten, keinerlei Effekte. Die transkutane Nervenstimulation (TNS) war in dieser Gruppe ohne Erfolg, ganz im Gegensatz zu günstigen Erfolgen, die Wynn Parry [3] mitteilte.

Die derzeit sehr propagierte Methode der Koagulation der Hinterwurzeleintrittszone (Dorsal-root-entry-zone-DREZ-lesion) war bisher nur bei einem der Patienten durchgeführt, der nach 3monatiger Schmerzaufhebung zur Zeit der Untersuchung einen Schmerz der Ausgangsintensität, wenn auch mit leicht veränderter Lokalisation, spürte.

Diskussion

Patienten mit traumatischen zervikalen Wurzelausrissen nach Verletzung des Schulter-Arm-Bereiches durch typische Motorradunfälle klagen in einem hohen Prozentsatz über Schmerzen, die überwiegend in den ersten Wochen nach der Verletzung erstmals auftreten.

Aufgrund pathophysiologischer Vorstellungen zum zentralen Deafferentierungsschmerz ist nach totaler Deafferentierung eines oder mehrerer Segmente ein entsprechendes Schmerzsyndrom zu erwarten. Erstaunlich ist aber die Beobachtung von Wynn Parry, daß sich nach traumatischen Plexusläsionen ohne Wurzelbeteiligung praktisch nie schmerzhafte Phänomene einstellen, zumal schwere Schmerzen bei Tumorinfiltrationen und als Bestrahlungsfolge bekannt sind. Auch nach neurophysiologischen Befunden ist davon auszugehen, daß nach partieller oder totaler Zerreißung peripherer Nerven Neurome zumindest in einer bestimmten Erregungskonstellation chronische Schmerzen verursachen. Nach diesen prinzipiellen Überlegungen wie nach eigenen Beobachtungen an nur wenigen Patienten mit myelographisch ausgeschlossenen Wurzelausrissen ist die Beobachtung von Wynn Parry, daß nach partieller Nervenverletzung im Plexusbereich keine Schmerzen vorkommen, fraglich und bedarf weiterer Überprüfung.

Eine mögliche Deutung mag weniger in neurophysiologischen Erklärungen als in dem Unfallmechanismus zu suchen sein, wobei zu diskutieren wäre, ob traumatische Einwirkungen ab einer gewissen Schwere eher zu Wurzelausrissen als zu schweren Nervenverletzungen mit Kontinuitätsunterbrechung im Plexusbereich führen können.

Für den Nachweis neurombedingter Schmerzzustände nach Läsionen des Plexus brachialis wäre zu fordern, daß bei diagnostischem Ausschluß von Wurzelausrissen mittels Myelographie und Elektromyographie dennoch Schmerzen bestehen. Gesichert wäre die Diagnose von neurominduzierten Schmerzen weiter bei palpatorischem oder intraoperativem gesichertem Nachweis eines Neuroms im Verletzungsbereich.

Literatur

[1] Krainick, J.-U., U. Thoden and T. Riechert: Pain reduction in amputees by long-term spinal cord stimulation. Long-term follow-up study over 5 years. J. Neurosurg. **52** (1980) 346–350.

[2] Stöhr, M., B. Riffel und U. W. Buettner: Somatosensible evozierte Potentiale in der Diagnostik von Armplexusläsionen. Z. EEG-EMG **12** (1981) 195–197.

[3] Wynn Parry, C. B.: Pain in avulsion lesions of the brachial plexus. Pain **9** (1980) 41–53.

[4] Zimmermann, M.: Neurophysiologische Mechanismen von Schmerz und Schmerztherapie. Fortschritte der klinischen Psychologie, 27. Schmerz, Hrsg. Keeser/Pöppel/Mitterhusen (1982) 46–68.

Operative Schmerzbehandlung bei Läsionen des Plexus brachialis

U. Steude

Entsprechend den Erfahrungen anderer Behandlungszentren, war die Behandlung chronischer, therapieresistenter Schmerzzustände im Sinne von Deafferenzierungsschmerzen nach Läsion des Plexus brachialis alles andere als zufriedenstellend.

Wie bei chronischen Schmerzen anderer Genese und Lokalisation stehen uns auf neurochirurgischem Fachgebiet zwei unterschiedliche Behandlungsprinzipien zur Verfügung.

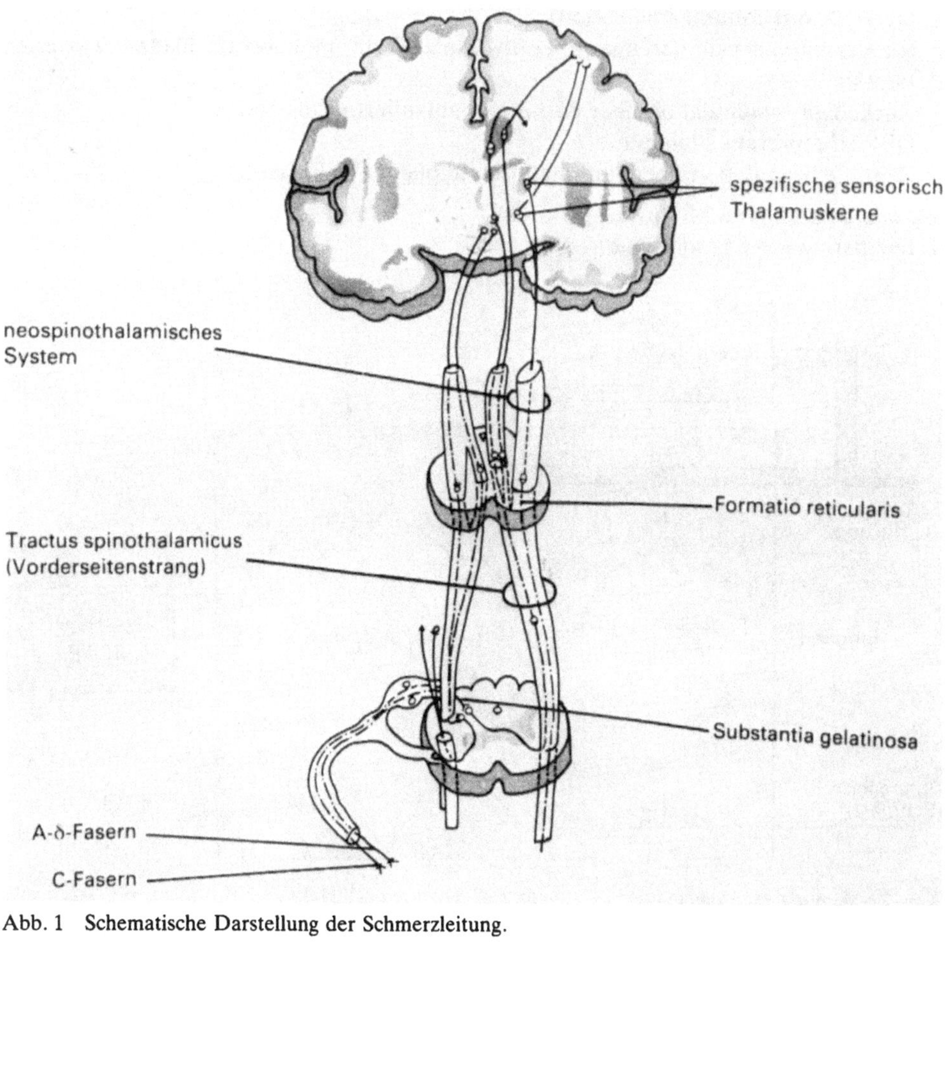

Abb. 1 Schematische Darstellung der Schmerzleitung.

Kurz zur Anatomie des schmerzleitenden Nervensystems (Abb. 1).

Die schmerzleitenden Nervenfasern treten von peripher her über die hinteren Wurzeln in das Rückenmark ein und enden dort als erstes Neuron in der sogenannten Substantia gelatinosa.

Nach Kreuzung in wechselnder Höhe zum Vorderseitenstrang der Gegenseite verlaufen die dünnen, markhaltigen Fasern im Tractus spinothalamicus (Vorderseitenstrang) als zweites Neuron zum Thalamus, und zwar zum ventrolateralen Kern und von dort als drittes Neuron zum Gyrus postzentralis der Area 3B der sensorischen Hirnrinde. Der Tractus spinothalamicus formiert sich im Rückenmark, ventral des sogenannten Ligamentum denticulatums – es handelt sich um einen feinen Aufhängeapparat des Rückenmarks – zu genau lokalisierten und definierten Bahnen, wobei die lumbalen und sakralen Segmente mehr in der Nachbarschaft des Ligamentum denticulatums, also auf der lateralen Seite des Rückenmarks zu finden sind, während die thorakalen und zervikalen Segmente mehr zur Rückenmarksvorderseite hin lokalisiert sind.

Zu den physiologischen Methoden gehören:

1. DCS (Dorsal column stimulation);
   Rückenmarksstimulation über operativ implantierte, monopolare Plattenelektroden.
2. Pisces;
   Rückenmarksstimulation über perkutan implantierte Elektroden.
3. DBS (Deep brain stimulation);
   Zentrale Stimulation über stereotaktisch implantierte Elektroden.

Zu den destruktiven Methoden gehören:

1. Die perkutane Chordotomie.

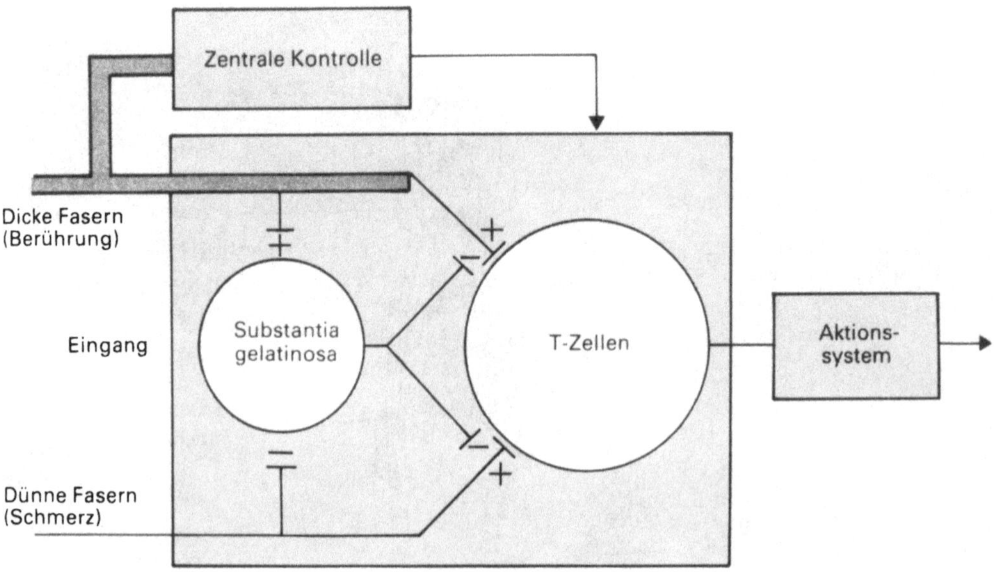

Abb. 2 Vereinfachtes Schema der „Gate-control"-Theorie nach [1]).
+ = Aktivierung; − = Hemmung

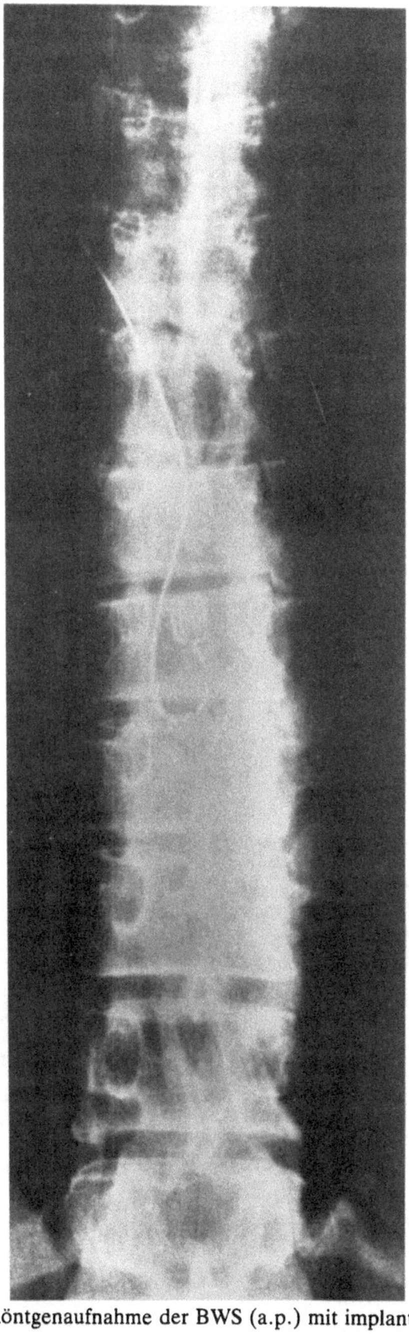

Abb. 3 Röntgenaufnahme der BWS (a.p.) mit implantierter DCS-Elektrode.

2. Die Thermokoagulation der Substantia gelatinosa (DREZ, dorsal root entry zone koagulation).

Wissenschaftliche Grundlage des seit alters her bekannten Phänomens der Schmerzhemmung durch Reizstrom ist die von Melzack und Wall [1] aufgestellte »Gate control«-Theorie (Abb. 2). Die Autoren konnten nachweisen, daß im Bereich des Hinterhorns im Rückenmark – in der sogenannten Substantia gelatinosa – eine Aktivität in den nicht schmerzspezifischen schnell leitenden A-beta-Fasern eine gleichzeitige Aktivität in den schmerzspezifischen langsam leitenden A-delta-Fasern durch Interneurone hemmt und so in diesem Bereich eine Schmerzmodulation erfolgt, also kurz gesagt, eine Aktivität in den sensiblen Fasern blockiert die Umschaltung einer gleichzeitigen Aktivität in den Schmerzfasern. Durch Stimulation der Beta-Fasern, die besonders in den Hintersträngen konzentriert sind, kann so bereits im Bereich der ersten spinalen Synapse nach Melzack und Wall [1] die Schmerzumschaltung gehemmt werden. Basierend auf diesem Modell kommen heute verschiedene Möglichkeiten der funktionellen Elektrostimulation im Rahmen der Schmerzbehandlung zur Anwendung.

I. Zu den Operationsverfahren speziell bei Plexusläsion:

1. DCS

   Hierbei wurde entweder nach transkutaner oder später perkutaner intraduraler Teststimulation mittels Floating-Elektroden operativ, d. h. nach Laminektomie, eine monopolare Elektrode entweder intradural oder endodural zwischen beide Durablätter implantiert (Abb. 3).

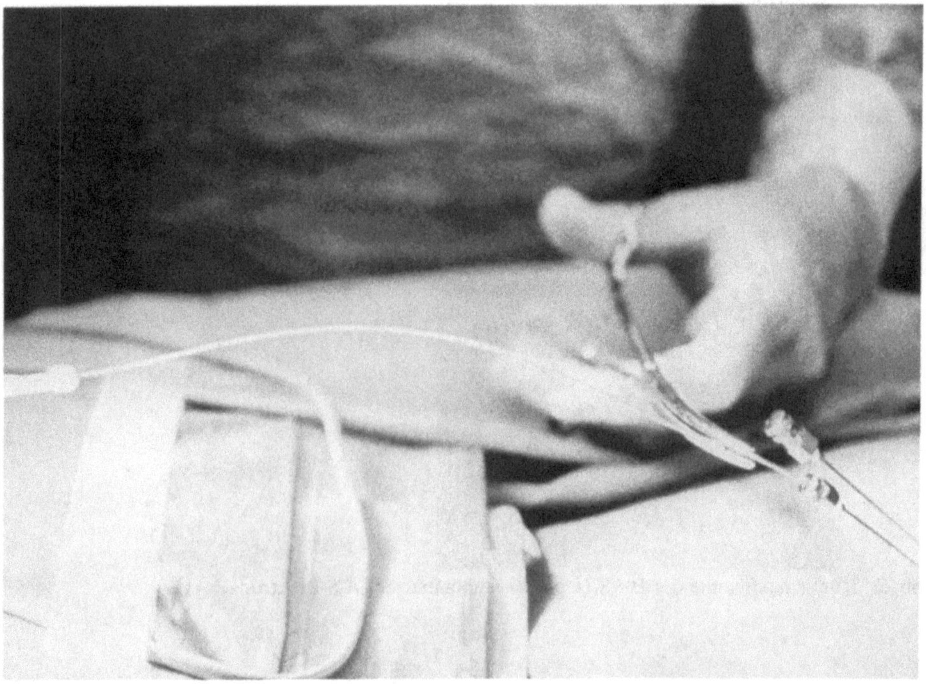

Abb. 4 Operations-Situs mit Implantation zweier Elektroden über zwei Touhy-Nadeln.

2. Später wurde diese operative Methode durch die sog. *Pisces*, dies heißt perkutan, extradural plazierte Elektroden, ersetzt. Über eine Touhy-Nadel werden eine bzw. zwei Elektroden unter Röntgenkontrolle (Abb. 4) epidural dorsal des Rückenmarks nach kranial bis zu 3–4 Segmenten oberhalb der Läsion vorgeschoben; und unter Teststimulation die Elektrode solange variiert, bis der Patient adäquate Stimulationsparästhesien im schmerzhaften Gebiet, bzw. oberhalb und unterhalb des ausgefallenen Gebietes angibt (Abb. 5).
   Bei positivem Testergebnis werden dann die Elektroden wie bei den DCS-Elektroden mit einem subkutan eingepflanzten Empfängersystem verbunden.
3. DBS (deep brain stimulation);
   Stimulation spezieller Thalamusstrukturen über stereotaktisch implantierte Elektroden erfolgt nach einem ähnlichen Prinzip wie *Pisces* und ist Thema des nachfolgenden Referats.

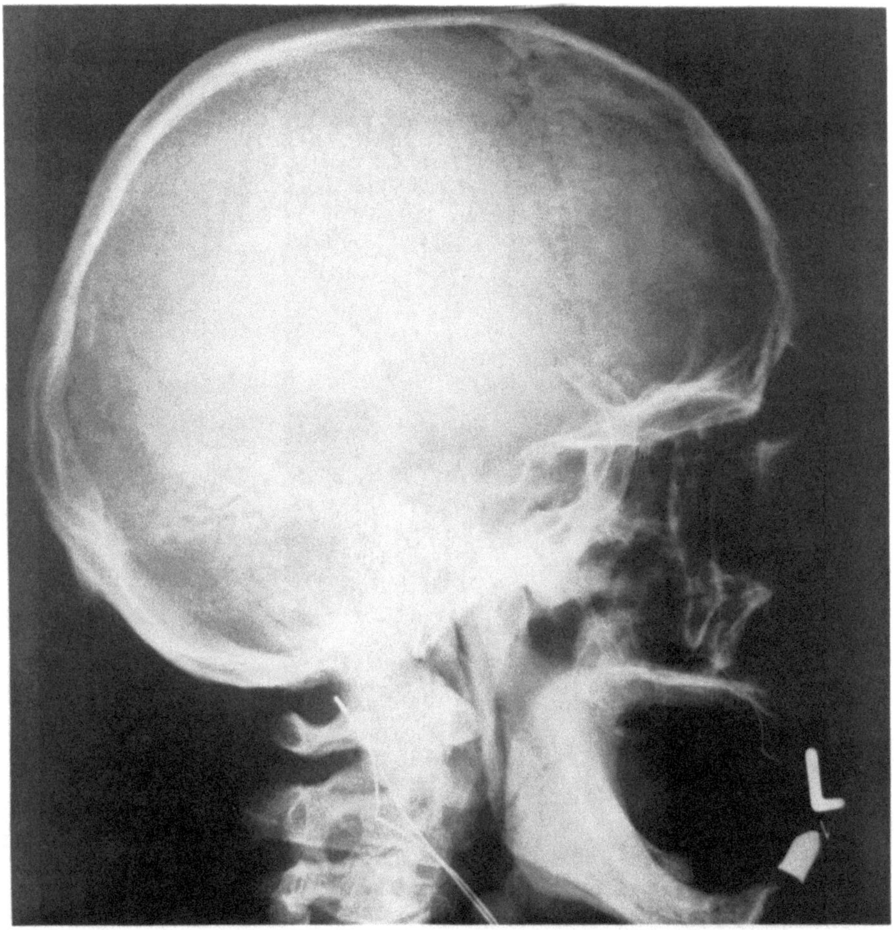

Abb. 5 Seitliche Röntgenaufnahme des Schädels und der HWS mit implantierten Pisces.

II. Zu den destruktiven Operationsmethoden:

1. Bis vor wenigen Jahren stand uns als destruktive Methode (wenn physiologische Methoden versagt hatten) nur die perkutane Chordotomie zur Verfügung. Hierbei wird nach der von Rosomoff [5] empfohlenen Methode am wachen Patienten (unter Neuroleptanalgesie kombiniert mit einer Brevimythalkurznarkose zur Punktion) der Spinalkanal zwischen C1/2 punktiert (Abb. 6), die Rückenmarksvorderseite und das Ligamentum denticulatum mit emulgierten Kontrastmitteln zur groben anatomischen Orientierung dargestellt (Abb. 7) und nach elektrischer Austestung der Nadellage [2, 4, 5] der entsprechende Anteil des Vorderseitenstrangs durch Hochfrequenzdiathermie ausgeschaltet (Abb. 8).
2. Seit zwei Jahren wird auch bei uns zunehmend die Koagulation der Substantia gelatinosa (DREZ) speziell bei Deafferenzierungsschmerzen nach Plexusläsion durchgeführt. Man geht als Denkmodell davon aus, daß bei fehlendem sensiblen Input der

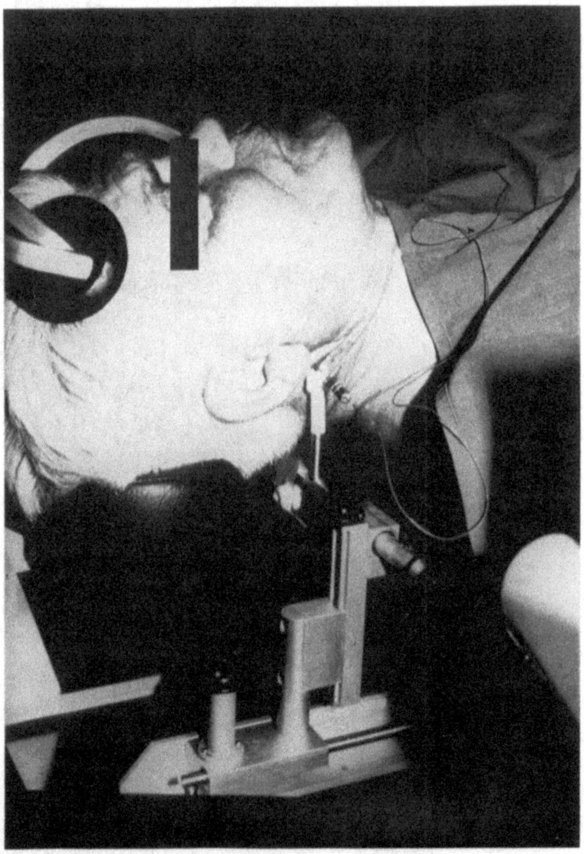

Abb. 6 Operations-Situs mit Zielgerät und eingeführter Elektrode zwischen C1/C2 zur perkutanen Chordotomie.

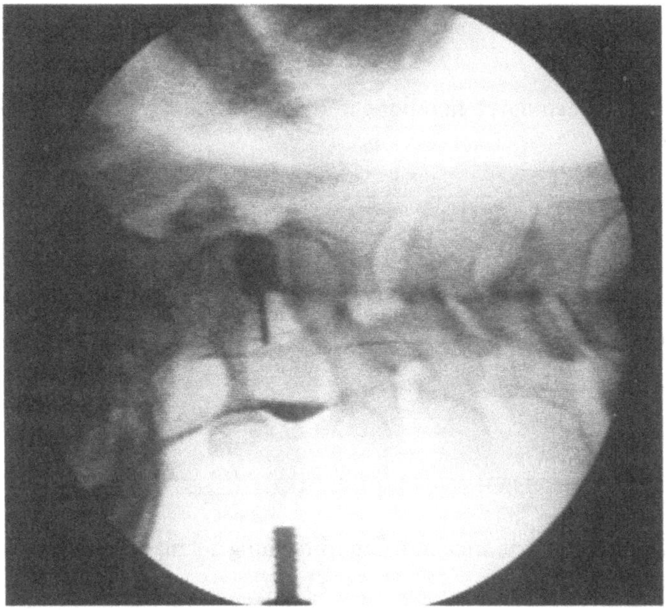

Abb. 7 Seitliche Röntgenaufnahme der Halswirbelsäule (Bildwandler) mit Darstellung der Rückenmarksvorderseite und des Ligamentum denticulatums mit emulgiertem Kontrastmittel.

Regulationsmechanismus im Bereich der 1. Synapse (Abb. 1) nämlich in der Substantia gelatinosa des Rückenmarks, im Bereich der geschädigten hinteren Wurzeln gestört ist, und so ein »zentraler« Schmerz durch die entkoppelte Substantia gelatinosa ausgelöst wird.

Bei der von Nashold [3] primär publizierten Methode der DREZ wird dieses Areal mit einer feinen Elektrode, entsprechend der perkutanen Chordotomie, koaguliert (Abb. 9). Nach Freilegung des Rückenmarks über eine Laminektomie über 2–3 Höhen und Eröffnung der Dura werden unter dem Operationsmikroskop neben dem Eintritt der hinteren Wurzeln in Abständen von 2 mm Koagulationen mit 30 mA über 10–12 sec durchgeführt. Bei einer kompletten Plexusläsion ca. 20–25 Koagulationen (Abb. 10).

Ergebnisse

I. Physiologische Methoden durch funktionelle Elektrostimulation spezieller zentralvenöser Strukturen.

Funktionelle Methoden	Anzahl der Patienten zur praeoperat. Teststim.	Anzahl der implant. Patienten	nach Implantation sehr gut	 gebessert	 unverändert
DCS (1972–1974)	8 (Floating-Elektroden)	5	1	1	3
Pisces (1974–1982)	45	2	2		

II. Destruktive Operationsverfahren mit Unterbrechung schmerzleitender Systeme im Bereich des ZNS.

Destruktive Methoden	Anzahl der Patienten	schmerzfrei	gebessert Restbeschwerden im Sinne von Causalgien	unverändert Eingriff wegen Arachnitis spinalis technisch nicht möglich
perkutane Chordotomie nach vorheriger negativer Teststimulation	43	7	18	18
DREZ	9	7	2 Restbeschwerden i. S. der unveränderten Tiefensensibilität (Spannungsgefühl)	

In der Literatur wird für die DREZ-Koagulation ein Dauererfolg von ca. 67% bei einer Überwachungszeit von 6 Monaten – 3½ Jahren angegeben. Rezidive werden in ca. 16% beschrieben, wobei eine Reoperation mit Koagulation mehrerer Segmente ober- bzw. unterhalb der ehemaligen Ausschaltung und eventuell höheren Stromstärken angezeigt ist. Die Reoperation sollte jedoch nicht vor Ablauf von 4–5 Wochen nach der Erstausschaltung wegen der koagulationsbedingten Schwellungsreaktion und der Störung der Mikrozirkulation im Operationsgebiet durchgeführt werden. Restbeschwerden im Sinne eines Spannungsgefühls können durch die nicht tangierte Tiefensensibilität persistieren und sind durch eine Reoperation bzw. andere operative Maßnahmen nicht zu bessern;

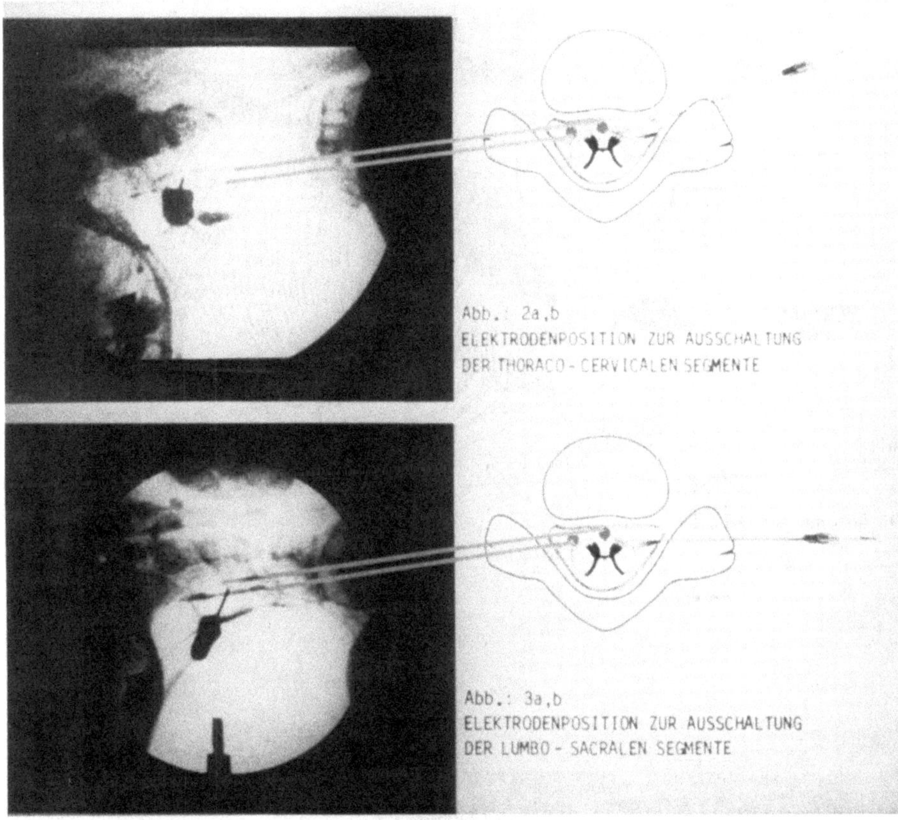

Abb. 8 Schematische Darstellung der verschiedenen Punktionsrichtungen und Elektrodenpositionen (im Schema 2a, b, 3a, b).

daher ist eine genaue präoperative Exploration des Schmerzcharakters für die Patientenaufklärung äußerst wichtig.

Operationstechnische Schwierigkeiten können sich bei Patienten mit massiven Wurzelausrissen und entsprechend veränderten anatomischen Verhältnissen im Bereich des Zervikalmarks ergeben. Zur intraoperativen Orientierungshilfe zur Lokalisation des Sulcus wird die gesunde Seite (daher Laminektomie mit großer Freilegung) bzw. der Gefäßverlauf, der die Nervenwurzeln normalerweise begleitenden Gefäße herangezogen (Abb. 11).

Zusammenfassend ist zu sagen, daß aufgrund der vorliegenden Ergebnisse die DREZ-Koagulation bei Schmerzen nach Läsion des Plexus brachialis die Operationsmethode der Wahl darstellt, da sie die besten Ergebnisse bringt. Restbeschwerden können auch nach technisch einwandfreier Ausschaltung im Sinne eines Spannungsgefühls durch die nicht ausgeschaltete Tiefensensibilität bestehen bleiben.

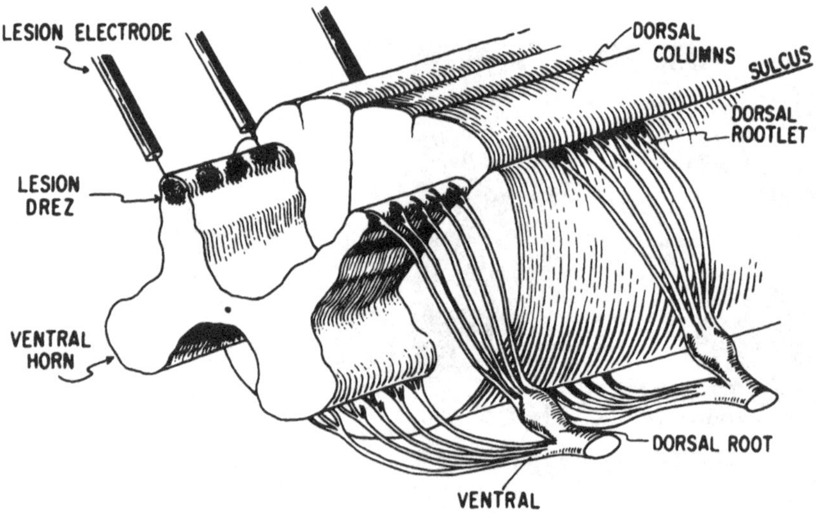

Abb. 9 Schema der DREZ Läsion nach [3].

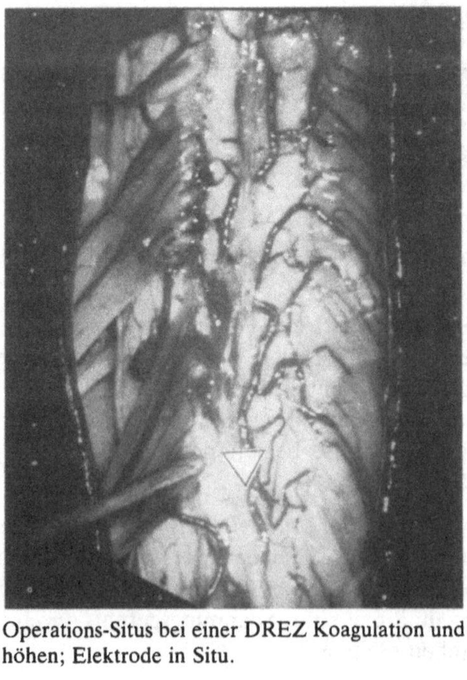

Abb. 10 Operations-Situs bei einer DREZ Koagulation und durchgeführter Koagulation über 3 Wurzelhöhen; Elektrode in Situ.

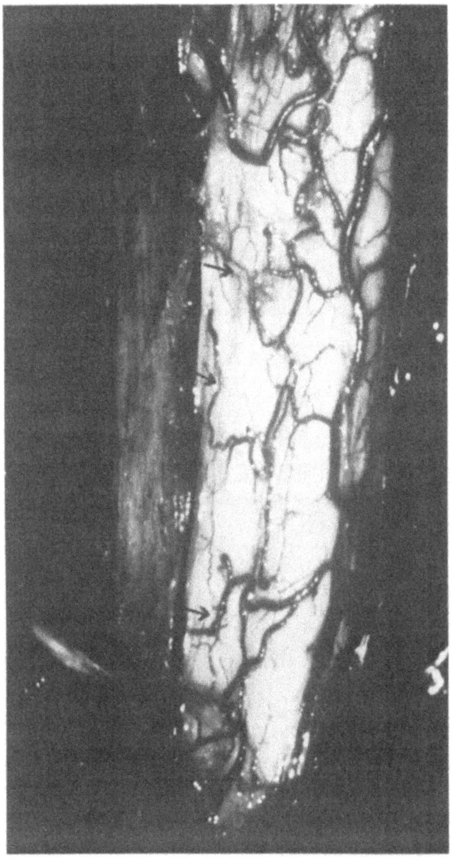

Abb. 11 Veränderter Operations-Situs bei Zustand nach Wurzelausrissen.

Literatur

[1] Melzack, R. and P. D. Wall: Pain mechanism: a new theory. Science **150** (1965) 971–979.

[2] Mullan, S. and P. V. Harper: Percutaneous cordotomy. N. Neurosurg. **35** (1971) 360–366.

[3] Nashold, B. S., jr. and P. H. Ostdahl: Dorsal root entry zone lesion for pain relief. J. Neurosurg. **51** (1979) 59–69.

[4] Organ, I. W., R. R. Tasker and N. F. Moody: Brain tumor localization using an electrical impedance technique. J. Neurosurg. **28** (1968) 35–44.

[5] Rosomoff, H. L., P. Sheptak and F. Carroll: Modern pain relief: percutaneous chordotomy. JAMA **196** (1966) 482–486.

Stereotaktische Behandlungsmöglichkeiten bei Schmerzsyndromen nach Armplexusläsionen

V. Sturm, G. Netzeband, S. Schabbert, U. Steude, G. Stock

Einleitung

Die Behandlung chronischer Schmerzen, die im Gefolge von Läsionen des Armplexus eintreten, ist problematisch geblieben, obwohl in den letzten Jahren Therapieverfahren entwickelt wurden, die den pathophysiologischen Konzepten über die Entstehung dieser Schmerzsyndrome Rechnung tragen. Nach Armplexusläsionen können im Versorgungsgebiet der lädierten Wurzeln zwei Arten von Schmerzen auftreten:

1. Hyperpathie. Leichte Berührungen oder Manipulationen der betroffenen Extremität führen zu schmerzhaften Mißempfindungen, die die Reizung lange überdauern können bis hin zu elektrisierenden, blitzartig einschießenden Schmerzen.
2. Unabhängig von äußeren Reizen können Dauerschmerzen vom Typ der Anaesthesia dolorosa bestehen, die meist als brennend oder brennend-drückend empfunden werden.

Die medikamentöse Behandlung, auch mit Opioiden, ist in der Regel wenig effizient, die Entwicklung von Drogenabhängigkeit häufig. Destruierende neurochirurgische Maßnahmen, die am schnelleitenden Schmerzleitungssystem, d. h. an den Hinterwurzeln, am Tractus spinothalamicus oder in den spezifischen Schmerzverschaltungskernen des Thalamus angreifen, können allenfalls die Berührungsüberempfindlichkeit bessern, nicht aber die Dauerschmerzen. Das Operationsrisiko und die Begrenzung ihrer Wirkungsdauer schränken ihre Anwendungsmöglichkeiten weiter entscheidend ein. Ähnliches gilt für Eingriffe am Sympathikus, sei es operativ oder durch pharmakologische Blockaden [5].

Die geringe Effizienz der genannten Therapieform wird angesichts des heute weitgehend akzeptierten Konzeptes über die Pathophysiologie dieser Schmerzsyndrome verständlich: Es handelt sich im wesentlichen um Deafferenzierungsschmerzen, die durch Wegfall oder Reduzierung des sensiblen Zuflusses aus dem Versorgungsgebiet der lädierten Nervenwurzeln in das Zentralnervensystem entstehen. Unter physiologischen Bedingungen steht das markarme C-Fasersystem, d. h. die wesentliche Komponente des Schmerzleitungssystems, ständig unter hemmendem Einfluß durch das System der epikritischen Sensibilität und des dem „epikritischen Schmerzleitungssystem" zugeordneten A-Delta-2-Systems. Wird, wie bei einem Armplexusriß, der epikritisch-sensible Erregungszufluß zum Zentralnervensystem unterbrochen, so resultieren eine Enthemmung des Schmerzleitungssystems und in der Folge chronische Deafferenzierungsschmerzen, die meist brennenden Charakter haben und bei inkompletten Plexusläsionen häufig von Hyperpathie begleitet sind.

Destruierende Maßnahmen, die nicht selektiv am C-Fasersystem angreifen, wie die oben aufgeführten operativen Verfahren, können diese Schmerzform kaum beeinflussen. Stereotaktische Ausschaltungen in den thalamischen Endigungskernen des C-Fasersystems sind meist nur wenige Monate effektiv. Günstigere Ergebnisse scheinen mit Läsionen der Substantia gelatinosa im Niveau der Eintrittszone der Armplexuswurzeln (DREZ-Lesions, s. [7]) erzielbar zu sein. Der Eingriff ist jedoch relativ ausgedehnt und belastend (Laminektomie oder Hemilaminektomie über mehrere zervikale Segmente).

Im folgenden soll über eine nicht destruierende Therapieform berichtet werden, die intermittierende Elektrostimulation des spezifischen Schmerzverschaltungskernes des Thalamus (Nucleus ventrocaudalis parvocellularis), in dem die A-Delta-2-Fasern zusammen mit epikritischen Fasern endigen (Abb. 1).

Ziel dieses Verfahrens ist es, den durch den Wurzelausriß verminderten epikritischen und A-Delta-2-Zufluß zum ventrolateralen Thalamus durch kurzzeitige intermittierende Elektrostimulation dieses Kernes quasi zu ersetzen und eine Hemmung des C-Fasersystems zu erreichen. Ein ähnliches therapeutisches Prinzip liegt der Hinterstrangstimulation des Rückenmarks zugrunde, die z. B. bei Phantomschmerzen im Bereich der unteren Extremitäten angewendet wird.

Patienten und Methodik

Bei sechs Patienten mit traumatischem Armplexusausriß wurde eine intermittierende Elektrostimulation des basalen Anteils des ventrolateralen Thalamus (Nucleus ventrocaudalis parvocellularis) durchgeführt. Bei zwei Patienten bestand ein nachgewiesener Wurzelausriß. Bei Drogenabhängigkeit führten wir präoperativ eine Entzugsbehandlung durch. Bei allen Patienten lag eine komplette Anästhesie und Analgesie im oberen und unteren Armplexusbereich vor. Alle Patienten litten unter heftigen chronischen Schmerzen von brennend-drückendem Charakter, die in den anästhetischen Bereich projiziert wurden. In Lokalanästhesie wurde über ein frontales Bohrloch nach stereotaktischer Ventrikulographie eine monopolare, mit Teflon isolierte Reizelektrode aus Platin/Iridium mit einem Durchmesser von 1 mm und einer 3 mm langen, nicht isolierten Spitze (Firma AVERY) stereotaktisch in das somatotopisch entsprechende Äquivalent des kleinzelligen basalen Anteils des Nucleus ventrocaudalis posterior thalami (Nucleus Vcpc) implantiert (siehe Abb. 1). Zur Implantation verwendeten wir das stereotaktische Gerät nach Riechert und Mundinger [8] in der von Mundinger weiterentwickelten Form. Die Zielpunktskoordinaten wurden nach den Angaben von Mazars et al. [4] gewählt und direkt in dem Ventrikulogramm festgelegt (Abb. 2).

Die Implantation der Elektrode erfolgt computergesteuert. Die röntgenologische Kontrolle der Elektrodenlage erfolgt durch Superposition der Kontrollaufnahmen auf die stereotaktischen Ventrikulogramme (Abb. 3).

Die röntgenologische Kontrolle der Elektrodenposition wird durch intraoperative Teststimulationen ergänzt. Bei optimaler Elektrodenlage werden durch Reizung mit Rechteckimpulsen von 0,3 bis 1 ms Impulsdauer bei Frequenzen von 10 bis 30 Hz mit geringen Stromstärken (0,1 bis 1,5 mA) Kribbelparästhesien ausschließlich im schmerzhaften Areal ausgelöst. Bei höheren Frequenzen oder Intensitäten kann es durch Reizausbrei-

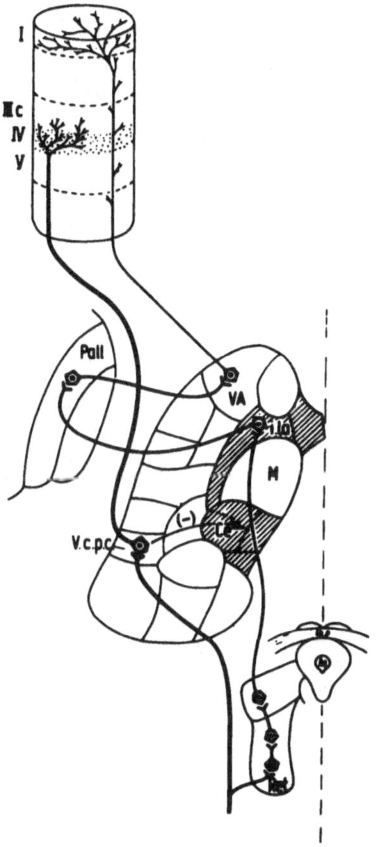

Abb. 1 Schematische Darstellung des schnellen und des langsam leitenden Schmerzleitungssystems und der thalamischen Schmerzverschaltungskerne modifiziert nach Hassler [2]. Horizontalschnitt durch Thalamus und Linsenkern. Das schnelleitende A-Delta-2-System ist durch eine dicke, das langsamleitende C-Fasersystem durch eine dünne Linie symbolisiert. Im Tractus spinothalamicus verlaufen beide Systeme eng verwoben, auf Mittelhirnebene (REt), kurz vor Eintritt in den Thalamus, teilen sich die beiden Systeme. Das schnelleitende, mehr der epikritischen als der protopathischen Sensibilität zuzuordnende System verläuft nach lateral zum ventrolateralen Thalamus (Vcpc) und von dort über den hinteren Schenkel der Capsula interna in die entsprechenden Rindenareale. Das langsamleitende C-Fasersystem, d. h. das eigentliche protopathische Schmerzleitungssystem, verläuft nach medial zu den gestrichelt gezeichneten unspezifischen Schmerzverschaltungskernen des Thalamus und von dort nach einer Schleife über das Pallidum und die Ventrooralkerne des Thalamus zu weiten Arealen der Hirnrinde. Das schnelleitende Schmerzsystem und das epikritische Sensibilitätssystem scheinen auf thalamischem Niveau das protopathische System zu hemmen (Pfeil).

REt = Formatio reticularis mesencephali; Vcpc = Nucleus ventrocaudalis parvocellularis; M = Nucleus dorsomedialis thalami; Ce = Centrum medianum; iLa = Intralaminärkerne des Thalamus; Pall = Pallidum; Va = Nucleus ventrooralis anterior thalami.

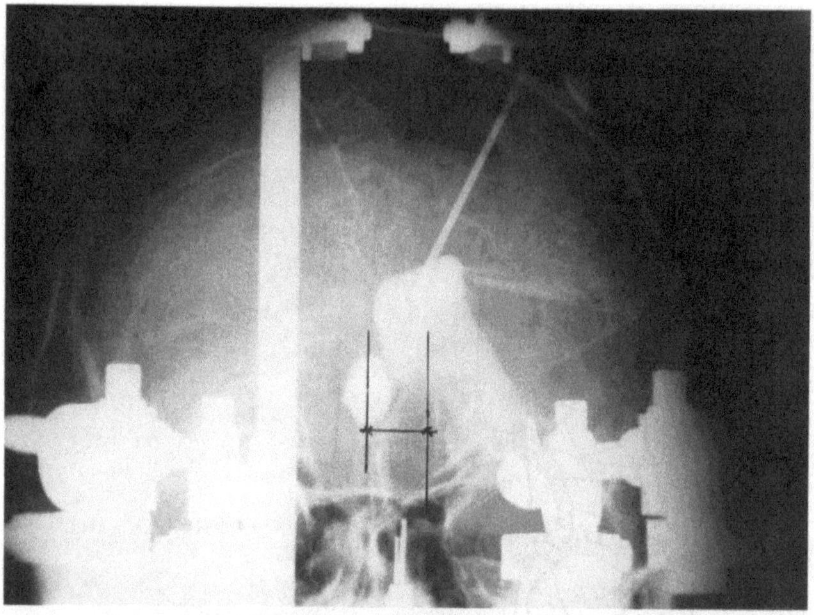

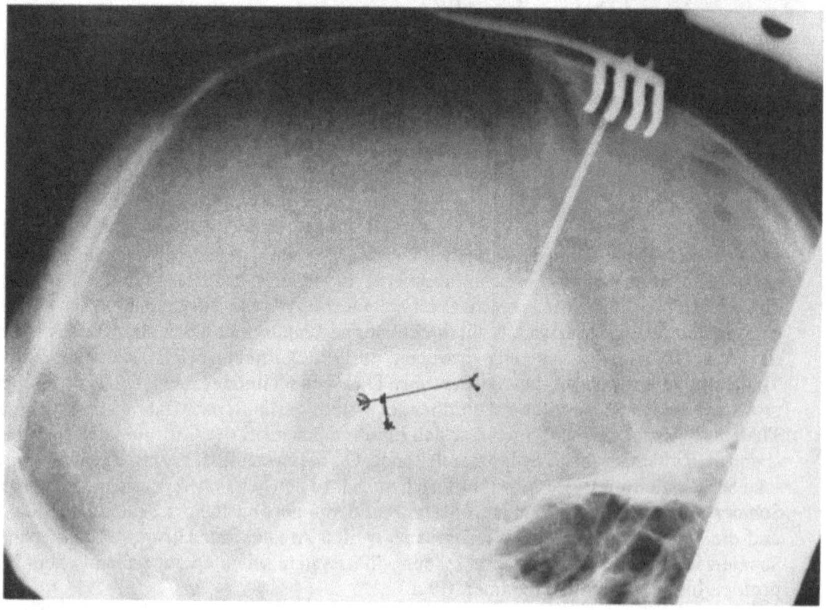

Abb. 2 Stereotaktische Ventrikulographie und Lokalisation des Zielpunktes.
Oberer Abschnitt: Frontale Aufnahme. Der Zielpunkt im für den Armplexusbereich somatotopisch entsprechenden Äquivalent des Nucleus Vcpc liegt 11,5 bis 13,5 mm lateral der Mittellinie des 3. Ventrikels.
Unterer Abschnitt: Seitliches Ventrikulogramm. Die Basislinie, d. h. die Verbindungslinie zwischen Vorder-Unterrand des Foramen Monroi und Commissura posterior, ist eingezeichnet. Der Zielpunkt entspricht dem Schnittpunkt des Lots von der Basislinie mit dem Unterrand des 3. Ventrikels, 3,5 bis 4,5 mm rostral des Mittelpunktes der Commissura posterior.

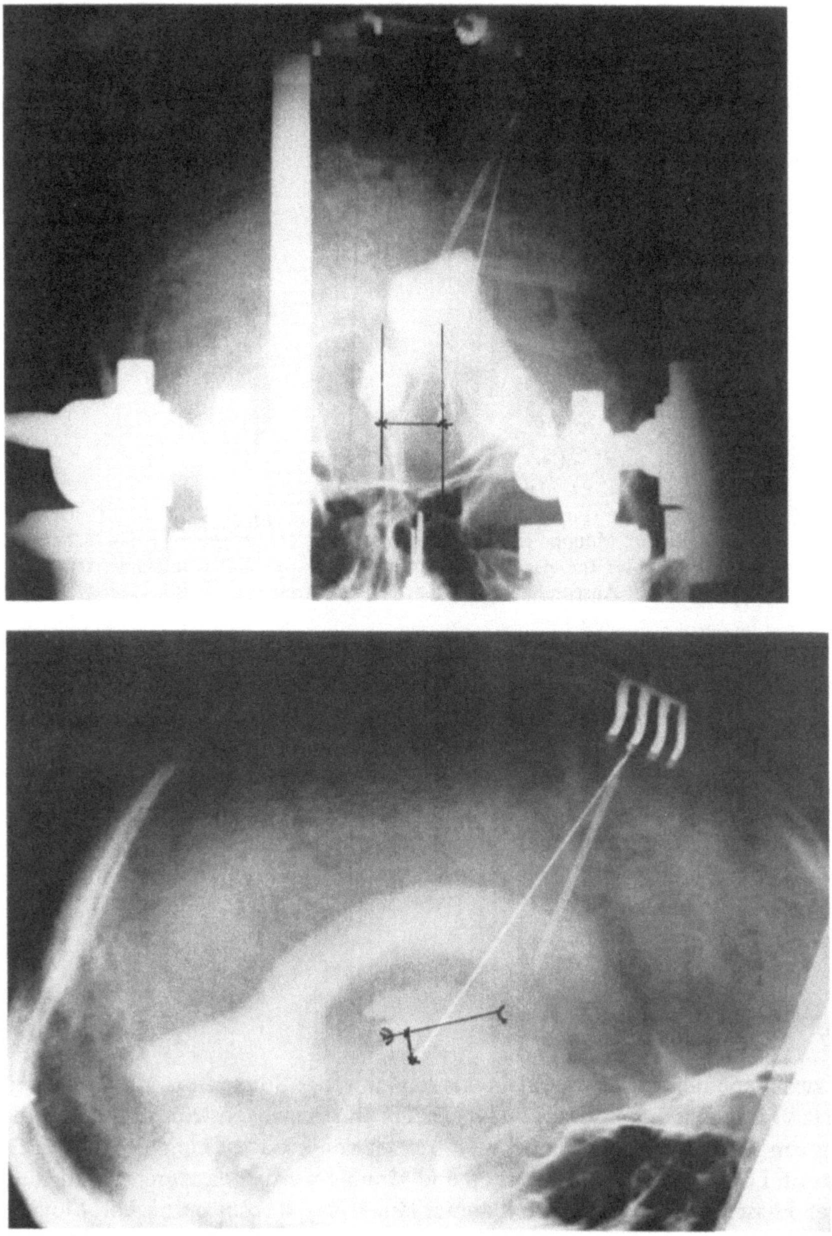

Abb. 3 Röntgenologische Kontrolle der Elektrodenposition.
Kontrollaufnahmen und Ventrikulogramme mit eingezeichnetem Zielpunkt wurden zur Deckung gebracht. Die Elektrode hat in der seitlichen Projektion (unterer Bildabschnitt) den Zielpunkt exakt erreicht, frontal (oberer Bildabschnitt) besteht eine minimale Abweichung (real 0,5 mm nach medial).

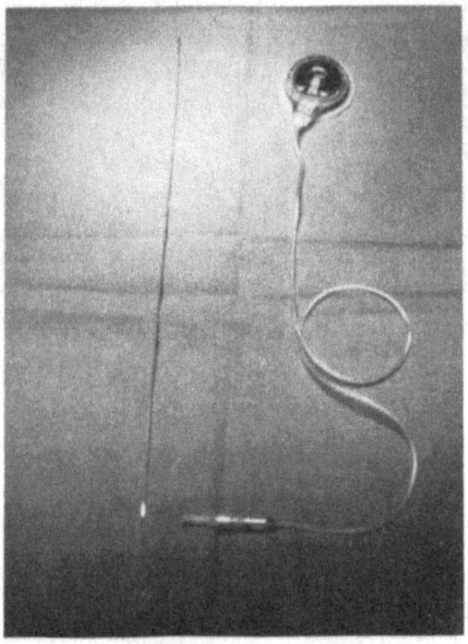

Abb. 4 Stimulationssystem (Firma Avery).
Linke Bildhälfte: Monopolare Tiefenelektrode, mit Teflon isoliert, 3 mm lange freie Spitze.
Rechte Bildhälfte: Impulsgeber, der infraklavikulär subkutan implantiert wird, von 5-DM-Stück-Größe mit Anschlußkabel für die Tiefenelektrode.

tung zu Parästhesien in den angrenzenden Arealen kommen. Zur Beurteilung der Effektivität der intermittierenden Stimulation werden für mehrere Tage perkutane Teststimulationen durchgeführt: Reizung mit den genannten Parametern für 1 bis 10 Minuten erzielen bei Therapieerfolg Schmerzfreiheit für einige Stunden. Nach Nachweis der Effizienz der Stimulation wird das System internalisiert und an ein infraklavikulär implantiertes Stimulationssystem angeschlossen, das durch einen Sender, der auf die Haut aufgesetzt wird, durch Induktion aktiviert werden kann. Reizfrequenz, Impulsdauer und Stromstärke können variiert werden (Abb. 4).

Ergebnisse

Bei zwei Patienten wurde durch ein- bis zehnminütige Stimulation mit Rechteckimpulsen von 0,3 bis 0,4 ms Impulsdauer, 12 bis 30 Hz und Schwellenstromstärken für die Auslösung von Kribbelparästhesien Schmerzfreiheit von zunächst einigen Stunden Dauer erzielt. Im Laufe der nächsten Wochen und Monate wurden die durch die Reizung ausgelösten Phasen der Schmerzfreiheit immer länger. Nach sechs bzw. zwölf Monaten waren bei einem Patienten keine, bei dem zweiten Patienten nur noch gelegentliche Stimulationen erforderlich. Die Nachbeobachtungszeit beträgt zweieinhalb bzw. drei Jahre.

Bei einem Patienten konnte durch intermittierende Reizung acht Monate lang Schmerzfreiheit erzielt werden. Danach nahm die Effizienz der Stimulationen kontinuierlich ab. Eine in einer auswärtigen Klinik durchgeführte Koagulation der Substantia gelatinosa im Niveau der lädierten Hinterwurzeln ergab Schmerzfreiheit. Der Langzeitverlauf ist uns nicht bekannt.

Bei einem Patienten wurde vorübergehend eine mäßige Besserung erzielt, bei zwei weiteren Patienten war die Reizung trotz optimaler Elektrodenlokalisation und Projektion der Reizparästhesien in das schmerzhafte Areal ineffektiv.

Nebenwirkungen traten nur bei einem Patienten auf. Durch unphysiologisch starke Reizung wurden vegetative Effekte (Schweißausbruch in Gesicht, Arm und Thorax kontralateral zum Reizort) ausgelöst. Die Reizung wirkte euphorisierend. Limitierung der Reizstärke auf die zur Auslösung von Kribbelparästhesien notwendige Intensität führte zu Schmerzfreiheit ohne jeglichen Nebeneffekt.

Diskussion

Die von uns erzielten Ergebnisse sind vergleichbar mit den Ergebnissen von Siegfried und Hood [9], die sieben Patienten mit chronischen Deafferenzierungsschmerzen nach traumatischem Armplexusausriß mit der geschilderten Methode behandelten. Zwei Patienten wurden ausgezeichnet, zwei mäßig, drei kaum oder gar nicht gebessert. Mazars et al. [5] berichten über drei Patienten, bei denen durch intermittierende Reizung des Nucleus ventrocaudalis parvocellularis thalami völlige Schmerzfreiheit erzielt wurde. Mißerfolge werden von diesen Autoren nicht berichtet. Meyerson [6] berichtete über einen Patienten mit Deafferenzierungsschmerzen nach Armplexusausriß, der trotz optimaler Elektrodenlage und Projektion der reizbedingten Kribbelparästhesien in das schmerzhafte Areal nicht gebessert wurde.

Die Frage, warum bei der Hälfte der von uns behandelten Patienten trotz optimaler Lokalisation der Elektrode keine oder nur unbefriedigende Besserungen erzielt wurden, während bei zwei Patienten dauerhaft, bei einem für eine mehrmonatige Periode komplette Schmerzfreiheit erzielt werden konnte, läßt sich nicht beantworten. Plazeboeffekte scheiden nach unserer Meinung als Ursache der Therapieerfolge aus, weil die Dauer der erzielten Schmerzfreiheit die bei Plazeboeffekten zu erwartende Dauer weit übersteigt und bei zwei erfolgreich behandelten Patienten vor der Thalamusstimulation erfolglose oder in ihrer Wirkung zeitlich begrenzte Therapieversuche mit elektrischer Reizung der Hinterstränge des Rückenmarks durchgeführt wurden. Bei einem Patienten (Nachbeobachtungszeit drei Jahre) führte die Thalamusreizung erst nach einer Korrektur der Elektrodenposition nach initialer Fehlplazierung zum Erfolg.

Die bei einem Patienten bei Reizung mit überhöhten Intensitäten beobachtete Euphorisierung, verbunden mit Schweißausbruch in der kontralateralen oberen Körperhälfte, ist durch Reizausbreitung in hypothalamische Areale erklärbar. Die Euphorisierung könnte durch Reizausbreitung in periventrikuläre oder periaquäduktale Gebiete entstanden sein, deren Reizung zur Ausschüttung von Endorphinen führt [3].

Die Möglichkeit, daß die Schmerzbeeinflussung bei den erfolgreich behandelten Patienten durch eine Veränderung der Stimmungslage bewirkt werden könnte, kann aus folgendem Grunde ausgeschlossen werden: Bei Verwendung von physiologischen Reizstärken, die zu Kribbelparästhesien führten, wurde in keinem Falle eine Euphorisierung beobachtet, auch wenn die Reizung lange dauernde Schmerzfreiheit zur Folge hatte. Bei dem Patienten mit den oben geschilderten Nebenwirkungen konnten durch Reduzierung der Reizstärke Euphorisierung und vegetative Nebeneffekte bei unveränderter Beeinflussung der Schmerzen vermieden werden. Bei einem der drei erfolgreich behandelten Patienten kam es nach acht Monaten zu einem Schmerzrezidiv, die beiden übrigen Patienten sind seit nunmehr zweieinhalb bzw. drei Jahren schmerzfrei und voll arbeitsfähig. Beide Patienten benötigen keine Medikamente mehr.

Nach unseren Befunden sowie den von Mazars et al. [5] und Siegfried und Hood [9] mitgeteilten Ergebnissen scheint bei etwa der Hälfte der Fälle mit dieser Methodik eine langdauernde oder dauerhafte Schmerzfreiheit erzielbar zu sein. Die Tatsache, daß die Stimulationen bei zwei Patienten im Verlaufe der Therapie immer effektiver wurden, könnte durch eine reizbedingte, lang anhaltende Anhebung des Erregbarkeitsniveaus der stimulierten Struktur erklärt werden, ähnlich dem Kindling-Effekt [1]. Reizinduzierte zerebrale Anfälle oder Veränderungen des Oberflächen-EEGs wurden in keinem Falle beobachtet.

Es ist theoretisch möglich, bei ineffektiver Reizung des basalen ventrolateralen Thalamus eine Stimulation des sensiblen Schenkels der Capsula interna durchzuführen. Nach unserem Wissen liegen bei Deafferenzierungsschmerzen nach Armplexusläsionen noch keine Erfahrungen vor. Eine Reizung des periventrikulären oder periaquäduktalen Höhlengraus wurde von uns mehrmals bei ineffektiver Stimulation des ventrolateralen Thalamus bei Anaesthesia dolorosa nach destruierenden Eingriffen am Trigeminus durchgeführt, jedoch ohne Erfolg. Es ist nicht zu erwarten, daß Deafferenzierungsschmerzen nach Armplexusläsionen durch Reizung dieser dem unspezifischen Schmerzleitungssystem zugeordneten Strukturen besser beeinflußt werden können.

Die Methodik der intermittierenden Elektrostimulation des ventrolateralen Thalamus zeichnet sich durch äußerst geringe Traumatisierung, geringes Operationsrisiko und Reversibilität bei therapeutischer Ineffizienz aus. Der Stellenwert dieser Therapieform im Vergleich mit der Koagulation des Eintrittsbereiches der Hinterwurzel in das Hinterhorn des Rückenmarkes (DREZ-Lesions) ist wegen der geringen Zahl der bislang behandelten Patienten und der begrenzten Nachbeobachtungszeit heute noch nicht abzuschätzen.

Literatur

[1] Goddard, G. V., D. McIntyre and C. K. Leech: A permanent change in brain function resulting from daily electrical stimulation. Exp. Neurol. **25** (1969) 295–330.

[2] Hassler, R.: Wechselwirkungen zwischen dem System der schnellen Schmerzempfindung und dem des langsamen nachhaltigen Schmerzgefühls. Langenbecks Arch. Chir. (Kongreßbericht) **342** (1976) 47–61.

[3] Hosobuchi, Y., J. Adams and R. Linchitz: Pain relief by electrical stimulation of the central gray matter in humans and its reversal by Naloxone. Science **197** (1977) 183–186.

[4] Mazars, G., L. Merienne et C. Cioloca: Les stimulations thalamiques intermittentes (S.T.I.) antialgiques. In: La chirurgie de la douleur. Masson, Paris, (1976), pp. 87–97.

[5] Mazars, G., L. Merienne et C. Cioloca: Arrachements du plexus brachial. In: La chirurgie de la douleur. Masson, Paris, (1976) pp. 142–143.

[6] Meyerson, B.: Pers. Mitteilung (1981).

[7] Nashold, B. S. jr. and R. H. Ostdahl: Pain relief after dorsal root entry zone lesions. Acta Neurochir., Suppl. **30** (1980) 383–389.

[8] Riechert, T. und F. Mundinger: Beschreibung und Anwendung eines Zielgerätes für stereotaktische Hirnoperationen (II. Modell). Acta Neurochir., Suppl. III (1955) 308–337.

[9] Siegfried, J. and T. Hood: Epidural versus thalamic stimulation for the management of brachial plexus avulsions. Proc. of the Sixth Meeting of the European Soc. for Stereotactic and Functional Neurosurgery, Rome, June 2–4 (1983). In press.

Medikamentöse Schmerzbehandlung

U. Kunze

Es erscheint vielleicht etwas antiquiert, über die medikamentöse Schmerztherapie zu schreiben, denn derzeit sind alternative Methoden der Schmerzbehandlung wesentlich mehr im Gespräch. Auf den in letzter Zeit recht zahlreichen Kongressen und Tagungen zu diesem Thema überlassen die klinisch tätigen Ärzte die Ausführungen zur medikamentösen Therapie oft dem Pharmakologen, wohl wissend, daß zwischen der Strukturformel, der Bioverfügbarkeit, der Halbwertszeit und all den anderen Daten, die in umfangreichen Tabellen an die Wand projiziert werden, und einem Erfolg oder einem Mißerfolg bei einem individuellen Schmerzpatienten oft eine Welt klafft. Dennoch ist es sicher sinnvoll, daß wir uns weiterhin, und so auch auf dieser Tagung, mit den Möglichkeiten, den Problemen und den Grenzen der medikamentösen Schmerztherapie beschäftigen, denn diese ist nach wie vor die regelhafte und am universellsten anzuwendende Schmerztherapie, trotz all der vielen neuen Methoden, die bisher aber nur für kleine und ausgewählte Patientengruppen in Frage kommen. Die Therapie mit der Tablette, dem Zäpfchen oder der Spritze beginnt heute geradezu in Verruf zu kommen, sicher nicht ganz zu unrecht, wenn man an die große Zahl von Patienten mit chronischen Schmerzproblemen in unserer aller Klientel denkt, die alle die unterschiedlichsten medikamentösen Behandlungen hinter sich haben. Aber vor dem Hintergrund eines besseren Verständnisses des Schmerzes mit seinen somatischen, psychischen und sozialen Aspekten ist diese Therapieform für uns Ärzte im praktischen Therapiealltag weiter zu optimieren und so sollten meine Ausführungen verstanden werden. Ich werde also Erwartungen auf neue, bessere und wirksamere Medikamente – die wir Ärzte immer haben und auch haben sollen – wohl enttäuschen, stattdessen werde ich Ihnen einen Überblick unserer gegenwärtigen Möglichkeiten geben. Meine Erfahrungen und damit der klinische Hintergrund dieser Ausführung beruht in erster Linie auf der Arbeit mit Patienten, die an lumbalen radikulären Läsionen, mit oder ohne Bandscheibenoperation, leiden, aber dieses ist sicher weitgehend auch auf zervikale bzw. brachiale Schmerzzustände, dem Thema dieser Tagung, zu übertragen.

Ich beginne mit einem kurzen Hinweis auf die moderne Schmerztheorie, wie sie sich im letzten Jahrzehnt durch intensive Forschung herausgebildet hat. Ich lasse alle schematischen Darstellungen, die als Gate-control-Theorie mit ihren zahlreichen Ergänzungen bekannt wurden, fort, und will nur die drei Ebenen, in denen wir uns den komplexen Sachverhalt des Schmerzes verständlich machen, aufzeigen:

I periphere Nozizeption
  II zentrale Modulation nozizeptiver Impulse
    III Wahrnehmung und individuelles Erleben

Wir können nicht umhin, bei jedem Patienten mit einem Schmerzgeschehen diese verschiedenen Ebenen im Blick zu haben. Gerade bei chronischen Schmerzen wird die Ebene II und III überaus bedeutsam und die anamnestisch oder auch durch weitere

Befunde bestimmbare lokale Ursache tritt mehr und mehr in den Hintergrund. So muß sich auch die Therapie vermehrt auf diese Bereiche verlagern und eine ganzheitliche Sichtweise wird notwendig, der wir auch mit unserer medikamentösen Behandlung Rechnung tragen müssen. Was sind nun die Schwierigkeiten, die wir mit den von uns eingesetzten Medikamenten haben?

Ich habe versucht, das Problem mit einem Schema sehr vereinfacht darzustellen. Das Therapieziel für den Patienten, die Schmerzfreiheit bzw. -linderung, ist das Resultat des Miteinander von pharmakologischer Wirkung, den Nebenwirkungen und der Placebowirkung (Abb. 1).

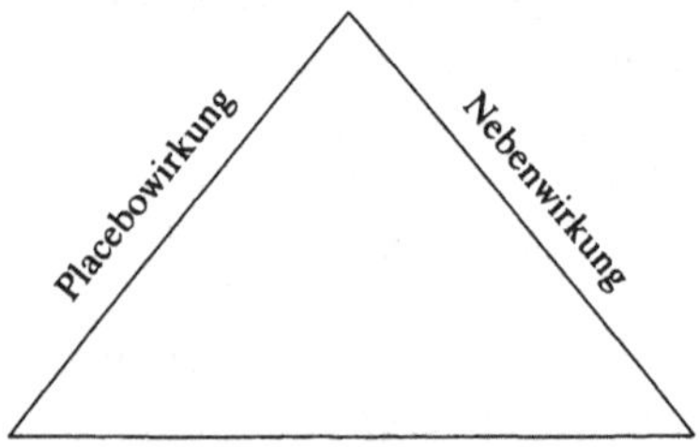

Abb. 1 (Erklärung siehe Text).

Vielleicht ist es verwunderlich, daß ich der Placebowirkung einen so gewichtigen Platz eingeräumt habe. Für viele Ärzte hat dieses Wort einen recht negativen Charakter, es erscheint geradezu unärztlich im Sinne von Gefälligkeit oder sogar Betrug am Patienten. Dagegen ist zu sagen, daß der Placeboeffekt ein wesentliches Wirkungsprinzip allen therapeutischen Handelns ist, besonders auch in der Schmerztherapie. Die Wirksamkeit dieses Prinzips ist durch zahlreiche klinische Studien belegt, und es macht u. a. die Beurteilung von klinischen Untersuchungen zur Effektivität von Medikamenten in der Schmerztherapie so schwierig. Der Placeboeffekt beleuchtet weiterhin eindrucksvoll die einzigartige therapeutische Beziehung zwischen Arzt und Patient mit allen verstärkenden, und natürlich auch abschwächenden, Tendenzen gegenüber den uns vertrauten, physiologisch begründbaren Parametern unseres Tuns. Um Mißverständnissen vorzubeugen, ich empfehle nicht, in der Schmerztherapie Placebos zu verwenden, ich will nur betonen, daß wir bei jeder erfolgreichen oder auch nicht erfolgreichen Anwendung eines Pharmakons an diesen Aspekt denken sollten.

Die von uns in der Schmerztherapie benutzten Pharmaka teilen wir in drei Gruppen ein: 1. Analgetika; 2. Psychopharmaka; 3. Medikamente aus sehr unterschiedlichen Stoffklassen (Antiepileptika, Steroide, eiweißfreie Blutextrakte, Vitamine und anderes). Diese 3. Gruppe ist sehr heterogen und ich werde nicht näher auf sie eingehen, da ihre Wirksamkeit oft nur in der Hand eines individuellen Arztes, einer bestimmten Behandlungssituation oder bei wenigen speziellen Krankheitsbildern bedeutsam ist, entweder fehlen vergleichende Untersuchungen oder solche haben keine Wirksamkeit bei statistisch zu erfassenden Patientengruppen ergeben, was in meinen Augen nicht heißt, daß sie wertlos sind. Ihre Anwendbarkeit ist aber im Vergleich zu den anderen beiden Gruppen eingeschränkt.

1. Analgetika

Wir unterteilen diese Medikamente in peripher wirksame und zentral wirksame Analgetika. Die *peripher wirksamen* stehen uns seit ca. 100 Jahren zur Verfügung und wir beginnen erst jetzt, näheres über ihren Wirkmodus zu lernen. Mit diesen Medikamenten beeinflussen wir im Wesentlichen die Nozizeption, wie sie sich peripher des zentralen Nervensystems ereignet. Die gegenwärtigen erklärenden Vorstellungen berücksichtigen in erster Linie die sogenannte Prostaglandin-Kaskade, aber es gibt dabei noch zahlreiche Ungereimtheiten zwischen den experimentellen Modellen und den klinischen Befunden beim Menschen, so daß wir noch manche Änderung dieses Erklärungsmodelles erleben werden. Aber das Wichtigste ist, sie sind wirksam, besonders bei akuten Schmerzen und sie haben in der Regel geringe oder tolerable Nebenwirkungen. Wir unterscheiden 2 Gruppen, einmal die besonders auch antiphlogistisch wirksame Substanzen (auch nichtsteroidale Antirheumatika genannt) und die sogenannten einfachen Analgetika.

1. nicht steroidale Antirheumatika:
- Leitsubstanz Salizylsäure: z. B. Acetylsalicylsäure (ASS)/Deflunisal (Fluniget®)
  Lysinacetylsalicylat (Aspisol®)
- Leitsubstanz Phenylbutazon: z. B. Azapropazon (Prolixan®)
- Leitsubstanz Indometacin: z. B. Diclofenac (Voltaren®)
- neuartig (Benzothiozin-Devivat): Piroxicam (Felden®)

2. einfache (antipyretische) Analgetika:
Paracetamol, Novaminsulfon, Phenacetin.

Die erste Gruppe kann man in verschiedene Untergruppen aufgliedern, notwendig bei der enormen Fülle der auf dem Markt befindlichen Medikamente. Ich lasse alle pharmakologischen Daten, Strukturformeln etc., die in letzter Zeit vielfach publiziert wurden, fort, und mache nur die folgenden Anmerkungen.

Standardsubstanz der ersten Gruppe ist weiterhin die Acetylsalicylsäure (ASS), in der Dosierung von 500–600 mg ist sie in vielen Studien weiterhin die Referenzsubstanz und erstaunlich effektiv, leider ist die praktische Erfahrung nicht immer gleich gut. In der Klinik benutzen wir gerne die i. v. injizierbare Form des Aspisol®, bei vielen Patienten ist diese Applikationsform sehr wirksam. Die Placebowirkung der intravenösen Injektion ist hierbei sicher zu berücksichtigen, aber wie ich eingangs angeführt habe, ist dies ein gutes und legitimes Mittel in unserer Therapie. Nach meiner Erfahrung ist die Aspisol-Injektion sehr gut verträglich, die Wirkdauer aber oft ausgesprochen kurz, z. B. 2 bis 3 Stunden. Neu auf dem Markt ist Diflunisal (Fluniget®, 500 mg Tabl.) ein Abkömmling der Salicylsäure, der sich besonders durch eine deutlich längere Halbwertzeit (7–8 Std.) auszeichnet, welches vor allen Dingen für die Nacht positiv ist. Nach den vorliegenden Studien hat diese Substanz eine gute Wirksamkeit, vergleichbar ASS, nach meiner Erfahrung hat die Substanz aber eher höhere gastrische Nebenwirkungen. Die Leitsubstanz Phenylbutazon ist bei uns nur noch wenig im Gebrauch, wir verwenden als Standardmedikament das sich vom Indometacin herleitende Diclofenac (Voltaren®), mit dem wir seit vielen Jahren gute Erfahrungen gemacht haben. Ein wichtiges Medikament in dieser Reihe ist sicher auch das neuere Piroxicam (Felden®).

Wenig zu sagen bleibt über die zweite Gruppe: Paracetamol ist jetzt auch in Kombination mit einem zentralen Analgetikum (Codein) (Nedolon P®, Talvosilen®) im Handel, die Kombination von peripheren und zentralen Analgetika ist in den angelsächsischen Ländern eingeführt, bei uns war sie bisher wenig im Gebrauch.

Abschließend zu dieser Gruppe muß ich noch auf die Dringlichkeit der Vermeidung der bekannten analgetischen Mischpräparate in Zusammensetzung mit psychotropen Substanzen hinweisen, sie haben uns einen Großteil der unerfreulichen Abhängigkeitsprobleme eingetragen, und wir sollten hier wirklich gelernt haben und unsere Patienten entsprechend aufklären und führen. In letzter Zeit werden deshalb häufig andere Kombinationspräparate, z. B. mit Muskelrelaxantien oder auch Vitaminen, benutzt, ob dieses für den Patienten wirklich vorteilhaft ist, erscheint überaus fraglich. Vor allem für die reichliche Benutzung von Vitaminen der B-Gruppe gibt es keine ausreichende Begründung.

Bei den *zentralen Analgetika* handelt es sich um Medikamente mit einer hohen analgetischen Potenz. Bei ihnen sind aber besonders die Nebenwirkungen auf der rechten Seite der Abbildung 1 zu beachten. Die Gefahr der Abhängigkeit hält uns oft, wahrscheinlich zu oft, davon ab, diese Medikamente einzusetzen. In diesem Zusammenhang stellt sich ein generelles Problem der Pharmako-Therapie. Es ist für uns Ärzte zumeist schwieriger zu wissen, wann ein Medikament abzusetzen ist, als eine Therapie zu beginnen. Gerade in der Schmerztherapie sind die Bedingungen des Für und Wider besonders schwer zu überschauen, sind wir doch im Wesentlichen auf die verbalen Äußerungen der Patienten angewiesen. Die weitere wichtige Information für den Arzt, das Verhalten des Patienten unter den berichteten Bedingungen, ist besonders ambulant schwer zu evaluieren. Die Frage des Abhängigkeitspotentials ist sicher keine überwiegend pharmakologisch zu definierende oder zu beantwortende Frage, denn hierbei spielen die individuellen Bedingungen und der Kontext des Schmerzes, das ganze „drumherum" eine entscheidende Rolle. Wir müssen deshalb aufmerksam, sollten aber nicht zu vorsichtig sein; ein zum rechten Zeitpunkt eingesetztes zentrales Analgetikum kann für den Patienten enorm hilfreich sein und die Entwicklung zu einem chronischen Schmerzpatienten aufhalten. Wir sollten dies vielleicht etwas häufiger bedenken.

Nicht der BtMVVO unterstellt:
- Codein
- Pentazocin (Fortral®)
- Tilidin/Naloxon (Voloron N®)
- Buprenorphin (Temgesic®)
- Tramadol (Tramal®)

Der BtMVVO unterstellt:
- Pethidin, Morphin, Hydromorphon u. a.

Die Aufstellung enthält die zumeist vertrauten Substanzen, nur einige kurze Bemerkungen. Codein ist auch heute noch ein Medikament mit Vorzügen, es hat praktisch kein Suchtpotential. Von den neueren Medikamenten ist besonders Buprenorphen (Temgesic®) zu nennen, ein sehr effektives Medikament, bisher nur parenteral zu geben, jetzt aber auch als Sublingual-Tabletten® im Handel. Es ist sehr effektiv, obgleich die ganze Ampulle (0,3 mg) doch häufiger stärkere Nebenwirkungen macht. Sehr hilfreich ist die lange Wirkdauer, die in der Regel für eine Nacht ausreicht. Gerade das nächtliche Erwachen zwischen 2 und 4 Uhr morgens stellt für unsere Patienten wegen der relativ kurzen Wirkungsdauer der peripheren Analgetika ein besonderes Problem dar. Ein Vorzug von Tramadol® ist, daß es auch in Tropfenform im Handel ist, eine Applikationsform, die den großen Siegeszug des Tilidins sicher mitbedingt hat.

2. Psychopharmaka

Die Psychopharmaka sind die zweite Stütze in der medikamentösen Schmerztherapie. Auch hier möchte ich keine umfassenden Aufzählungen vorlegen, sondern nur die mir wichtig erscheinenden Kriterien in ihrer Anwendung hervorheben.

Die sicher wichtigste Medikamentengruppe innerhalb der Psychopharmaka sind die *Antidepressiva*. Dafür gibt es mehrere Gründe, die in ihrer Wertigkeit nach dem bisherigen Stand der Kenntnis schwierig abzuschätzen sind. Zum einen wissen wir von der engen Beziehung zwischen Schmerz und Depression. Chronische Schmerzzustände führen fast immer zu klinisch erkennbaren depressiven Persönlichkeitszügen, und andererseits erlebt ein Großteil depressiver Patienten Schmerzen, die durch keine erkennbare Ursache, d. h. nicht durch eine periphere Nozizeption, bedingt sind. Antidepressiva entfalten ihre Wirksamkeit über ihre Einflußnahme auf den Katecholamin-Stoffwechsel, und dieser ist auch bei der zentralen Modulation der Schmerzen beteiligt, wahrscheinlich in der Zusammenarbeit mit Neuropeptiden. Die Endorphine haben in den letzten Jahren eine große Bedeutung im Verständnis der zentralen Schmerzregulation erlangt, und wir werden über sie in den kommenden Jahren sicher noch viel mehr erfahren. Die Wirksamkeit der Antidepressiva ist in vielen klinischen Studien nachgewiesen, und die Nebenwirkungen sind in der Regel gering. In gewissem Gegensatz zur psychiatrischen Depressionsbehandlung können wir uns in der Schmerztherapie bisher auf relativ wenige Medikamente beschränken, bei dieser Auswahl spielen vielfach sehr empirische, z. T. auch schlicht historische Gründe eine entscheidende Rolle, vergleichende Untersuchungen sind sehr spärlich und wegen der schwierigen Materie mühsam. Die unterschiedliche pharmakologische Wirkung auf die verschiedenen Transmitter hat zwar in den Erklärungen immer wieder eine Rolle gespielt, z. B. die Wirksamkeit des Clomipramins auf den Serotoninstoffwechsel, aber eine überzeugende physiologische Untermauerung der Empirie gibt es bisher m. E. noch nicht. Die Vorteile der Infusions-Behandlung bei den letzten beiden Substanzen muß besonders erwähnt werden.

Antidepressiva: z. B. Amitryptilin (Saroten®, Laroxyl®, Tryptizol®)
Clomipramin (Anafranil®)
Maprotilin (Ludiomil®)

Die zweite Substanzgruppe innerhalb der Psychopharmaka sind die *Neuroleptika,* sie haben ebenfalls über ihre Wirksamkeit im zentralen Transmitterhaushalt eine deutliche Wirkung, die im Tierversuch teilweise auch als direkt analgetisch bezeichnet werden kann. Bisher ist es allerdings nicht gelungen, die stark limitierenden Nebenwirkungen der Neuroleptika in der oralen Form bzw. in der Langzeitverordnung in Relation zu ihrem analgetischen Effekt entsprechend zu mindern. Wegen dieser Nebenwirkungen setze ich diese Substanzgruppe auch erst an die 4. Stelle in ihrer klinischen Bedeutsamkeit. Nach meiner Erfahrung verhindern diese Nebenwirkungen, z. B. extrapyramidaler oder einfach allgemeinbefindlicher Natur, auch eine breite Anwendung im ambulanten Bereich. Im Einzelfall sind sie aber sicher auch dort einzusetzen, bei schweren Schmerzzuständen sind sie oftmals über ihren vegetativ dämpfenden und distanzierenden Effekt in der Lage, eine sonst nur mit hohen Dosen von zentralen Analgetika erreichbare Schmerzlinderung zu erzielen. Auch hier will ich nur auf wenige Präparate hinweisen.

Neuroleptika: Laevomepromazin (Neurocil®)
Thioridazin (Melleril®)
Haloperidol (Haldol®)
Fluphenazin (Lyogen®)

Am effektivsten hat sich uns nach wie vor das Laevomepromazin (Neurocil) erwiesen. Zahlreiche niedrig- bis mittelpotente Neuroleptika wie Thioridazin (Melleril®) haben wenig Unterschiede in ihrer Wirksamkeit. Die Rolle der hochpotenten Neuroleptika (z. B. Haloperidol, Fluphenazin) wird recht unterschiedlich beurteilt, in meiner Erfahrung reagieren gerade die chronischen Schmerzpatienten mit ihren depressiven Persönlichkeitszügen besonders stark auf die Nebenwirkungen dieser Neuroleptika. Vergleichende Studien sind kaum vorhanden, sie beziehen sich dann meist auf maligne Schmerzformen bei Karzinom-Patienten. Wir müssen oft mühsam beim einzelnen Patienten eine verträgliche und ausreichend hilfreiche Kombination erproben.

Eine sehr untergeordnete Rolle in der Schmerztherapie weise ich den *Tranquillizern* zu, bei chronischen Schmerzpatienten sind sie wirkungslos, haben aber doch ein starkes Gewöhnungspotential. Auch die Kombination von Tranquillizern und Antidepressiva bietet da keinen Vorteil. Wichtig sind diese Pharmaka aber zur Schlafförderung.

Das folgende Schema zeigt noch einmal, wie ich mir die stufenweise Verordnung vorstelle.

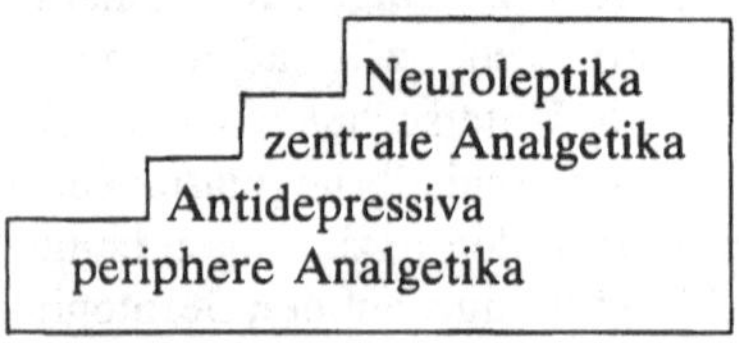

Aus der praktischen Erfahrung ist es mir wichtig darauf hinzuweisen, daß der Einsatz von Medikamenten, besonders im ambulanten Bereich, schrittweise und nacheinander erfolgen sollte. Werden gleichzeitig verschiedene Psychopharmaka verordnet, wird es sehr schwierig sein, positive und negative Wirkungen zu verstehen und im weiteren Verlauf rational zu berücksichtigen. Gerade Patienten mit chronischen Schmerzen neigen zur Einnahme sehr umfangreicher Medikamentensortimenter. Wenn die rationale Erfassung uns bekannter pharmakologischer Daten beim individuellen Patienten unter einem Medikament schwierig genug ist, bei Kombinationen wird es oft unübersehbar. Es sind natürlich Kombinationen notwendig, nur sollte man diese im Regelfall sukzessive erreichen und gleichermaßen auch wieder beenden. Es kann nicht unser Ziel sein, daß ein großer Teil der Patienten mit Schmerzproblemen dauernd unter Psychopharmaka steht.

Noch eine weitere Einschränkung möchte ich zum Schluß anführen. Neben den vielen Medikamenten können auch viele Ärzte, mit denen der Patient zu tun hat, ein erschwerender Faktor sein, diesem Aspekt sollten wir mehr Aufmerksamkeit widmen. Hausarzt, Orthopäde, Nervenarzt, neurochirurgische Ambulanz, Schmerzkliniken – alles Ärzte, die verständlicherweise das Problem Schmerz bei einem individuellen Patienten sehr unterschiedlich sehen und angehen. Eine Behandlung durch verschiedene Ärzte ist unter den Bedingungen unserer Medizin oft nicht zu umgehen, vielleicht sollten aber wir Ärzte (und auch unsere Patienten) manchmal in dieser Hinsicht etwas bescheidener werden. Und wir sollten immer auch die möglichen iatrogenen Aspekte unseres Tuns im Blickwinkel haben.

Vielleicht haben meine Ausführungen nicht Neues aufgezeigt, aber auf dem schwierigen Gebiet der medikamentösen Schmerztherapie sind echte Fortschritte selten, auch wenn im Moment sehr viel darüber geschrieben wird. Wir müssen die uns zur Verfügung stehenden Medikamente sehr überlegt einsetzen und sie im Rahmen einer therapeutischen Beziehung als unser Hilfsangebot an unsere Patienten verstehen.

Thoracic-outlet-Syndrom

Dopplersonographische Untersuchungen beim Syndrom der oberen Thoraxapertur („thoracic outlet syndrome“, TOS)

H. J. Büdingen

Die Kompressionssyndrome der oberen Thoraxapertur (Skalenus-Syndrom, kostoklaviküläres Syndrom, Hyperabduktions- bzw. -elevationssyndrom) sind ein anerkanntes diagnostisches Problem. Die Diagnose stützt sich im wesentlichen auf die *Anamnese* (Abhängigkeit der Beschwerden von bestimmten Belastungen oder Haltungen der betroffenen Extremität), den neurologischen und angiologischen Befund, die radiologischen und klinisch neurophysiologischen Zusatzuntersuchungen, wie Elektroneuro- und -myographie. Allerdings ist keines dieser Kriterien für sich allein beweisend und die Diagnose eines TOS erfolgt praktisch immer per exclusionem.

Betroffen sind der Plexus brachialis und seine begleitenden Gefäße, Arteria und Vena subclavia, isoliert oder kombiniert. Zur Beurteilung der A. subclavia sind Auskultation und Pulstastbefund nützlich, dies bei normaler und aktiv oder passiv erzwungener Haltung des betroffenen Armes, um den Engpaß zu verstärken und damit die Kompression des neurovaskulären Bündels zu provozieren. Da Auskultation und Palpation von Gefäßen recht unzuverlässige Kriterien sind, war es naheliegend, die atraumatische Methode der Ultraschall-Doppler-Sonographie in die Diagnostik des TOS miteinzubeziehen. Beurteilt wird die Strömung, exakter die Strömungsgeschwindigkeit in Arterien und Venen, deren Signale akustisch oder durch Aufzeichnung von charakteristischen Strompulskurven erfaßt werden. Damit wird die Objektivierung der unbeeinflußten oder gestörten Durchströmung erleichtert, wobei von vornherein festzustellen ist, daß

1. ein normaler oder pathologischer Doppler-Befund *nie* ein TOS ausschließt oder beweist und
2. ein normaler oder pathologischer Doppler-Befund nur dann als Bestandteil der Diagnostik eines TOS anzuerkennen ist, wenn der Untersucher große Erfahrung mit dieser Methode und ihr gegenüber ausreichende Kritik besitzt.

Mit diesen Einschränkungen ist die Doppler-Sonographie allerdings eine brauchbare und differenzierte Hilfe. Die Erfahrungen mit dieser Methode bei der speziellen Problematik eines Engesyndroms der oberen Thoraxapertur sind noch spärlich, Mitteilungen über größere Untersuchungsserien liegen meines Wissens noch nicht vor. Auch meine Befunde und Ergebnisse bitte ich als vorläufig zu bewerten, sie sollen hier zur Diskussion gestellt werden.

Die *dopplersonographische Untersuchung* der A. und V. subclavia wurde mit einem direktionellen Doppler-Ultraschall-Gerät mit kontinuierlicher Schallemission (4 MHz) und nicht fokussiertem Schallstrahl durchgeführt. Da der Beschallungswinkel, d. h. die Stellung der Schallsonde zur Gefäßachse, bei perkutaner Beschallung nicht genau zu definieren ist, kann kein absoluter Betrag der Blutströmungsgeschwindigkeit angegeben wer-

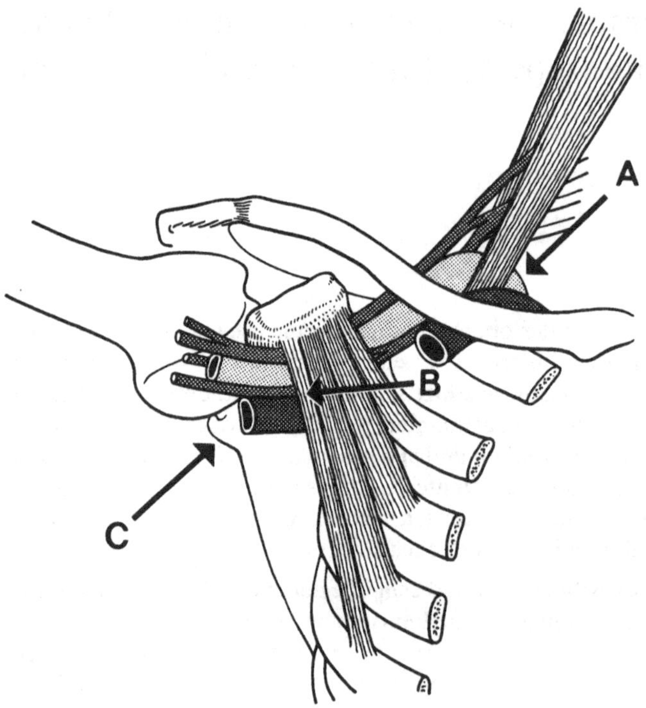

Abb. 1 Halbschematische Darstellung der anatomischen Engen im Bereich der oberen Thoraxapertur. Die Pfeile weisen auf die Möglichkeit der Beschallung der A. und V. subclavia supraklavikulär (A), infraklavikulär (B) und transaxillär (C) hin. Modifiziert nach Mumenthaler [4].

den. Beurteilungskriterien sind akustisch und durch die Aufzeichnung von Doppler-Strompulskurven (s. Abb. 3 u. 4) erfaßbare Strömungssignale und deren Veränderung. Theoretische Grundlagen und Untersuchungstechnik der Doppler-Sonographie sind andernorts ausführlich beschrieben [1, 3]. Die Beschallung der A. und V. subclavia erfolgte nach Möglichkeit an drei Punkten: Supraklavikulär, infraklavikulär und transaxillär (Abb. 1).

Untersucht wurden

1. 100 meist jüngere Probanden ohne anamnestischen oder klinischen Hinweis für ein TOS. Die Untersuchungen wurden im Stehen, Sitzen und flachen Liegen durchgeführt. Nach Ableitung der Doppler-Strompulskurven bei entspanntem Liegen wurden in den genannten Körperpositionen die bekannten Provokations-Manöver [4] durchgeführt (Abb. 2):
   a) Zur Beurteilung der Skalenus-Lücke das Adson-Manöver (Kopf nach hinten geneigt und zur Untersuchungsseite gedreht, tiefe Inspiration, Abb. 2 a),
   b) zur Beurteilung der kostoklavikulären Enge die übertriebene Habachtstellung (aktives Ziehen der Schultern nach hinten und unten) oder starker Zug am Arm nach unten und hinten (Abb. 2 b) und

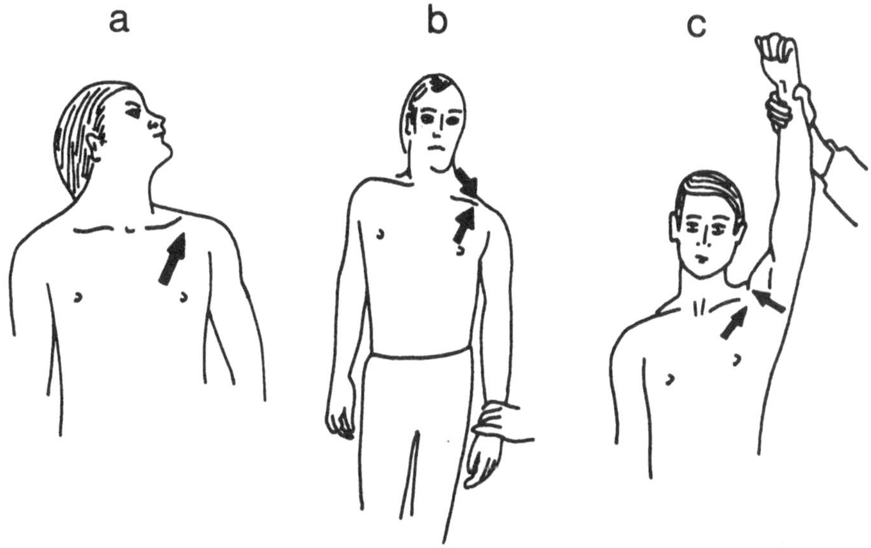

Abb. 2 Provokations-Manöver bei Syndromen der oberen Thoraxapertur (modifiziert nach Mumenthaler [5]). Erklärung siehe Text.

c) zur Beurteilung einer komprimierenden Enge zwischen dem M. pectoralis minor und seinem Ansatz am Korakoid (Hyperabduktions- bzw. -elevationssyndrom) maximale Elevationsstellung mit passivem Zug nach hinten (Abb. 2 c).

2. 18 Patienten mit anamnestisch und klinisch gesichertem TOS, wobei in allen Fällen die unter 1. beschriebenen Provokationsmanöver durchgeführt wurden.

Befunde bei Normalpersonen

Abbildung 3 zeigt normale Doppler-Pulskurven der A. subclavia (oben) und V. subclavia (unten) bei langsamer und rascher Registrierung. Die Beschallung erfolgte supraklavikulär (Position A der Schallsonde in Abb. 1). Strömung in Schallrichtung (arterielle Strömung) ergibt einen Ausschlag nach oben, gegen die Schallrichtung (venöse Strömung) einen Ausschlag nach unten. Charakteristika der Strompulskurve der A. subclavia sind große Amplitudenmodulation der Strömungsgeschwindigkeit während der Systole und kurzdauernde herzwärts gerichtete Rückstromphase während der frühen Diastole. Das Strömungsgeräusch ist peitschend. Häufig zeigt auch die Strompulskurve der V. subclavia pulsatile Schwankungen, akustisch ist das Signal weicher und weniger moduliert, eher zischend. Die Differenzierung von Arterie und Vene ist unproblematisch.

Der Nachweis, daß die A. subclavia beschallt wird, erfolgt durch repetitive und kräftige Kompression des Oberarmes oder rasch aufeinander folgenden Faustschluß, was zu einer deutlichen Irritation der Strömung i. S. einer Pendelströmung führt (Abb. 4 A). Bei suk-

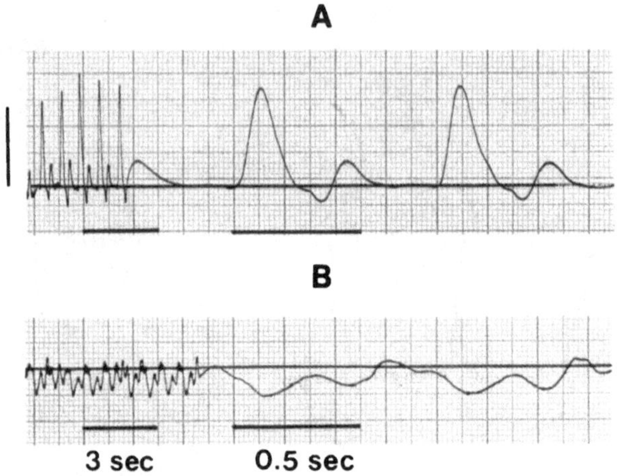

Abb. 3 Normale Doppler-Strompulskurven der A. subclavia (A) und V. subclavia (B). Die durchgezogene Linie unter bzw. über den Pulskurven bezeichnet die Strömungsgeschwindigkeit 0. Ordinatenkalibrierung: Standardeichsignal des Doppler-Gerätes entsprechend einer Strömungsgeschwindigkeit von 30 cm/sec. Registriergeschwindigkeit 5 mm/sec (links) und 50 mm/sec (rechts). Weitere Erklärung siehe Text.

zessiver Stenosierung der A. subclavia mit Strömungsstop, in Abbildung 4 B am Beispiel einer kostoklavikulären Kompression dargestellt, kann durch die genannten Manöver nachgewiesen werden, daß die Schallsonde das Gefäß nicht „verloren" hat. Auch hier führt die oszillierende Kompression des Oberarmes zu einer Verschiebung der Blutsäule in dem verschlossenen Gefäß, was dopplersonographisch durch eine Pendelströmung kleinerer Amplitude nachweisbar ist. In Abbildung 4 C ist zunächst die Beschallung der V. subclavia, dann die Verschiebung der Schallsonde auf die A. subclavia dargestellt. Die Identifizierung der V. subclavia erfolgt durch raschen Faustschluß (Pfeile), der jeweils eine deutliche Beschleunigung der venösen Strömung bedingt.

Am besten geeignet zur *Beurteilung der Skalenus-Lücke* ist die supraklavikuläre Beschallung (Position A der Schallsonde in Abb. 1), wobei ein Engesyndrom nur die Strömung in der A. subclavia beeinflussen darf, da die V. subclavia vor dem M. scalenus anterior verläuft. Durch die infraklavikuläre Beschallung läßt sich am besten eine *kostoklavikuläre Enge* nachweisen, betroffen sind Arterie und Vene. Die transaxilläre Beschallung (Position C der Schallsonde in Abb. 1) eignet sich am besten zum Nachweis einer *Strömungsbehinderung durch Hyperelevation* des Armes, betroffen sind ebenfalls A. und V. subclavia.

34% der Normalpersonen zeigten bei einem oder mehreren der Provokationsmanöver eine gravierende Beeinträchtigung der Strömung in der A. subclavia. Bei 12% konnte allein durch tiefe Inspiration eine deutlich verminderte Durchströmung der A. subclavia provoziert werden, in allen Fällen ein Strömungsstop durch „Maximalprovokation". Diese wurde durch Drehung des nach hinten geneigten Kopfes zur Gegenseite, tiefe Inspiration und passives Rückwärtsführen des um 90 Grad abduzierten Armes erreicht.

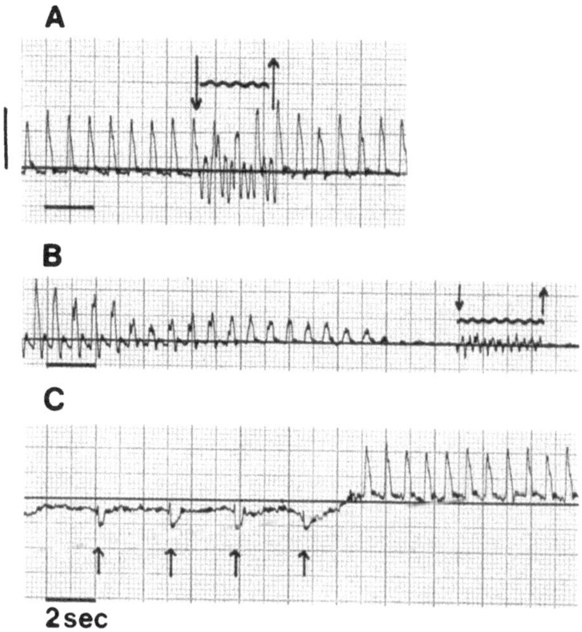

Abb. 4 A: Beeinflussung der Strömung in der A. subclavia durch repetitive Kompression des gleichseitigen Oberarmes (Beginn und Ende durch Pfeile markiert). Supraklavikuläre Beschallung.
B: Zunehmende Stenosierung der A. subclavia durch Provokation einer kostoklavikulären Enge mit Abnahme der Strömungsgeschwindigkeit bis zum Strömungsstop. Repetitive Kompression des gleichseitigen Oberarmes (rechts) führt zu Strömungsoszillationen im Kompressionsrhythmus. Infraklavikuläre Beschallung.
C: Strömungssignal der V. subclavia (links), Zunahme der Strömungsgeschwindigkeit durch repetitiven raschen Faustschluß (Pfeile). Verschiebung der Schallsonde auf die A. subclavia (rechts). Weitere Erklärung siehe Abb. 3 und Text.

Interpretationsfehler ergeben sich durch Veränderung des Beschallungswinkels bei den einzelnen Provokationsmanövern. Es ist deshalb zu beachten, daß diese nicht abrupt durchgeführt werden und die Schallsondenposition der veränderten Bedingung angepaßt wird, um das bestmögliche Signal zu erhalten.

Befunde bei Syndromen der oberen Thoraxapertur

Typische Beispiele von Veränderungen der Doppler-Strompulskurven der A. subclavia durch Provokation einer Kompression sind in Abbildung 5 zusammengestellt.

Bei einem Skalenus-Syndrom mit Halsrippe führte das Adson-Manöver bei Beschallung der A. subclavia infraklavikulär (vgl. Abb. 2 a) zu einer hochgradigen Verminderung der Strömung bzw. Strömungsgeschwindigkeit.

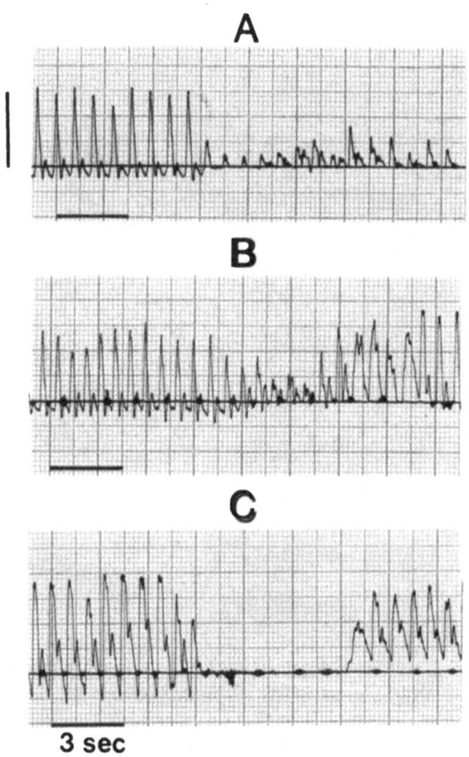

Abb. 5 Kontinuierliche Ableitung der Strompulskurven der A. subclavia bei Provokation einer Enge im Bereich der oberen Thoraxapertur. A: Skalenussyndrom mit Halsrippe. Infraklavikuläre Beschallung (vgl. Abb. 2 a). B: Kostoklavikuläres Syndrom. Infraklavikuläre Beschallung (vgl. Abb. 2 b). C: Hyperelevationssyndrom. Beschallung transaxillär (vgl. Abb. 2 c). Weitere Erklärung s. Abb. 3 und Text.

Die Beeinflussung der Strömung in der A. subclavia durch Herabziehen und Zurückführen des Armes bei einem kostoklavikulären Syndrom zeigt Abbildung 5 B. Die Beschallung erfolgte auch hier infraklavikulär. Das Herabziehen des Armes bewirkte zunächst eine deutliche Amplitudenabnahme, nach leichter Lockerung des Zuges konnte ein typisches Stenosesignal abgeleitet werden, das akustisch durch den zischenden Charakter und deutliche Veränderung der Strompulskurven zum Ausdruck kommt.

Bei dem einzigen gesicherten Fall eines Hyperelevationssyndroms (Abb. 5 C) kam es durch Hochführen des Armes zu einem abrupten Strömungsstop, nach Rückführung zur Wiederöffnung der Strombahn mit deutlicher Ischämiereaktion. Diese ist durch den Anstieg der enddiastolischen Strömungsgeschwindigkeit und den Verlust der frühdiastolisch herzwärts gerichteten Strömung charakterisiert.

In allen Fällen konnte eine eindeutige Beeinflussung der Strömung in der A. subclavia provoziert werden, wobei bisher die exakte Lokalisierung der Kompression nicht immer gelang. Hier sind weitere systematische Untersuchungen nötig, wie auch Verlaufsuntersuchungen unter standardisierten Bedingungen.

Diskussion

Daß die Manöver zur Provokation einer Enge im Bereich der oberen Thoraxapertur auch beim Gesunden zu einer Kompression der A. subclavia führen kann, ist aus klinischen Untersuchungen (eingehende Beschreibung bei Mumenthaler [4]) bekannt. Colon [2] fand sogar in etwa 50% des von ihm dopplersonographisch untersuchten Normalkollektivs bei einem oder mehrerer der Provokationsmanöver eine gravierende Beeinträchtigung der Strömung in der A. subclavia. Durch den Nachweis der unterschiedlichen Betroffenheit von Arterie und Vene im Rahmen der verschiedenen Kompressionssyndrome, den zur Lokalisierung der Strömungsbehinderung wichtigen Nachweis von Stenosesignalen und die Möglichkeit zur Registrierung von Strompulskurven kann erwartet werden, daß die Doppler-Sonographie in erfahrenen Händen nützliche Zusatzinformationen bei der Diagnostik eines TOS liefern und zu seiner Objektivierung beitragen kann. Auch die Planung und Durchführung von angiographischen Untersuchungen wird erleichtert, da das zur Kompression führende Manöver dopplersonographisch exakter definiert werden kann als durch Auskultation und Pulstastbefund.

Literatur

[1] Büdingen, H. J., G.-M. von Reutern und H.-J. Freund: Doppler-Sonographie der extrakraniellen Hirnarterien. Grundlagen, Methodik, Fehlermöglichkeiten, Ergebnisse. Thieme, Stuttgart 1982.

[2] Colon, E.: Persönl. Mitteilung 1983.

[3] Kriessmann, A., A. Bollinger und H. Keller (Hrsg): Praxis der Doppler-Sonographie. Periphere Arterien und Venen, hirnversorgende Arterien. Thieme, Stuttgart 1982.

[4] Mumenthaler, M. (Hrsg): Der Schulter-Arm-Schmerz. Leitfaden für die Praxis. Huber, Bern 1980.

[5] Mumenthaler, M. und H. Schliack (Hrsg): Läsionen peripherer Nerven. Diagnostik und Therapie. 4. Aufl. Thieme, Stuttgart 1982.

Vaskuläre Komplikationen beim Thoracic-outlet-Syndrom

R. Stober, B. Heyden †

Mit dem Begriff Thoracic-outlet-Syndrom faßt man alle Kompressionserscheinungen des neurovaskulären Bündels zusammen, die auf dem Wege von der oberen Thoraxapertur bis zum M. pectoralis minor beobachtet werden [2, 8].

Zwei pathophysiologische Tatsachen sind von äußerster Wichtigkeit:

1. Nerv, Vene und Arterie reagieren auf äußere Kompression unterschiedlich, am empfindlichsten der Nerv, gefolgt von der Vene und am unempfindlichsten scheint die Arterie zu sein (Abb. 1).

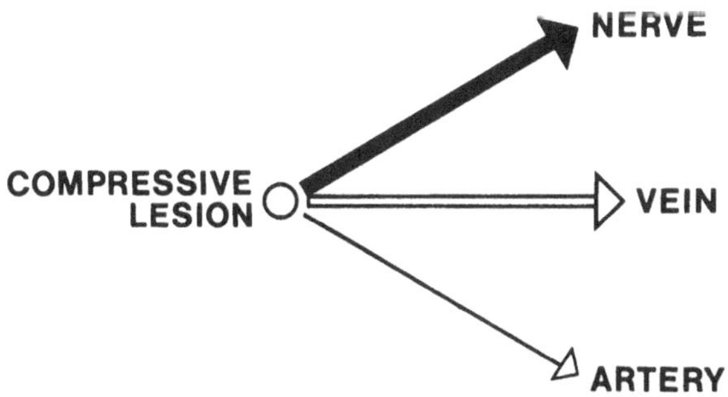

Abb. 1 Die unterschiedliche Stärke der Pfeile symbolisiert die Empfindlichkeit der einzelnen Strukturen auf Druckschäden.

2. Ein organischer Schaden an Arterien ist gewöhnlich durch eine dauernde Kompression verursacht. Prototyp dieses Mechanismus ist die Etage I, d. h. die Passage zwischen Skalenusmuskulatur und der 1. Rippe, meist eingeengt durch Rippenanomalie oder Halsrippe (Abb. 2).

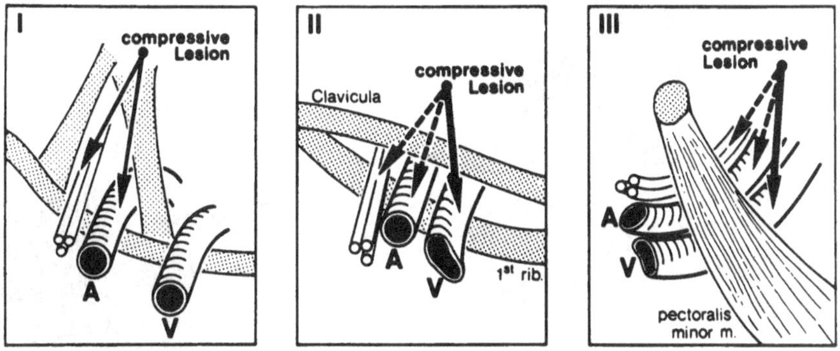

Abb. 2 Zusammenfassung der verschiedenen Engen des Gefäßnervenbündels auf seinem Weg von der oberen Thoraxapertur zum Arm.

Intermittierende Kompressionen, wie sie gewöhnlich sowohl in der Kostoklavikulär- als auch in der Pectoralis minor-Passage beobachtet werden, irritieren vor allen Dingen die Nerven und bisweilen die Vene, aber rufen nur selten einen organischen Schaden an der Arterie hervor.

Punkt 2 erklärt, daß neurologische Zeichen die führenden Symptome für alle drei neurovaskulären Engstellen sind. Dagegen sind Gefäßzeichen oder Gefäßkomplikationen relativ seltene Ereignisse. Sie werden in nicht mehr als 5–10% der Thoracic-outlet-Syndrome beobachtet.

Zunächst einige Bemerkungen zur arteriellen Kompressionsläsion:
Wir sehen sie am häufigsten bei Patienten mit einer Halsrippe (Abb. 3), d. h. im Bereich der ersten Engstelle. Morphologisch sind 4 Befunde zu erheben:

1. Arterielle Stenose;
2. Poststenotische Dilatation oder aneurysmaartige Verformung;
3. Ortsständige Thrombosen;
4. Embolien in den distalen Arterienbaum.

In unserer Serie von 30 Patienten mit arteriellen Schäden war das Durchschnittsalter 28,5 Jahre. Es gab keine Geschlechtsprävalenz. Das Zeitintervall zwischen erster klinischer Manifestation und korrekter Diagnose bzw. chirurgischer Therapie betrug im Durchschnitt 17,5 Monate. Als Konsequenz hieraus sollte jedes ischämische Ereignis im Hand- oder Fingerbereich als Herausforderung betrachtet werden, nach einem Thoracic-

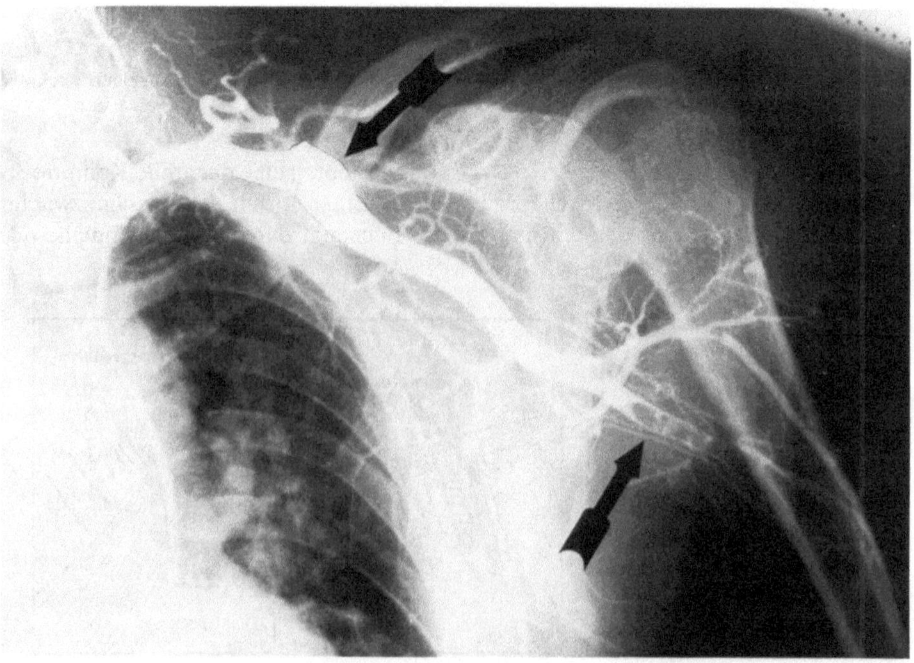

Abb. 3 Angiogramm der A. subclavia mit linksseitiger Halsrippe, poststenotischer Dilatation der A. subclavia und embolischem Verschluß der A. axillaris.

outlet-Syndrom zu fahnden. Dies gilt besonders, wenn der Patient jung ist, die ischämischen Zeichen unilateral sind und arterielle Verschlußkrankheit oder Herzerkrankung als Emboliequelle ausgeschlossen werden können. Die retrospektive Analyse unserer eigenen Patienten deckte aber wichtige diagnostische Fallstricke auf:

1. Nur jeder 3. Patient mit einem Thoracic-outlet-Syndrom und arteriellen Komplikationen zeigte auch neurologische Symptomatik.
2. Bei jedem 2. Patient war die komplette oder inkomplette Ischämie von Fingern oder Hand das erste klinische Manifestationszeichen.

Kasuistik

Bei einem 42 Jahre alten Patienten wurden kleine nekrotische Areale an den Fingerspitzen über 1 Jahr lang fehlinterpretiert und als Paronychie behandelt. Erst als eine Totalnekrose der 3. und 4. Fingerspitze der linken Hand auftrat, wurde eine gründliche klinische Untersuchung veranlaßt. Die selektive Subklaviaarteriographie zeigte links eine Halsrippe mit einer poststenotischen Erweiterung der Subklavia und außerdem embolische Verschlüsse der A. brachialis, radialis und ulnaris (Abb. 3). Die exstirpierten aneurysmatischen Gefäßanteile waren mit wandständigen Gerinnseln gefüllt. Nach Entfernung der Halsrippe wurde die Arterie durch Dacron-Interposition wieder hergestellt und eine halbgeschlossene Ringdesobliteration der A. brachialis vorgenommen.

Bei einem 66jährigen Patienten war es zu einer rezidivierenden Embolie in die linke A. cubitalis gekommen, wofür zunächst kardiale Ursachen angeschuldigt wurden. Als nach dem ersten Rezidiv die kardiale Untersuchung keinen Hinweis für eine Embolusstreuquelle ergab, deckte die Subklaviaangiographie eine kleine Rauhigkeit und inkomplette Füllung im Bereich der dritten Enge auf (Abb. 4a). Die Freilegung zeigte unter einem Sehnenstrang am Unterrand des Pectoralis minor die eingeengte Arterie, in deren Lumen wandständige Gerinnsel anzutreffen waren. Die Rekonstruktion wurde mit 8 mm Dacron-Interponat vorgenommen (Abb. 4b).

Wenn der distale run-off schlecht ist und durch Operation nicht verbessert werden kann, oder wenn bereits nekrotische Hautläsionen bestehen, sollte die Operation mit einer thorakalen Sympathektomie kombiniert werden. Nach erfolgreicher direkter oder indirekter Revaskularisation kann die Amputation dann auf die nekrotischen Bereiche begrenzt werden.

Bei Patienten mit embolischen Digitalarterienverschlüssen, die von poststenotischen Subklaviaaneurysmen ausgehen, ergibt die Exstirpation der Halsrippe und des erkrankten Arteriensegments in Kombination mit thorakaler Sympathektomie gute Ergebnisse. Die Rettung von Hand und Unterarm wird aber fraglich, wenn die meisten der proximalen Hauptarterien verschlossen sind. Besonders in solchen Fällen ist der Wettlauf mit der Zeit entscheidend. Nur schnelle Diagnose und sofortige chirurgische Intervention als Embolektomie mit gleichzeitiger Elimination des Embolusstreuherdes kann eine große Amputation verhindern. Bei einem unserer Patienten wurden wiederholte embolische Verschlüsse der rechten Brachialarterie mit zwei erfolglosen retrograden Embolektomien behandelt, was schließlich in einer Unterarmamputation endete. Da ein Herzge-

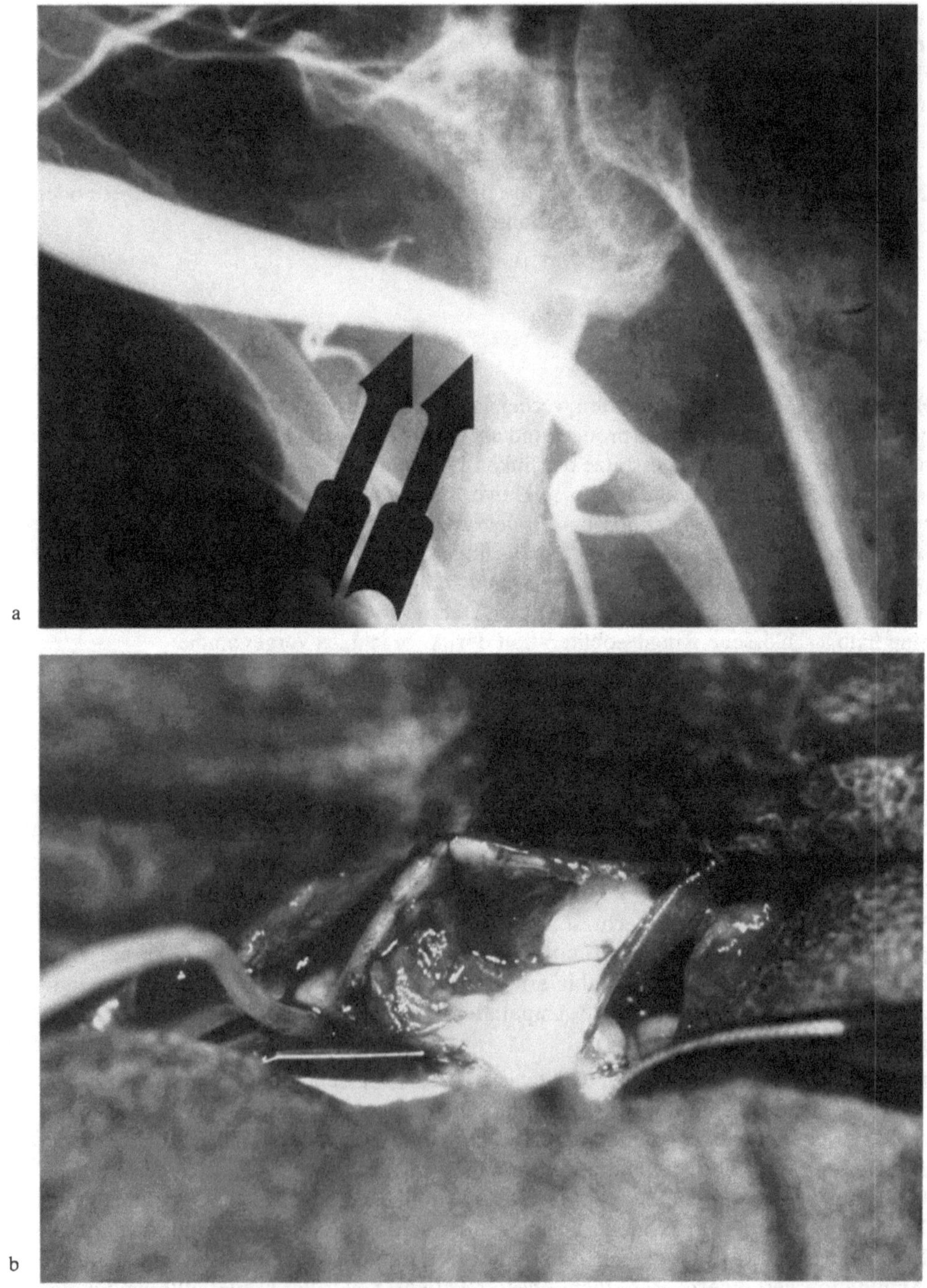

Abb. 4 a) die selektive Subklaviaangiographie deckte diese kaum sichtbare Wandunregelmäßigkeit als rezidivierende Embolie im Bereich der 3. Enge auf. – b) Intraoperativ zeigten sich wandständige Gerinnsel als Ursache der rezidivierenden Embolie.

räusch vorhanden war, wurde eine Zervikalrippe mit poststenotischem Aneurysma als tatsächliche Emboliequelle erst diagnostiziert, als eine irreversible Nekrose der ganzen Hand aufgetreten war.

Für die Operation einer Halsrippe mit arterieller Begleitläsion bevorzugen wir den supraklavikulären Zugang (Abb. 5), welcher nicht nur eine sichere Entfernung der Halsrippe und eine gute Exposition und Übersicht der Subklaviaarterie garantiert, sondern auch ein guter Zugang für die thorakale Sympathektomie zum Ganglion Th2 und Th3 ist. Wenn der Chirurg eine poststenotische arterielle Dilatation findet, sollte er die Arterie öffnen, das Lumen kontrollieren und – falls notwendig – die innere Oberfläche säubern.

Eine intermittierende Gefäßkompression ist der typische Mechanismus für die Engen II und III. Sie bleiben oft klinisch ohne Bedeutung [1]. Meist sind Gefäßschäden in diesem Bereich ausschließlich beschränkt auf die Vene [1, 4, 5].

Untersuchungen, die von Fritschy u. a. 1976 publiziert wurden [3], gaben den Beweis, daß die Mehrheit von 71% der sogenannten 'Thrombose par effort' mit einem Thoracic-outlet-Syndrom in der Ebene II oder III vergesellschaftet ist. Bei diesen Patienten wird wahrscheinlich das Trauma auf die Venenintima durch äußere Kompression verursacht und bedeutet den Ausgangsfaktor für die venöse Thrombose [3, 7]. Für diese Gruppe von Patienten ist der historische Ausdruck: spontane Achselvenenthrombose nicht länger gerechtfertigt. Bei einem segmentalen Verschluß der Axillarvene zeigte das dazugehörige Arteriogramm eine bemerkenswerte Engstellung der Axillararterie in Hyperabduktions-

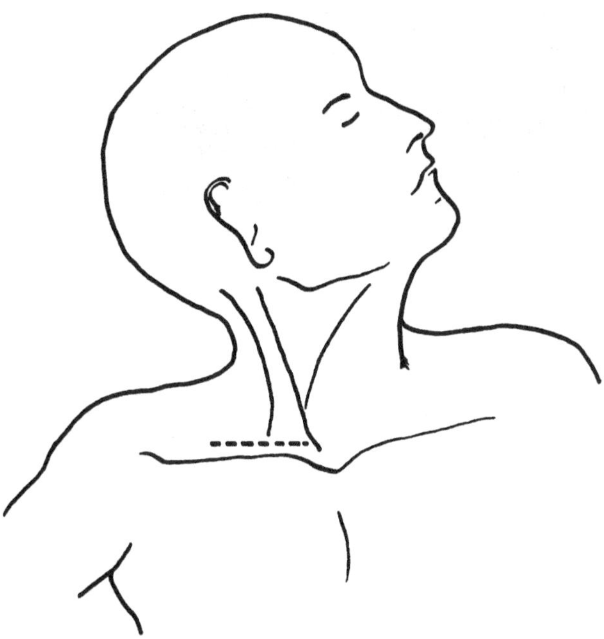

Abb. 5 Supraklavikulärer Zugang zur OP einer Halsrippe mit arterieller Begleitläsion.

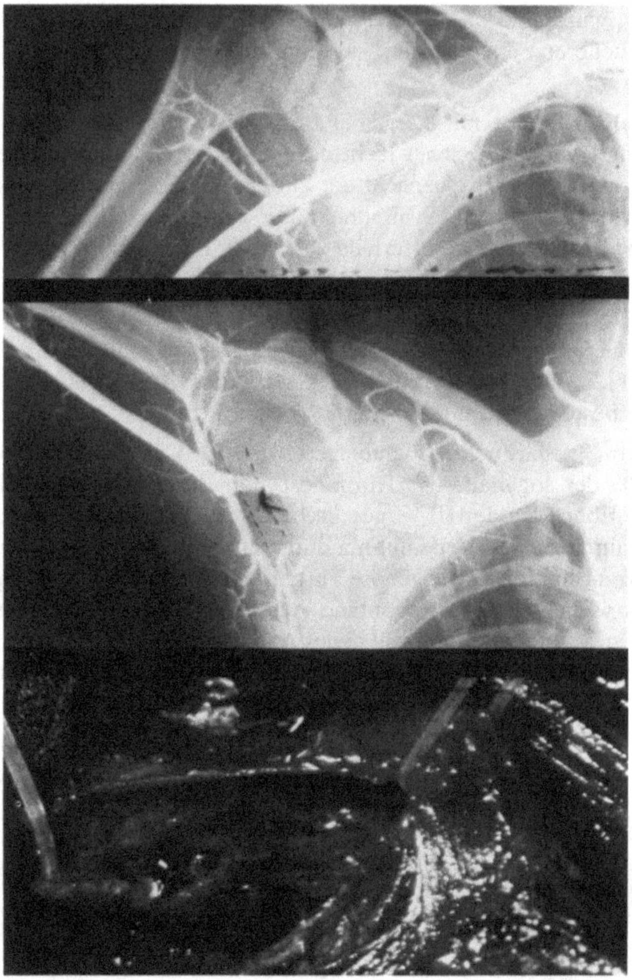

Abb. 6 Angiogramm und intraoperativer Befund einer venösen Kompression durch Langerschen Achselbogen.

stellung. Die Kompression beider Gefäße, wie bei der Operation zu sehen war, war durch eine seltene kongenitale Anlage bedingt, nämlich durch einen sogenannten Langerschen Achselbogen. Die einengende Sehnenstruktur wurde entfernt, eine venöse Thrombektomie vorgenommen (Abb. 6).

Konsequent sollte bei jeder vaskularen Rekonstruktion beim Thoracic-outlet-Syndrom gleichzeitig eine Befreiung von allen komprimierenden Strukturen vorgenommen werden, z. B. die Resektion einer 1. Rippe oder einer Halsrippe oder atypisch kreuzender Bänder.

Zusammenfassung

1. Beim Thoracic-outlet-Syndrom werden arterielle Läsionen so gut wie regelmäßig durch Dauerdruck auf das Gefäß verursacht.
2. In 48% sind arterielle Embolien Erstmanifestationszeichen, wobei einseitige Ischämie an Finger oder Hand, besonders beim jungen Patienten, vordringlich an ein Zervikalrippensyndrom denken lassen sollten [6].
3. Venöse Läsionen gehen wahrscheinlich von Intimaläsionen der Axillarvene aus, die durch Kompression auf dieses Gebiet in der kostoklavikulären Enge entstehen.
4. Zwar sind neurologische Zeichen die häufigsten Symptome des Thoracic-outlet-Syndroms, aber sie fehlen bei 2/3 der Patienten mit arteriellen oder venösen Komplikationen und können deswegen nicht generell als diagnostische Hilfe angesehen werden.

Literatur

[1] Dunant, J. H., H. J. Hehne, E. F. Gauer und P. P. Waibel: Venendruckmessungen im Arm zur Beurteilung von Kompressionserscheinungen beim Schultergürtelsyndrom. Vasa **3** (1974) 418.
[2] Fairbairn, J. F. and O. T. Clagett: Neurovascular compression syndrome of the thoracic outlet. In: E. V. Allen, N. W. Barker, E. A. Hines, Peripheral vascular disease, 3. Auflage. Saunders, Philadelphia 1960.
[3] Fritschy, J., A. Bollinger und P. W. Straub: Zur Rolle des kosto-klavikulären Kompressionssyndroms im Rahmen der fibrinolytischen Therapie tiefer Armvenenthrombosen. Schweiz. Med. Wschr. **106** (1976) 847.
[4] Glass, B. A.: The relationship of axillary venous thrombosis to the thoracic outlet compression syndrome. Ann. Thorac. Surg. **19** (1975) 613.
[5] Mercier, C. P., A. Branchereau, V. Dimarino, B. Adhoute and P. Tournigand: Venous thrombosis of the upper limb. Effort or compression. J. Cardiovasc. Surg. **519** (1975).
[6] Ostheim, W. und H. E. Schmitt: Fingerarterienembolien bei Schultergürtelsyndrom. Dtsch. Med. Wschr. **101** (1976) 1118.
[7] Schulze-Bergmann, G.: Das Paget-von-Schroetter-Syndrom. Med. Welt **26** (1975) 1952.
[8] Vollmar, J.: Rekonstruktive Chirurgie der Arterien. 3. Auflage. Thieme, Stuttgart 1983.

Klinische Diagnostik und operative Erfahrung mit dem transaxillären Zugang beim TOS

R. J. A. M. van Dongen

Das „Thoracic outlet compression"-Syndrom ist ein Symptomenkomplex, der durch eine Kompression von neurogenen, arteriellen und venösen Elementen im Bereich des Schultergürtels verursacht wird. Gewöhnlich unterscheidet man, abhängig vom Niveau und der Ursache der Kompression, folgende Syndrome:

1. Halsrippensyndrom,
2. Skalenus anterior-Syndrom,
3. Skalenus minimus-Syndrom,
4. kostoklavikuläres Kompressionssyndrom,
5. Pectoralis minor-Syndrom oder Hyperabduktionssyndrom.

1. Das Halsrippensyndrom, wobei A. subclavia und Plexus brachialis komprimiert werden, nicht die Vene. Es gibt viele Formen von Halsrippen (Abb. 1):

a) Ein langer Processus transversus des 7. Halswirbels, der in der Pathogenese dieses Syndroms wahrscheinlich nicht von Bedeutung ist.
b) Ein Halsrippenrudiment, dessen laterales Ende jedoch nicht über das dorsale Tuberkulum hinausreicht.
c) Eine große Halsrippe, wobei das laterale Ende entweder frei endet oder mit dem knöchernen Abschnitt der ersten Rippe verbunden ist.
d) Die Halsrippe, die bis zum knorpeligen Abschnitt der ersten Rippe reicht.
e) Die komplette Halsrippe, die bis zum Manubrium sterni reicht.

Bei den meisten kompletten Halsrippen ist das Tuberculum scaleni stark vergrößert und aufgeworfen. Die Arterie reitet dann gerade hinter diesem Tuberkulum auf der Hals-

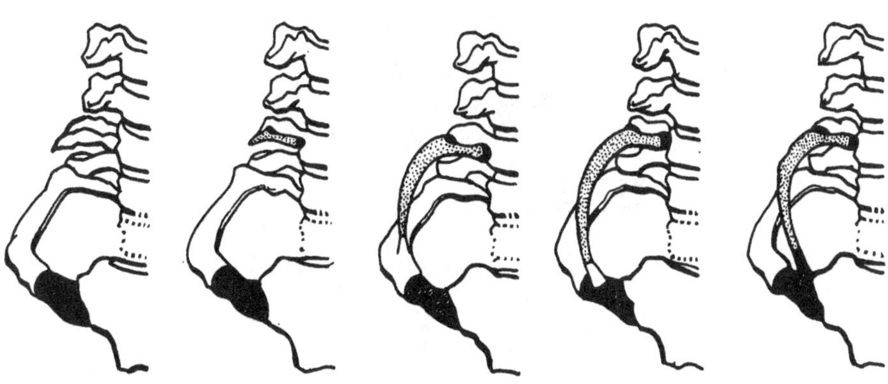

Abb. 1 Formen von Halsrippen.

rippe und wird dadurch abgeknickt und komprimiert. Außerdem verlagert eine Halsrippe den Arteriendurchtritt durch die Skalenuslücke nach oben und vorne, wobei gleichzeitig eine Kompression der Arterie gegen die M. scalenus anterior-Sehne erfolgt (Abb. 2). Auch der Plexus brachialis wird nach oben-vorne gedrückt und dadurch abgeknickt und komprimiert.

2. Beim Scalenus anterior-Syndrom nimmt man eine Kompression der Arterie und des Plexus zwischen M. scalenus anterior und scalenus medius an. Das Skalenus-Dreieck ist zu eng und wird durch Anspannen der Skalenus-Muskeln noch enger. Es ist die Frage, ob dadurch überhaupt eine Kompression zustande kommen kann. Es ist vielmehr anzunehmen, daß durch Anspannen der Skalenusmuskeln, wobei die erste Rippe nach oben gezogen wird, der kostoklavikuläre Raum verengt wird, so daß eine kostoklavikuläre Kompression entsteht. Ein Scalenus anterior-Syndrom, ausschließlich verursacht durch Verengung der Skalenus-Lücke, gibt es meiner Meinung nach nicht.

3. Das Scalenus minimus-Syndrom kommt selten vor. Der M. scalenus minimus ist sehr variabel. Er entspringt an den Querfortsätzen der beiden unteren Halswirbel und zieht zwischen M. scalenus anterior und M. scalenus medius zur ersten Rippe. Ein Teil der Muskelfasern strahlt in das Gewebe der Pleurakuppel ein. Der muskuläre Teil kann durch ein fibröses Band, das Ligamentum costo-pleurovertebrale, ersetzt sein.

Der M. scalenus minimus verläuft im Skalenus-Dreieck zwischen Arterie und Plexus, verengt also die ohnedies schon enge Skalenus-Lücke, und kann bei Kontraktion eine Kompression der Arterie oder des Plexus oder auch von beiden verursachen. Manchmal läuft die Arterie quer durch den Muskel und dann verursacht eine Kontraktion dieses Muskels eine Kompression des Gefäßes, fast eine Einschnürung.

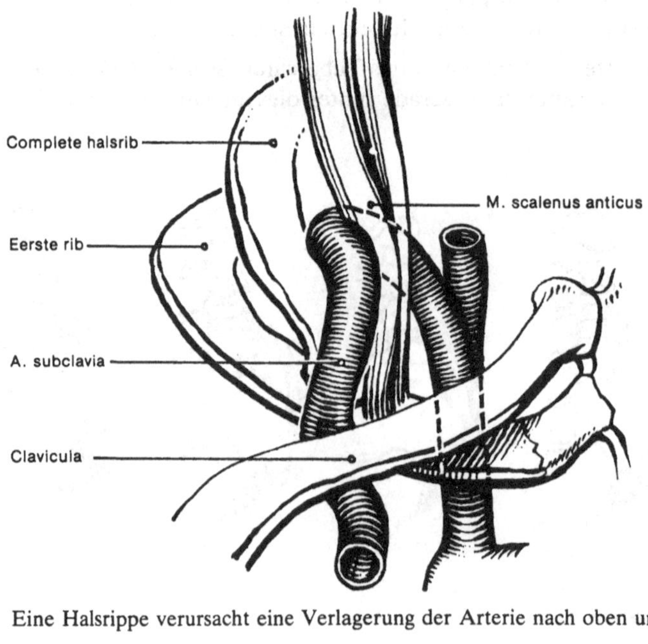

Abb. 2 Eine Halsrippe verursacht eine Verlagerung der Arterie nach oben und vorne.

4. Beim kostoklavikulären Syndrom liegt eine Kompression des Gefäßnervenstranges zwischen Klavikula und erster Rippe vor. Klavikula und erste Rippe, mit ihrer gemeinsamen Fixation am Manubrium sterni, bilden eine Art Schere (Abb. 3). Bei Abduktion des Armes rotiert die Klavikula und schiebt sich gleichzeitig nach hinten über die erste Rippe und zwar über eine Distanz von ca. 2,5 cm. Der ursprünglich schon enge kostoklavikuläre Raum wird dadurch noch weiter verengt. Normalerweise verursacht dies keine Beschwerden, weil der Tonus der Schultermuskulatur groß genug ist, um die Klavikula vom Gefäßnervenstrang abzuheben. Beschwerden werden erst verursacht beim Hypotonus der Muskulatur und Absinken des Schultergürtels, z. B. als Folge eines zunehmenden Gewichtes des Armes. Die Ätiologie ist sehr komplex und nicht auf eine einzelne Ursache zurückzuführen.

5. Beim Hyperabduktions- oder Pectoralis minor-Syndrom wird der Gefäßnervenstrang beim Heben des Armes durch die Sehne des M. pectoralis minor abgeknickt und komprimiert oder um den Processus coracoideus abgewinkelt. Wie bereits erwähnt, findet bei der Abduktion des Armes gleichzeitig eine Verengung des kostoklavikulären Raumes statt, so daß auch hier wieder zusätzlich eine kostoklavikuläre Kompression mit im Spiel ist.

Wir haben bei unserem gesamten Patienten-Kollektiv von über 800 Patienten nur zwei Fälle gesehen, bei denen die Beschwerden unter Umständen durch eine ausschließliche Hyperabduktion, also nur durch das Abknicken um die Pectoralis minor-Sehne oder um den Processus coracoideus, erklärt werden konnten.

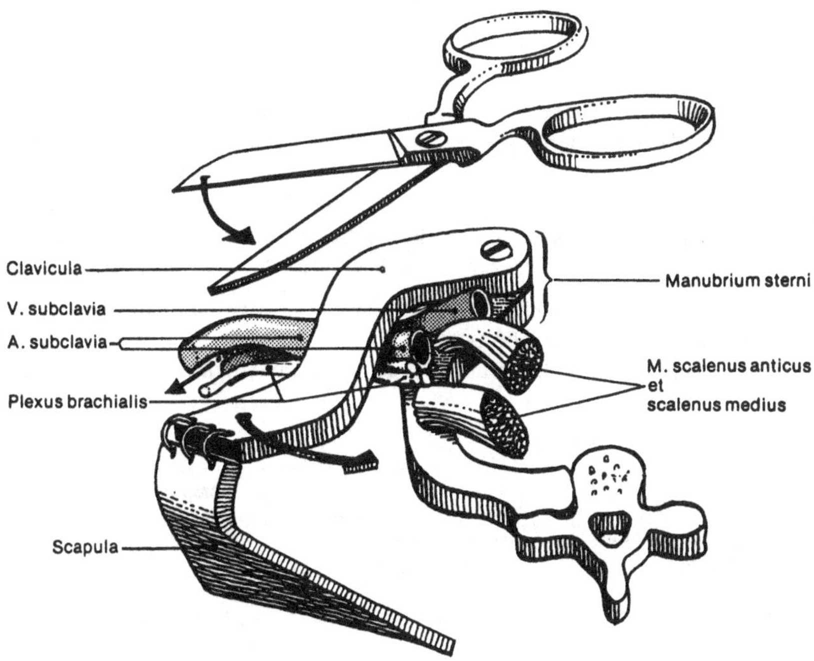

Abb. 3 Mechanismus der kostoklavikulären Kompression.

Schließlich kann eine Kompression des Gefäßnervenstranges im Schultergürtelbereich auch verursacht werden durch eine schlecht geheilte Fraktur der ersten Rippe oder der Klavikula, durch eine Exostose der ersten Rippe, durch eine Fusion der ersten Rippe mit der zweiten Rippe oder durch andere Mißbildungen. So kann für die Kompression eine Vielzahl von Faktoren verantwortlich sein. Eine zentrale Position nimmt dabei das Absinken des Schultergürtels ein, manchmal verursacht durch Zunahme des Armgewichtes. Es kann sein, daß deshalb diese Syndrome so oft auftreten bei Frauen zwischen 40 und 50 Jahren. Andere dynamische Momente sind langzeitige Hyperabduktion und Haltungen, die die Militärhaltung imitieren. Der wesentliche Faktor ist auch hier der Tonusverlust der Schulterelevatoren. Bei einer abnormalen oberen Thoraxapertur haben diese dynamischen Faktoren einen zusätzlichen Einfluß auf den Beschwerdenkomplex.

Es sei in diesem Zusammenhang darauf hingewiesen, daß die erste Rippe den Boden des Kompressionsraumes bildet. Die erste Rippe preßt Arterie und Plexus zwischen sich und anderen Strukturen zusammen. Die Konsequenz hinsichtlich der Behandlung ist, daß jede Kompression aufgehoben wird, wenn die erste Rippe, der Boden, bzw. das untere Blatt der Schere, entfernt wird.

Diagnose

Wir haben bereits gesehen, daß bestimmte Armbewegungen, über die Horizontalebene, den kostoklavikulären Raum einengen. Bestimmte Berufe, zum Beispiel Stukkateure, Anstreicher, Dirigenten, Tänzerinnen, Bildhauer, Musiker, Schullehrer usw., sind darum für ein neurovaskuläres Kompressionssyndrom des Schultergürtels prädisponiert.

Entscheidend für die Diagnose – und das kann nicht nachdrücklich genug betont werden – ist an erster Stelle die Erhebung einer sorgfältigen Anamnese. Die Beschwerden, welche diese Syndrome hervorrufen, hängen davon ab, ob die Arterie komprimiert wird oder der Plexus, oder beide. Beim kostoklavikulären Syndrom und beim seltenen Pectoralis minor-Syndrom kann außerdem die *Vene* komprimiert sein, wodurch venöse Erscheinungen hinzukommen oder im Vordergrund stehen (Tab. 1).

Es ist oft schwierig zu entscheiden, welche Beschwerden durch die Kompression der Arterie, und welche durch die Kompression des Plexus verursacht werden. Im allgemeinen kann man sagen, daß Kältegefühl, Blässe der Hand, Kraftlosigkeit des Armes und

Tabelle 1 (Erklärungen siehe Text)

	Kompression von		
	Arterie	Plexus	Vene
Halsrippen-Syndrom	+	+	–
Scalenus anterior-Syndrom	+	+	–
Scalenus minimus-Syndrom	+	+	–
Kostoklavikuläres Syndrom	+	+	+
Pectoralis minor-Syndrom	+	+	+

ein Schweregefühl im Arm Folge der Kompression der Arterie sind. Schmerzen, taubes Gefühl, Parästhesien und Schwäche der Hände werden vor allem durch eine Kompression des Plexus verursacht. Schwellung, Spannungsgefühl, bläuliche Verfärbung und Stauung der oberflächlichen Venen deuten auf eine venöse Kompression hin.

Kennzeichnend ist, daß alle diese Beschwerden und Erscheinungen auftreten bei Tätigkeiten mit erhobenen Armen über die Horizontalebene, wie beim Aufhängen von Wäsche, Fenster putzen, Haare bürsten, rasieren, Aufhängen von Gemälden usw. Manchmal treten diese Beschwerden auch beim Maschineschreiben, Mopedfahren, Violinspielen und anderen Haltungen, wobei die Arme gehoben werden, ohne daß die Horizontalebene erreicht wird. Oft findet eine langdauernde Kompression statt als Folge der Haltung des Armes beim Schlafen. Daher Benennungen dieses Krankheitsbildes wie „maladie des amoureux", „saturday night paralysis" usw.

Läßt man bei der Untersuchung den Patienten die Haltung einnehmen, bei der die Beschwerden und Erscheinungen auftreten, sind oft die Verfärbungen der Haut wahrzunehmen. Gleichzeitig kann man dann feststellen, ob die Arterienpulsationen verschwinden. Wir kennen 3 sogenannte Provokationstests. Es muß nachdrücklich betont werden, daß keine dieser Tests pathognomonisch, spezifisch für ein bestimmtes Syndrom sind, obwohl die Benennungen das suggerieren. Es sind der Hyperabduktionstest nach Wright, der Test nach Eden und der Test nach Adson.

Wie gesagt, diese Tests sind wenig spezifisch. Sie weisen nur darauf hin, daß irgendwo im Bereich des Schultergürtels die Arterie komprimiert wird. Sie sagen nichts aus über die Lokalisation der Kompression. Außerdem sind diese Tests oft negativ, obwohl doch eine neurovaskuläre Kompression besteht, nämlich dann, wenn hauptsächlich der Plexus komprimiert wird. Sie sind oft positiv bei Menschen, die überhaupt keine Beschwerden haben, und daher nicht entscheidend für die Diagnose. Diese Tests werden oft falsch oder unvollständig durchgeführt und sind dann noch sinnloser. Von wesentlicher Bedeutung ist eine richtige Haltung des Patienten bei der Untersuchung, insbesondere bei dem Adson-Test und dem Abduktionstest. Der Patient muß gerade sitzen, nicht gegen die Rückenlehne lehnen, Hals und Wirbelsäule strecken. Nur unter diesen Bedingungen darf diesen Tests einiger Wert zugemessen werden. Natürlich muß man mittels röntgenologischer Untersuchung eine knöcherne Halsrippe, eine alte Fraktur, eine verdickte erste Rippe und andere Mißbildungen ausschließen.

Weitere objektive reproduzierbare Untersuchungsmethoden – wie Phlebographie, Venendruckmessung, Oszillographie, Doppler-flow-Messung, Elektromyographie, Messung der Nervenleitungsgeschwindigkeit – tragen zu einer besseren objektiven Beurteilung des Schultergürtelsyndromes bei, aber keine dieser Untersuchungen ist für die Diagnose entscheidend.

Das gilt auch für die Arteriographie! Für die Diagnose hat die Arteriographie überhaupt keine Bedeutung. Höchstens trägt die Arteriographie dazu bei, die Kompression zu lokalisieren, so daß man beurteilen kann, ob es sich um eine kostoklavikuläre Kompression handelt oder um eine der anderen Formen des neurovaskulären Kompressionssyndroms. Außerdem ist die arteriographische Untersuchung von Nutzen, um einer der arteriellen Komplikationen des „Thoracic outlet compression"-Syndrom auf die Spur zu kommen.

Wichtig ist, daß eine solche arteriographische Untersuchung unter gewissen Voraussetzungen und Bedingungen durchgeführt wird.

Erstens ist es notwendig, daß die arteriographischen Aufnahmen gemacht werden während eines Provokationsmanövers, das positiv ist, und zwar in einer Phase, in der der Radialispuls abgeschwächt ist, und nicht, wenn er nicht mehr tastbar ist. Man muß auf den Bildern eine Einengung der Arterie sehen und keinen Totalverschluß. Abbildung 4 zeigt das richtige Bild, nämlich eine Einengung der Arterie während des Kompressionstests. Eine zu stark forcierte Provokation bedingt eine komplette Kompression ohne die Möglichkeit, die Gefäßkonturen und die genaue Lokalisation der Kompression zu beurteilen. Zweitens ist es notwendig, daß die Untersuchung stattfindet beim sitzenden, nichtnarkotisierten Patienten, weil nur dann die normalen, anatomischen, topographischen und funktionellen Verhältnisse vorhanden sind. Es ist jedem bekannt, daß ein beim stehenden oder sitzenden Patienten positiver Provokationstest bei dem gleichen Patienten manchmal negativ ist, wenn er liegt. Drittens können stereoskopische Aufnahmen dazu beitragen, die Stelle der Einengung genau zu lokalisieren.

Beim kostoklavikulären Kompressionssyndrom befindet sich die Verengung genau an der Stelle, wo der untere Rand der Klavikula den Innenrand der ersten Rippe kreuzt. Beim Halsrippensyndrom preßt die Halsrippe das Gefäß gegen den M. scalenus anterior. Die Einkerbung, die dadurch verursacht wird, entspricht der Sehne des M. scalenus anterior. Manchmal wird beim Halsrippensyndrom die Verengung vielmehr dadurch verursacht, daß das Gefäß hinter dem Tuberculum scaleni über der Halsrippe reitet und dadurch eingeengt wird. Die Einengung befindet sich nicht dort, wo der Unterrand der Klavikula den Innenrand der ersten Rippe kreuzt, sondern etwas medial dieser Kreuzungsstelle.

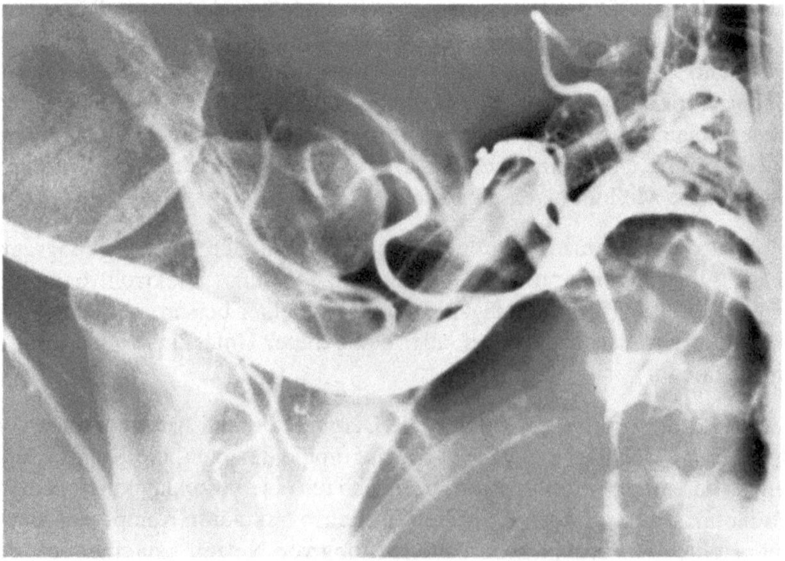

Abb. 4 Verengung der A. subclavia beim kostoklavikulären Kompressionssyndrom.

Bei einer hauptsächlich in der Skalenus-Lücke lokalisierten Einengung befindet sich die Stenose auch medial der Kreuzungsstelle zwischen erster Rippe und Klavikula. Wie schon gesagt, wird durch Anspannen der Skalenus-Muskeln nicht nur die Skalenus-Lücke verengt, sondern auch die erste Rippe hochgehoben, so daß eine zusätzliche kostoklavikuläre Kompression stattfindet. Daraus resultiert eine langstreckige Einengung. Beim Scalenus-minimus Syndrom wird die Arterie sozusagen durch den strangförmigen M. scalenus minimus stranguliert, wodurch eine Art Einkerbung entsteht. Beim Pectoralis minor-, oder Korakoid- oder Hyperabduktionssyndrom befindet sich die Einengung weit nach lateral.

Differentialdiagnostisch kommen zahlreiche andere Krankheiten in Betracht. Erstens neurologische Krankheiten, wie Neuritis des Plexus brachialis, Karpal-Tunnel-Syndrom, Syringomyelie, usw. Zweitens arthrogene, kapsuläre und tendinogene Erkrankungen, z. B. Spondylosis und Spondylarthrosis cervicalis, Periarthritis humero-scapularis, Epicondylitis lateralis humeri, usw. Umgekehrt ist es manchmal so, daß in vielen Fällen eine sogenannte Brachialgie in Wirklichkeit durch eine der Formen des neurovaskulären Kompressionssyndroms verursacht wird. Bei jedem Patienten ist eine eingehende sorgfältige neurologische, röntgenologische, manchmal auch orthopädische Untersuchung erforderlich.

Therapie

Die Behandlung des neurovaskulären Kompressionssyndroms kann konservativ oder operativ sein. Eine konservative Behandlung könnte man versuchen bei leichten bis mittelschweren Symptomen. Sie besteht, kurz gesagt, in der Vermeidung von bestimmten Bewegungen und Haltungen und ferner in einem physiotherapeutischen Übungsschema zur Stärkung des Tonus von Hals- und Schultergürtelmuskulatur. Eine solche Behandlung kann in manchen Fällen zu einem befriedigenden Ergebnis führen. Sie verhindert jedoch nicht das Entstehen von arteriellen und venösen Komplikationen. Man muß bedenken, daß die Kompression der A. subclavia zur chronisch-mechanischen Schädigung dieses Gefäßes führt, die letztlich Ursache ernsthafter ischämischer Komplikationen sein kann. Diese gefährlichen arteriellen Läsionen werden durch konservative Therapie nicht beseitigt. Eine konservative Behandlung, ohne daß man festgestellt hat, ob solche arterielle Läsionen vorhanden sind, ist also nicht zu empfehlen.

Die chirurgische Therapie richtet sich nach der Art der Kompression (Tab. 2). Beim Halsrippensyndrom muß die Halsrippe entfernt werden. Früher wurde dazu der supraklavikuläre Zugang benutzt, und es wurde ausschließlich die Halsrippe entfernt. In den letzten 10 Jahren ist die transaxilläre Resektion der Halsrippe die Methode der Wahl. Die Halsrippe wird dabei *zusammen mit der 1. Rippe* entfernt. Diese transaxilläre Resektion ist einfacher, die Ergebnisse sind besser und die postoperative Morbidität ist gering (Tab. 3).

Wie schon erwähnt, ist es die Frage, ob ein exklusives Scalenus anterior-Syndrom besteht. Auf jeden Fall sind die Ergebnisse der alleinigen Skalenotomie schlecht. 1958 hatte ich Gelegenheit, 38 Patienten, die wegen eines angeblichen Scalenus anterior-Syndroms

Tabelle 2 (Erklärungen siehe Text)

Formen des Thoracic outlet Compression-Syndrom		Chirurgische Therapie
A. Halsrippen-Syndrom	→	transaxilläre Resektion (1. Rippe und Halsrippe)
B. Scalenus anterior-Syndrom C. Scalenus minimus-Syndrom D. Kostoklavikuläres Syndrom	} →	transaxilläre Resektion der 1. Rippe
E. Pectoralis minor-Syndrom = hyperabduktions-Syndrom	→	Durchtrennung der pectoralis minor-Sehne

Tabelle 3 Morbidität nach transaxillärer Operation bei 563 Patienten mit kostoklavikulärer Kompression und 58 Patienten mit Halsrippe

Anästhesie oder Parästhesie an der medialen Seite des proximalen Oberarms	58 (9,3%)
Neuralgiforme Schmerzen im Brust- oder Skapulagebiet	25 (4,0%)
Scapula alata	6 (1,0%)

mit Skalenotomie behandelt worden waren, nachzuuntersuchen. Es stellte sich heraus, daß nur 4 Patienten, also nur 10%, beschwerdefrei geworden waren. Das ist also eine sinnlose Therapie, die nicht mehr angewendet werden sollte.

Die 1. Rippe bildet sowohl den Boden des kostoklavikulären Raumes als auch die Basis des Skalenus-Dreiecks. Wird die 1. Rippe entfernt, erweitert man den kostoklavikulären Raum, und schaltet außerdem den Scalenus anterior und einen eventuell anwesenden Scalenus minimus aus, weil diese beiden Muskeln an der 1. Rippe ansetzen. *Die 1. Rippen-Resektion ist also die Methode der Wahl*, sowohl beim kostoklavikulären Syndrom als auch bei den Scalenus anterior- und minimus-Syndromen.

Die einfachste Methode, um die 1. Rippe zu erreichen und zu entfernen, bietet der transaxilläre Zugang, der 1966 von Roos beschrieben wurde. Diese Methode hat viele Vorteile. Der Patient liegt in Seitenlage. Der Arm wird abduziert. Am besten ist es, wenn der Arm während der Operation von einem kräftigen Assistenten gehalten wird, so daß intermittierendes Hochziehen möglich ist (Abb. 5). Man kann auch den Arm an den Bogen des Operationstisches fixieren, dann aber darauf achten, daß erstens der Unterarm, und vor allem der Ellenbogen, gut gepolstert ist, und zweitens, daß der Arm nicht zu kräftig hochgezogen wird, damit der Plexus brachialis nicht überdehnt wird. Drittens darf der Arm nicht mehr als 90° abduziert werden. Der Operateur steht an der Rückenseite des Patienten. Es wird eine bogenförmige Inzision gemacht, im Bereich der Achselhaargrenze, in Höhe der 3. Rippe. Die Inzision darf nicht zu hoch gemacht werden, denn dann muß man die Achsellymphdrüsen durchtrennen, wodurch Wundstörungen entstehen können. In der mittleren Axillarlinie verlaufen im Subkutangewebe die A. thoracalis lateralis und die V. thoracoepigastrica, die durchtrennt werden.

Jetzt beginnt die Darstellung der Achselhöhle. Zuerst wird das Fettgewebe durchtrennt, wobei man direkt auf die Thoraxwand zugeht. Wenn die Thoraxwand erreicht ist, wird

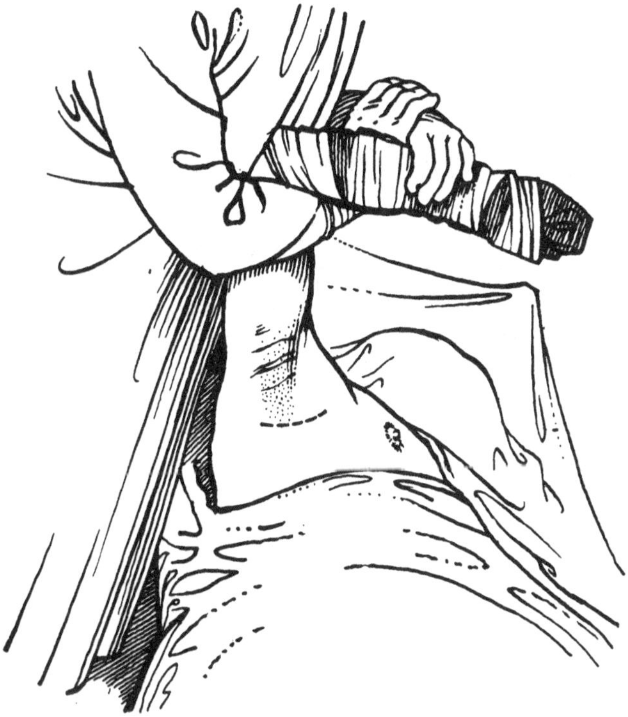

Abb. 5 Der Arm wird von einem Assistenten abduziert und intermittierend hochgezogen.

lockeres Fettgewebe zusammen mit den Lymphdrüsen nach proximal abgeschoben und von der Thoraxwand abgehoben. Man präpariert also entlang der Thoraxwand in Richtung 1. Rippe. Dorsal in der Wunde wird der Vorderrand des M. latissimus dorsi und ventral der Hinterrand des M. pectoralis major freipräpariert (Abb. 6). Beim Freipräparieren des Latissimus dorsi-Randes muß man darauf achten, daß der N. thoracicus longus und der N. thoracodorsalis, die sich hinter dem Rand des M. latissimus dorsi befinden, nicht beschädigt werden. Die Vasa intercostales superiores, die die Interkostalmuskulatur des 1. Interkostalraumes durchbohren, werden durchtrennt. Der N. intercostobrachialis aus dem 2. Interkostalraum jedoch muß geschont werden. Man sieht jetzt ventral die V. subclavia, und in der Mitte die A. subclavia und den Plexus. Sobald man den Plexus identifizieren kann, ist es wichtig, die Spannung des Plexus zu überprüfen. Der Plexus muß schlaff sein. Wenn er gespannt ist, bedeutet das, daß der Arm zu stark hochgezogen ist. Der Arm muß dann etwas gesenkt, gelockert werden.

Man sieht jetzt auch alle Muskeln, die an der 1. und 2. Rippe ansetzen (Abb. 7): ventral den M. subclavius, zwischen Vene und Arterie den M. scalenus anterior, dorsal des Plexus und der Arterie den M. scalenus medius, und ganz dorsal den M. scalenus posterior, welcher auch an der Außenseite der zweiten Rippe ansetzt. Diese Muskeln müssen jetzt einzeln durchtrennt werden.

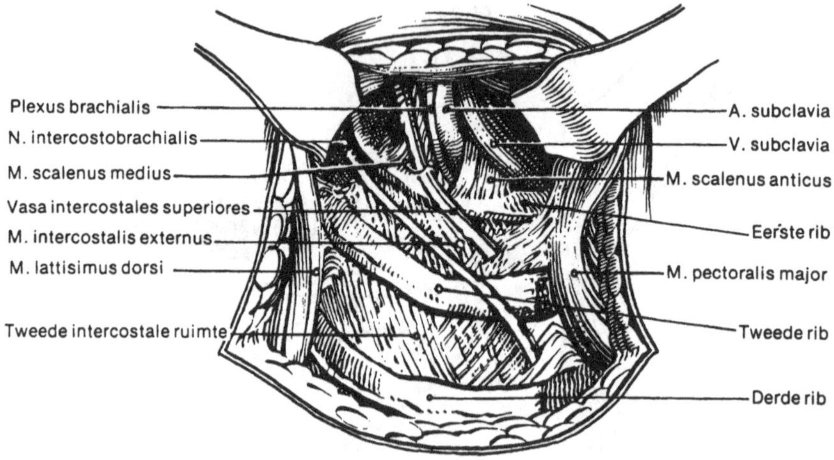

Abb. 6 Der Hinterrand des M. pectoralis major und der Vorderrand des M. latissimus dorsi sind freipräpariert.

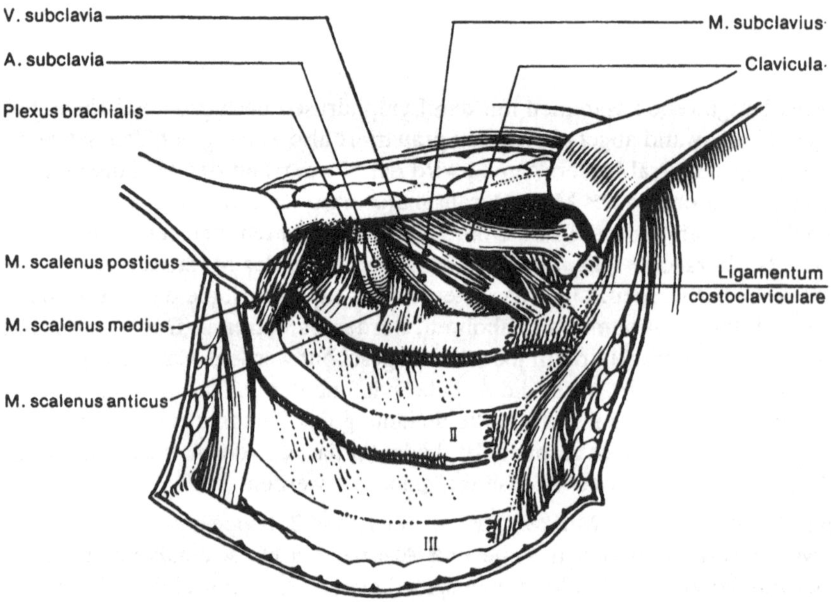

Abb. 7 Die Vasa intercostales superiores sind ligiert und durchtrennt. Die verschiedenen Muskeln, die an die 1. Rippe ansetzen, können identifiziert werden.

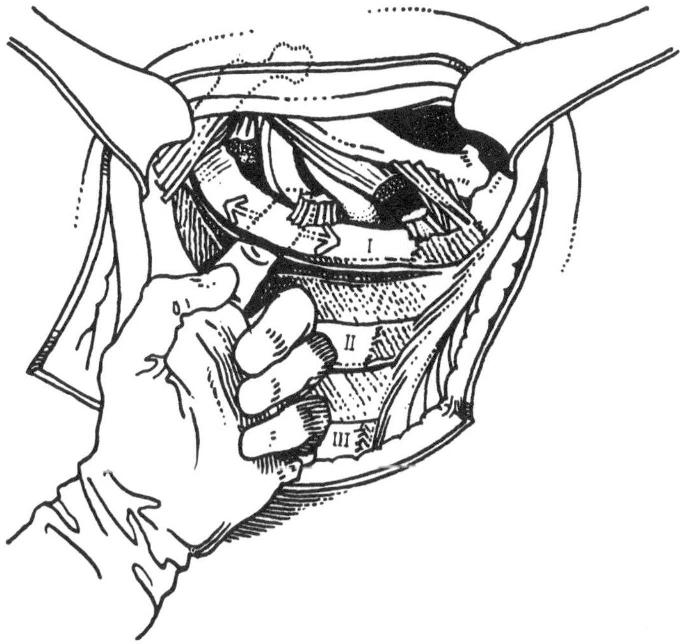

Abb. 8 Mit dem Zeigefinger wird die Pleura stumpf von der Innenfläche der 1. Rippe abgeschoben.

Zuerst werden der M. scalenus posterior von der 2. und der M. scalenus medius von der 1. Rippe abpräpariert. Dann wird ganz vorne die M. subclavius-Sehne bis zum Manubrium sterni durchtrennt, wobei man die V. subclavia mit einem kleinen Stieltupfer zur Seite hält. Schließlich werden die Vorder- und Hinterränder der M. scalenus anterior-Sehne freipräpariert; die Sehne selbst wird mit einer rechtwinklig gebogenen Klemme unterfahren und durchtrennt. Mit einem rechtwinklig gebogenen Rasparatorium werden alle noch anwesenden Muskelreste und Bindegewebestränge, die sich noch an der 1. Rippe befinden, entfernt, wobei man das Periost der 1. Rippe nicht mitentfernt. Jetzt, wo alle Muskeln durchtrennt sind, und der Innenrand der 1. Rippe ganz frei liegt, kommen Vena und Arteria subclavia und Plexus gut zur Darstellung.

Im 1. Interkostalraum wird jetzt die Interkostalmuskulatur diathermisch und mit der Schere durchtrennt bis auf die Pleura. Mit dem Zeigefinger wird die Pleura weiter stumpf von der Innenfläche der 1. Rippe abgeschoben (Abb. 8). Anschließend werden mit einem abgewinkelten Rasparatorium alle noch anwesenden Muskel- und Bindegewebefasern abgeschoben, vor allem am vorderen und hinteren Ende – extraperiostal.

Die 1. Rippe ist jetzt ganz isoliert und kann reseziert werden. Dazu verwendet man am besten eine 45° gebogene Rippenschere nach Beaujean (Abb. 9). Beim Durchtrennen der 1. Rippe am hinteren Ende muß darauf geachtet werden, daß die erste thorakale Wurzel nicht mitgefaßt wird. Wenn man den Plexus mit einem Nervenspatel nach hinten hält, kann die 1. Rippe ohne Gefahr möglichst weit nach hinten durchtrennt werden (Abb. 9).

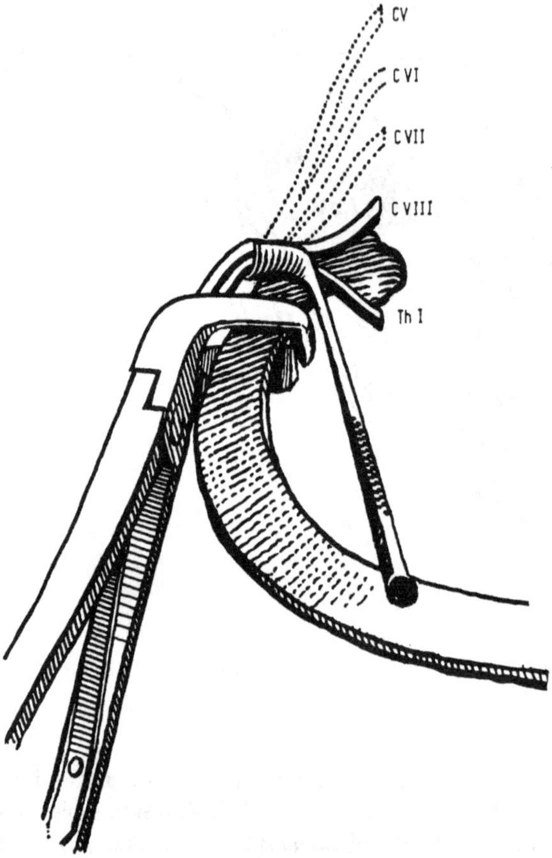

Abb. 9 Durchtrennen der 1. Rippe am hinteren Ende mit einer 45° gebogenen Rippenschere nach Beaujean.

Beim Durchtrennen am vorderen Ende ist die Schere so anzusetzen, daß – erstens – die Rippe direkt am Manubrium sterni durchtrennt wird, und – zweitens – die Rippe mit einem Scherenschlag ganz durchtrennt wird. Mit dem Finger kontrolliert man, ob vorne die Rippe ganz glatt abgetrennt ist. Es dürfen keine scharfen Rippenreste am Manubrium sterni zurückbleiben, denn diese könnten die V. subclavia, die sich dort in der Nähe befindet, beschädigen, wenn der Arm nach der Operation bewegt wird.

Wenn sich herausstellt, daß die Pleura beim Abschieben geöffnet wird, versuchen wir nicht, das Loch zu schließen. Manchmal erweitern wir sogar die Öffnung in der Pleura, so daß Blut und andere Flüssigkeiten ungehindert in die Pleurahöhle abfließen können. Es ist wichtig, daß sich kein Hämatom im Wundgebiet entwickelt. Die Organisation eines solchen Hämatoms führt zur fibrösen Einkapslung der Arterie und des Plexus, wodurch neue Kompressionsbeschwerden entstehen können.

Restbeschwerden und Rezidivbeschwerden

Restbeschwerden nach Resektion der 1. Rippe werden fast immer durch zurückgebliebene fibröse Stränge verursacht. Es ist also wichtig, nach der Resektion mit Finger und Auge zu kontrollieren, ob Plexus, Arterie und Vene vollkommen frei sind. Es kann auch sein, daß die Restbeschwerden auf eine unvollständige Resektion der 1. Rippe zurückgeführt werden müssen. Eine solche unvollständige Resektion kann auch Ursache späterer Rezidivbeschwerden sein, vor allem, wenn sich Kallus in der Umgebung der zurückgebliebenen Rippenenden entwickelt.

Meistens jedoch werden Rezidivbeschwerden verursacht durch Regenerate, die entstehen, wenn Reste des Periosts zurückgelassen wurden. Bei der ganzen Operation muß man extraperiostal arbeiten. Das *Periost bleibt an der Rippe* und wird zusammen mit der 1. Rippe entfernt.

Eine dritte Möglichkeit für postoperativ wieder auftretende Beschwerden ist, daß die Klavikula sich zu dicht an der 2. Rippe befindet. Nach der Operation kann die Klavikula sich beim leichten Absinken der Schulter (was nach dieser Operation keine Ausnahme ist) der 2. Rippe so dicht nähern, daß wieder eine kostoklavikuläre Kompression entsteht. Wird während der Operation festgestellt, daß der kostoklavikuläre Raum nach Entfernung der 1. Rippe noch zu eng ist, sollte ein etwa 8 cm langes Segment der 2. Rippe reseziert werden. Übrigens kann man das Absinken der Schulter nach der Operation verhindern, indem möglichst bald mit physiotherapeutischen Bewegungsübungen begonnen wird.

Wenn man sorgfältig operiert und auf alle technischen Details achtet, sind die Ergebnisse der transaxillären Resektion der 1. Rippe, so wie wir diese seit 1966 ausschließlich vornehmen, gut. Vor ein paar Jahren haben wir 474 Patienten, bei denen wir 563 erste Rippen entfernten, nachuntersucht, wobei sich herausstellte, daß nach 3 Jahren 88% der Patienten beschwerdefrei waren.

Die Behandlung der letzten Form des „Thoracic outlet compression"-Syndroms ist ganz einfach. Sie besteht darin, daß die Sehne des M. pectoralis minor durchtrennt wird. Wenn sich nach der Durchtrennung dieser Sehne herausstellt, daß Arterie, Vene und Plexus noch immer nicht freiliegen, muß der Processus coracoideus abgetragen werden.

Komplikationen der neurovaskularen Kompression

Meines Erachtens ist es notwendig, allen Patienten mit Beschwerden, verursacht durch eine der Formen des „Thoracic outlet compression"-Syndroms zur Operation zu raten. Zwar sind die Beschwerden oft erträglich, wenn der Patient bestimmte Bewegungen und Haltungen vermeidet, kann er gut damit leben. Es ist jedoch zu bedenken, daß die Kompression der A. und V. subclavia zur Beschädigung dieser Gefäße führt, die Ursache ernsthafter Komplikationen sein kann. Solche arterielle und venöse Komplikationen sind gar nicht so selten. Wenn die Frequenz der arteriellen Komplikationen in unserem Krankengut relativ hoch erscheint, dann liegt das wohl daran, daß eine Anzahl der Patienten gerade wegen dieser Komplikationen überwiesen werden.

Die wichtigsten arteriellen Komplikationen sind:

1. Murale Thrombenbildung,
2. Poststenotische Aneurysmabildung,
   welche beide periphere embolische Verschlüsse verursachen können, und
3. thrombotischer Verschluß des geschädigten oder aneurysmatisch erweiterten Gefäßes.

Es wird hier nicht weiter auf diese Komplikationen selbst eingegangen, da sie schon besprochen wurden, sondern nur hingewiesen, auf welche Weise diese Komplikationen arteriographisch dargestellt und erfaßt werden können.

Die erste Komplikation ist die murale Thrombenbildung, welche auf dem Boden einer lokalen Wandschädigung (Intima-Nekrosen und ulcerösen Läsionen) der A. Subclavia entsteht. Auf den arteriographischen Aufnahmen sieht man manchmal Unregelmäßigkeiten der Subklavia-Konturen, die darauf hinweisen, daß diese Läsionen schon entstanden sind. Thromben, welche sich auf diesen Läsionen entwickeln, verursachen eine unregelmäßige Verengung, die arteriographisch nachgewiesen werden kann. Kleine Thromben können sich lösen und embolische Verschlüsse der Armarterien verursachen. Gewöhnlich betrifft es Verschlüsse der kleineren Hand- und Fingerarterien, wobei Ulcerationen bzw. Nekrosen auftreten können.

Eine zweite Komplikation ist die poststenotische Dilatation oder ein poststenotisches Aneurysma der A. subclavia, die sich im Gefolge von Strömungsturbulenzen nach Einengung und Abknicken des Gefäßes im Bereich einer Halsrippe oder im kostoklavikulären Raum entwickeln können. Nicht immer ist ein solches Aneurysma angiographisch so

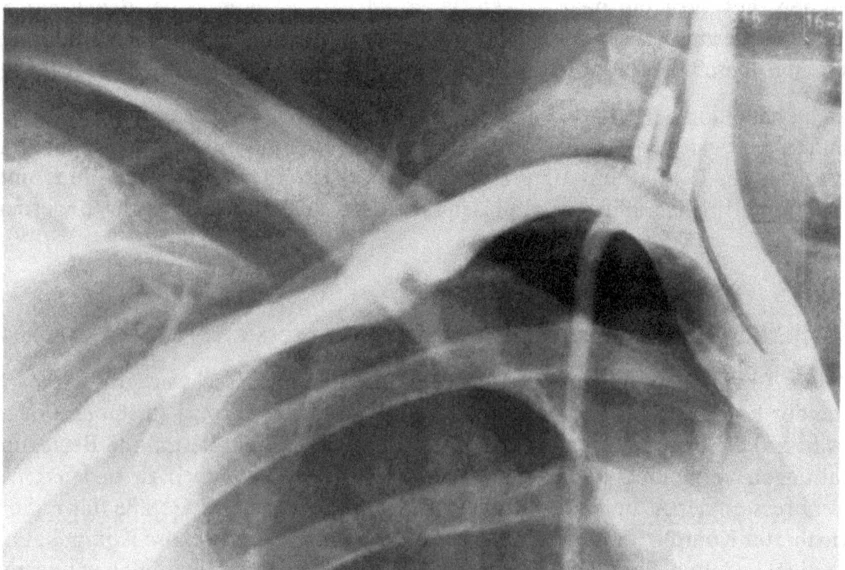

Abb. 10 Poststenotisches Aneurysma der rechten A. subclavia (mit muralen Thromben), verursacht durch eine Halsrippe.

deutlich darzustellen, wie in Abbildung 10 gezeigt. Auch eine geringe Erweiterung des kostoklavikulären Segments bei einem Patienten mit einer Halsrippe ist verdächtig. Manchmal kostet es uns viel Mühe, unsere Röntgenologen davon zu überzeugen, daß auch solche geringen Erweiterungen auf ein Aneurysma hindeuten können.

Auf der Wand solcher Aneurysmen bilden sich Thromben. Abbildung 11 zeigt ein geöffnetes Resektionspräparat. Diese Thromben können sich lösen und embolische Verschlüsse der peripheren Arterien verursachen. Meistens sind es größere Koagel, so daß es akute Verschlüsse der Ober- oder Unterarmarterien betrifft. In der Mehrzahl der Fälle bleibt das Subklavia-Aneurysma selbst asymptomatisch; der akute Verschluß einer Arterie der oberen Extremität ist gewöhnlich das erste Symptom. Nicht selten kann man bei genauerer Beobachtung des Arteriogramms die Unregelmäßigkeiten der Konturen feststellen, die auf die Anwesenheit der thrombotischen Auflagerungen hindeuten (Abb. 10). Wenn ein solcher embolischer Verschluß nicht schnell behandelt wird, entstehen durch die Entwicklung von Appositionsthromben langstreckige Verschlüsse, die zur ernsthaften Ischämie der Extremität und zum Verlust von Fingern führen können.

Die dritte ernsthafte Komplikation ist der akute Verschluß der A. subclavia. Dieser Verschluß kann direkt durch die Kompression oder eventuell durch die Wandbeschädigung mit muraler Thrombenbildung verursacht werden. Der Verschluß kann auch Folge einer Thrombosierung eines Aneurysmas sein. Solche Verschlüsse können sich nach distal fortsetzen, wodurch Finger oder Hand bedroht sind. Noch gefährlicher ist die Progression der arteriellen Thrombose in proximaler Richtung. Dann ist an erster Stelle die A. vertebralis gefährdet. Beim rechtsseitigen Subklavia-Verschluß gerät auch das Stromgebiet der A. carotis in Gefahr.

Ganz kurz noch die venöse Komplikation des „Thoracic outlet compression"-Syndroms, nämlich die akute Achselvenenthrombose, das Paget-von-Schroetter-Syndrom. Auch dieser Läsion liegt meist ein Kompressionssyndrom zugrunde, und zwar eine kostoklavikuläre Kompression. Auch hier ist eine 1. Rippenresektion indiziert, mit der Absicht, eine ungestörte Rekanalisation der V. subclavia und eine ungestörte und ausreichende Bildung eines venösen Kollateralkreislaufes im kostoklavikulären Raum zu ermöglichen.

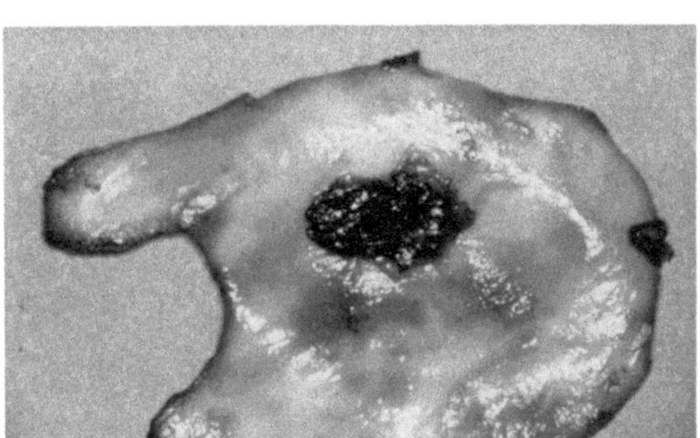

Abb. 11 Geöffnetes poststenotisches Aneurysma der A. subclavia.

Patienten mit dem Beschwerdebild eines „Thoracic outlet compression"-Syndroms müssen nach exakter Diagnostik operativ behandelt werden. Obwohl die Beschwerden oft erträglich sind und unter Umständen vorübergehend auf physiotherapeutische Übungsbehandlungen ansprechen, *müssen* eine eventuell vorhandene Halsrippe und die 1. Rippe entfernt werden, weil die Komplikationen eines nicht chirurgisch behandelten Kompressionssyndroms schwerwiegend sein können. Die Resektion einer Halsrippe und der 1. Rippe soll vorzugsweise auf transaxillärem Wege stattfinden.
Dieser transaxilläre Zugangsweg hat viele Vorteile:

- Die Operation erfordert wenig Zeit und ist wenig eingreifend.
- Der Blutverlust ist gering.
- Durchtrennen und Wiederherstellung von Muskeln ist nicht erforderlich.
- Eine zusätzliche thorakale Sympathektomie kann auf einfache Weise durch denselben Zugang durchgeführt werden.
- Das Schließen der Wunde ist einfach.
- Es gibt wenig postoperative Morbidität
- und das kosmetische Resultat ist akzeptabel.

Auch das ist wichtig, denn das „Thoracic outlet compression"-Syndrom kommt überwiegend bei Frauen vor.

Autorenverzeichnis

Prof. Dr. med. A. Berger
Klinik für Hand-, Plastische- und Wiederherstellungschirurgie
Podbielskistr. 380
D-3000 Hannover 51

Prof. Dr. med. R. Bergleiter
Abt. für Neuroradiologie
St. Elisabethen-Krankenhaus
St. Elisabethenstr. 15
D-7980 Ravensburg

Prof. Dr. med. H. J. Büdingen
Neurologische Abteilung
St. Elisabethen-Krankenhaus
St. Elisabethenstr. 15
D-7980 Ravensburg

Prof. Dr. med. R. J. A. M. van Dongen
Academisch Medisch Centrum
Afdeling Vaatchirurgie G. 4–112
Meibergdreef 9
N-1105 AZ Amsterdam Zuidoost

Dr. med. U. Gröger
Abt. für Neuroradiologie
St. Elisabethen-Krankenhaus
St. Elisabethenstr. 15
D-7980 Ravensburg

Dr. med. S. Hübschle
Klinikum der Albert-Ludwigs-Universität
Abt. Klin. Neurologie und Neurophysiologie
Hansastr. 9
D-7800 Freiburg i. Br.

Dr. med. U. Kunze
Abt. für Neurologie
Psychiatrisches Krankenhaus Weissenau
D-7980 Ravensburg-Weissenau

Prof. Dr. med. J. Lang
Anatomisches Institut der
Universität Würzburg
Koellikerstr. 6
D-8700 Würzburg

Prof. Dr. med. H. P. Ludin
Neurologische Klinik
Inselspital
Universität Bern
CH-3010 Bern

Prof. Dr. med. H. Millesi
Ludwig-Boltzmann-Institut
für experimentelle plastische Chirurgie
Alserstr. 4
A-1090 Wien

Dr. med. G. Netzeband
Neurochirurgische Abteilung
Chirurgisches Zentrum der
Universität Heidelberg
Kirschnerstr. 1
D-6900 Heidelberg

Dr. med. S. Schabbert
Neurochirurgische Abteilung
Chirurgisches Zentrum der
Universität Heidelberg
Kirschnerstr. 1
D-6900 Heidelberg

Prof. Dr. med. J. M. Schröder
Abt. Neuropathologie
Klinikum der RWTH Aachen
Pauwelsstraße
D-5100 Aachen

Dr. med. U. Steude
Neurochirurgische Universitäts-Klinik München-Großhadern
Beethovenstr. 2–3
D-8000 München 15

Dr. med. R. Stober
Department für Chirurgie II
Thorax- und Gefäßchirurgie
Universität Ulm – Klinikum –
Postfach 38 80
D-7900 Ulm

Dr. med. G. Stock
1. Physiologisches Institut
der Universität Heidelberg

Priv.-Doz. Dr. med. P. Stoeter
Abt. für Neuroradiologie
St. Elisabethen-Krankenhaus
St. Elisabethenstr. 15
D-7980 Ravensburg

Priv.-Doz. Dr. med. V. Sturm
Neurologische Abteilung
Chirurgisches Zentrum der
Universität Heidelberg
Kirschnerstr. 1
D-6900 Heidelberg

Prof. Dr. med. U. Thoden
Klinikum der Albert-Ludwigs-Universität
Abt. Klin. Neurologie und
Neurophysiologie
Hansastr. 9
D-7800 Freiburg i. Br.

Sachregister

Der zerebrale Angiospasmus

Experimentelle und klinische Grundlagen, Fortschritte der Diagnostik und Therapie

Herausgegeben von D. Voth · P. Glees

17 x 24 cm. 568 Seiten. Mit 205 Abbildungen. 1984.
Gebunden DM 148,– ISBN 3 11 009991 8

Der vorliegende Band enthält neben Referaten aus dem Gebiet der Anatomie, Physiologie und Pharmakologie des glatten Gefäßmuskels und der zerebralen Durchblutung Beiträge kompetenter Experten über das Problem der **Pathophysiologie der zerebralen Durchblutung** und des Spasmus zerebraler Gefäße. Ferner werden ausdrücklich besprochen die Diagnostik des Angiospasmus, sein klinisches Korrelat, ferner die Bedeutung dieses Vorganges für die **Zeitwahl der Aneurysmaoperation.** Besondere Beachtung findet das Problem der **Pharmakotherapie,** die erstmals durch Anwendung der sogenannten **Kalziumantagonisten** eine effektive therapeutische Beeinflussung möglich macht.